JN080013

保健・医療・介護・福祉系専門職の
職業倫理を学ぶ人のために

職業倫理を考える

編著　山野 克明

著者　大塚 文
　　　大橋 妙子
　　　坂本 淑江
　　　佐々木 千穂
　　　藤井 可
　　　益永 佳予子

理工図書

はじめに

　本書は保健医療介護福祉の専門職が専門職たる存在としてその対象となる人[注]といかに向き合えばよいかという、専門職としての職業規範について解説することを目的とする。この目的を果たすために、我々は2つのことについてアプローチしようとする。

　1つ目の目的は、保健医療介護福祉の分野に従事する個々の専門職の職業倫理とは何かについて述べることである。ここで言う専門職については、我が国における保健医療介護福祉に関与する国家資格を有し、その資格に応じた実践を業として行っている人たちのことである。また、本書における職業倫理とは「専門職が専門職としての役割を果たす上で守るべき規範」のことである。それぞれの専門職は専門とする領域において、対象となる人にとって何が最善か、そして専門職としてどのように行為すべきかを常に考えながら治療、ケア、支援、相談援助を行い、患者及び対象者の苦悩を最大限和らげようとする。この際、専門職は同じ資格を有する専門職並びに異なる資格の専門職に対し自らの専門性を認知させ、他の専門職への理解と協業の過程を経ながら対象となる人に向き合おうともする。もちろん、専門職という存在が社会の期待の上に成り立っているとすれば、専門職は単に1人の対象者に向き合うだけでなく公共の福祉そのものに寄与しようとする。本書ではこの対象となる人及び社会の期待に応えるために専門職が有する規範とは何かについて明らかにする。

　本書のもう1つの目的は、専門職の職業倫理にそぐわない事案が発生したときにその専門職はどのようにしてそれを乗り越えようとしているかを明確に記述することである。もちろん、それぞれの分野において対象となる人の自己決定は尊重されるべきであり、専門職はその自己決定を最大限支援すべきである。しかし、対象となる人の自己決定を絶対的なものとして捉えると専門職の職業規範との間で齟齬が生じうる。安楽死を認めるか否かが代表的な例と言えるだろう。このような問題を乗り越えるためには患者や家族の要望を安易に受け入

i

れるのではなく、専門職としての倫理的規範をもって専門職と患者及び家族が
それぞれの思いを理解しながら問題の解決に向けて臨むことが求められる。し
かし、日ごろから専門職が自らの規範を内外に示し続けたとしても、対象とな
る人が目前にいる場合、その規範を揺らぐ事態が発生しうる。その際にどうす
ればよいか。その意味で、本書は専門職の臨床倫理学に関する内容も含んでいる。

　これまで保健医療介護福祉専門職の職業倫理については、医療の専門職であ
る医師と看護師を例にとった論考が大半を占めていた。本書は医師と看護師に
加え、リハビリテーション医療に携わる理学療法士、作業療法士、言語聴覚士、
そして介護福祉の専門職として重要な役割を担う社会福祉士と介護支援専門員
の職業倫理についても詳述される。これから地域包括ケアシステムの充実が図
られようとする中で、それぞれの専門職がどのような規範をもって専門職とし
ての務めを果たそうとしているのか、本書を通して理解を深めて頂くことがで
きればと思う。

注）保健医療介護福祉の領域で、専門職が関わる対象となる人の表記は、その
　　分野において患者、利用者、対象者などと異なる。本書においては、それぞ
　　れの専門職として活躍する執筆者が普段用いている表記をそのまま使用する
　　こととした。

目　　次

第1章
保健医療介護福祉専門職の職業倫理

1.1 専門職と職業倫理

1.1.1 専門職とは何か

　専門職は英語でProfessionを意味する．アスリートや棋士などアマチュアよりも卓越した技能を持つ人のことに対し「プロ（Professional）」という言葉が用いられるが，この呼び方は専門職とは区別される．ディジョージによれば，Professionalとは人々が趣味や余暇として楽しむことや報酬なしでアマチュアとして行う活動を熟練と相応の技能のもとに報酬を受け取ることで生計を立てる人のことを言う[1]．これをもとに，ディジョージはProfessionalの職種が多岐にわたるものの，その全てが専門職であるとは限らないとしている[1]．

　もともと専門職と呼ばれる人は医師，法曹家，聖職者の三職種であった．Professionという語はラテン語のProfess（告白するまたは公言すること）から派生しており，告白（公言）を聞く人を意味する．これは中世における西洋の人々が，現世において人間が身体を持って暮らし，身体がなくなったら来世に住むと考え，それぞれの問題が生じた時に解決策を求めて告白することに基づいている．つまり，身体について人々の告白を聞く専門職が医師であり，現世についての告白を聞く者が法曹家，そして来世についての告白を聞く者が聖職者であった[2]．

　医療専門職の専門職性を検討する中で，医師という職業がアスクレーピオスやヒポクラテス，ガレノスという人物に代表されるように古代ギリシア時代から特別な職業として扱われてきたのは間違いないだろう．ただ，医療のみならず多分野にまたがる形で専門職について検討が始まったのは20世紀に入ってか

らと考えられている．その中において，英国のCarr-SaundersとWilsonが初め
て提唱した専門職としての特質を示す「専門職化」という概念には4つの要素
が含まれるとされた[3]．すなわち，特異的な能力及び訓練を受けていること，
最低限の謝礼金もしくは給料があること，専門職団体が成立していること，専
門職としての実践を管理する倫理綱領があることを述べている．

　専門職の定義づけに関する研究は，その後も英米を中心にいくつかなされて
いる．代表的なものをいくつか挙げると，例えばGreenwoodはソーシャルワー
クの立場から，専門職が持っているものとして，体系的な理論，職権，専門職
団体の中での制裁，倫理綱領，専門職集団内の文化の5つを挙げている[4]．ま
た，パーソンズは専門職としての医師（開業医）を例にとり，医療と直接に関
連する社会構造から医師には社会的役割に応じた5つの役割パターンがあると
述べている．まず，医師の職業上の役割として専門的能力に基づくパフォーマ
ンスの卓越さと連関する業績性を挙げている[5]．次に科学的に一般化された知
識を応用する立場としての普遍主義が示されている．3つ目は高度の専門的能
力を含意するという意味での職能限定性であり，4つ目には医師には特定の人
間に対する好みに左右されることなく，客観的であり科学的に正当な仕方で客
観的問題を取り扱うという感情的中立性を挙げている．そして5つ目には，医
師の集合体指向として専門職としてのイデオロギーを医師個人の関心事ではな
く患者の福祉の重視に向けることであり，それが強い義務として備わることを
挙げている．

　このような専門職の定義づけに関する研究がなされる中で，Millersonは，
先述したCarr-SaundersとWilsonやGreenwood，そしてパーソンズを含む，
それまでに公表された21の文献から専門職としての要素を分析している[6]．こ
こでは理論的な知見に基づいた能力，トレーニングや教育によって培われる能
力，試験に合格することでその適性を示すこと，行動規範の遵守を持って誠実
さを維持すること，公共善のためのサービスであること，組織化されているこ
とという6つの要素を挙げている．Millersonはこれらの要素をもとに専門職
を上級の非肉体的な職業であり，職業の地位が主観的及び客観的に認知され，

高度なトレーニングと教育をもって研究や事業の明確な定義を有するとともに確実なサービスが供給されると定義している[6].

ここで挙げた先行研究以外にも専門職に関する見解は存在するが，時井は専門職の特徴的要素の考究に関する報告をまとめた上で，専門職の特質的要素として以下の5つの点を挙げている[7].

1. 長期にわたる訓練や教育を通して高度に体系化及び理論化された知識や技術を身に着けること
2. 国家または団体による資格認定
3. 職業集団の組織化および組織維持のための一定の行為準則
4. 営利を目的とせず，愛他的動機に従って公共の利益を目的とすること.
5. 高度な知識や技術に基づき公共的な利益を志向する役割が義務づけられる結果としての高度の自律性や社会的権限が付与されていること

ところで，専門職に関する研究では，これまで述べてきた専門職が専門職であるために備わっているべきものという概念ではなく，専門職として果たすべき役割という観点から捉えた考察も存在する．石村は専門職たるプロフェッションについて「学識（科学または高度の知識）に裏づけられ，それ自身一定の基礎理論をもった特殊な技能を，特殊な教育または訓練によって習得し，それに基づいて，不特定多数の市民から任意に呈示された個々の依頼者の具体的要求に応じて，具体的奉仕活動をおこない，よって社会全体の利益のために尽す職業」と定義した[8].その上で，石村はプロフェッションを仕事の内容・性質・職域といった技術的側面，報酬を介したプロフェッションと依頼人との接触の具体的内容から見る経済的側面，全体社会の中での社会的地位からみた社会的側面という3つの側面から考察を加えている[8].石村はこれらの考察をもとに，技術的側面からプロフェッションの活動は公益奉仕を目的としており，科学または高度の学識に基づく技能の教育や訓練が他の職業から区別されることを述べている[8].また，経済的側面からは営利を追求しない利他主義に基づ

くことが重要であるが，一方で営利主義の侵入による利他主義の変質や崩壊の
問題が存在することを指摘している．そして，社会的側面については，プロ
フェッションが社会的に容認されるために，プロフェッションが 1 つの集団（団
体）として政治的に行動し，その技能教育及び訓練の維持向上のための責任を
負い，個々の構成員の行動に規制を加える自己規制の団体であることを主張し
ている．石村は，その上で技術的，経済的，社会的という 3 つの側面からみた
それぞれの特徴を明証し，ある職業がプロフェッションであるか否かを明らか
にするためには単に団体や倫理綱領といったものの存在だけでは十分と言えな
いと述べている[8]．

　一方，フリードソンは専門職の定義において，官僚制をもとにした外部から
の干渉を免れることができるという，自律性及び分業体制の中における支配的
地位という組織の中での権力という概念を適用した[9]．フリードソンは種々の
職種に支配的な地位と従属的な地位という「制度化された専門技能の階層制」
が存在すると主張した．そして，支配的な地位にある職種が専門職であり，従
属的な地位にある職種は準専門職種という形で区別し，両者の間には官僚制に
見出される職務階層と同じ決定的な相違があると論じている．

　この準専門職（Semi-Profession）については，1960年代の後半から議論がな
されている．Etzioniは準専門職について医師や法律家のような地位が十分に
浸透しておらず，要望もなされてない新しい専門職であるとし，これらの特徴
として，養成期間が医師や法律家に比べて短く，地位が法律に見合うものでな
く，専門的な知識体系が不足していることを指摘している[10]．そして準専門職
の代表例として看護師とソーシャルワーカーを挙げている[10]．確かに，ソーシャ
ルワーカーについては既にFlexnerが1915年において社会福祉専門職について
専門職としての要件を満たしていないことを指摘している[11]．また，19世紀中
ごろにおいて看護師という職業は社会の底辺にいる女性がわずかな賃金のため
に就く仕事として扱われていた[12]．天野は1970年代において我が国の看護職を
例にとり，看護婦（当時）が被雇用者であり，専門性及び自律性に欠けるとし
て専門職としての地位が著しく低いことを主張している[13]．

それに対して，先述したGreenwoodは自らが示した専門職としての要件を満たしているとしてソーシャルワーカーを専門職として認めている[4]．石村もGreenwoodやその他の論考を根拠にソーシャルワークが既にプロフェッションであることを明言している[8]．現在，社会福祉士という資格として定着したソーシャルワーカーは，これまで取り上げてきた専門職としての要素を満たしている．そして，看護師の専門職性についても，現在における我が国の資格制度において看護師と准看護師の二層構造になっていることに関する見解は見られるものの，時井が挙げた専門職としての特質的要素が備わっていることをはじめ，専門職としての地位が確固たるものになっていることに異論をはさむ余地はないであろう[7]．

1.1.2 専門職の職業倫理とは何か

前項では，まず専門職とは何かについて，先行研究を踏まえながら準専門職と専門職との違いから専門職とは何かについて明らかにした．その上で，現在の我が国における保健医療介護福祉の実践において，多くの職種が専門職であることを述べてきた．

本項は職業倫理とは何かについて明らかにする．ここで言う職業倫理とは専門職の倫理と言い換えても差し支えない．専門職は時井が示す高度の自律性や社会的権限を有する立場上，一般の人ができないことを行うことができる特別な責務を与えられている[7]．その意味で，職業倫理とは専門職が専門職として行為するに当たっての心構えや行動規範のことを指す．ただし，注意すべきこととして，尾高が言うように職業倫理にはそれぞれの職業に特有の倫理と，全ての職業に共通の倫理が存在する[14]．そして，両者は互いに関連しつつも，きちんと区別することが大切である．なお，島田は職能集団の職業倫理のことを，職業の分担が違うという意味で職分倫理という用語を呈示している[15]．筆者としては，その用語の使い方そのものに異論はない．ただし，用語の概念区分に混乱を生じるかもしれないので，ここでは一貫して職業倫理と呼ぶこととする．

保健医療介護福祉において倫理を追求する学問体系としては，生命倫理と臨

床倫理が知られている．まずは職業倫理と生命倫理及び臨床倫理との区別を明確にしておきたい．「はじめ」にでも記したように，職業倫理とは「専門職が専門職としての役割を果たす上で守るべき規範」であり，同じ専門職であれば全ての人に共通の職業規範とは何かを追究する学問領域である．これまで公刊されているいくつかの文献では，医療倫理と称してあるものも散見されるが，医療倫理とは一般に医師の職業倫理を指す．しかし，本書は医師以外の専門職についても議論がなされることから職業倫理で統一する．ここで同じ専門職に共通の規範と記したが，専門職にはその歴史的背景や教育体系，そして現在の臨床における役割に独自性の違いがあり，そして種々の規範に裏打ちされた自律性というものが存在する．よって，ここでいう職業倫理は専門職倫理とも言い換えることができる．この職業倫理は専門職個人が遵守すべき倫理として扱われ，同時に同じ専門職集団としての倫理としても理解される．

　一方，生命倫理は生物学，生命科学，医学（医療）に関連して生じる種々の倫理的な問題について研究する学問領域である．つまり，生命倫理は専門職の職業規範について考えるというよりも，社会の中で発生する倫理的問題について，学際的な考察を行うということに意義を持つ．

　また，臨床倫理は臨床の現場で起こる様々な倫理的問題について，その解決を目的として直面する倫理的問題を同定し，分析していくという学問領域である．ここでいう解決とは，臨床現場で派生した事象において倫理的ジレンマに陥った専門職が最終的に「何をすることが良い（正しい）ことか」という倫理的意思決定に至るためのあり方を模索する学問領域である．専門職が倫理的意思決定に至る過程の中には，臨床での実践を推し進める上で守るべき規範が存在する．しかし，規範だけで倫理的ジレンマを解消することは困難であり，多くの場合BeauchampとChildlessが言うところの生命倫理の四原則（自律尊重・善行・無危害・公正）[16]を手掛かりに専門職が行うべき意思決定のあり方を検討していく．意思決定のためには個々の専門職だけではなく，患者とその家族や多職種から成るチーム医療の中で決定がなされることもある．この場合，Jonsenらが開発した四分割法（医学的適応・患者の意向・人生の質（QOL）・

周囲の状況)[17]を用いて問題を整理・分析し，チームの構成員等で議論しながら患者・家族，専門職からなるチームにおいて議論を重ねながら共同意思決定の方向性を定めていく．

　ただし，職業倫理が生命倫理及び臨床倫理と全く異なる次元に位置している訳ではない．職業倫理は単に専門職の資格があるということで自然に発生するものではない．専門職は臨床現場で患者やその家族との関係性を持つ中で，専門職自らにおいて動機づけられるものである．その意味で，職業倫理は臨床倫理の一部であるといえる．また，職業倫理を専門職の職業規範として捉えるとすれば，それは先述した生命倫理の四原則における善行の原則に相当する．そのように考えると，職業倫理と生命倫理とは一部で重なり合っている学問領域といえる．

1.2　専門職の基盤となる法の理念

　本書は保健医療介護福祉専門職の職業倫理をテーマとしているが，我が国において専門職と言えるか否かの判断は一般に国家試験等の合格による資格（免許）の有無で判断されることが多い．この資格の基盤となるものが法である．

　本節では専門職における職業規範の基盤となる法について検討する．それに関して，まず法と倫理の異同について確認しておく．言うまでもなく，法も倫理も専門職としての規範の1つであり，専門職が専門職として行為するために必要な秩序を形成するものである．これが法と倫理の共通点である．一方，決定的な違いであるとは言えないが，法は専門職の行為や態度という人の外面を規律するのに対し，倫理は個人の意思や心情という人の内面を規律することに重きを置いているという違いがある．また，法には国家による刑罰を伴う強制力が明確であるのに対し，倫理にはそれが明確でないという違いもある．ただし，法によっては罰則のない努力義務としての条文が存在し，倫理には後で述べるように特定の専門職団体が掲げた倫理綱領に反した態様をとった場合に，団体から除名などの制裁を受けることもある．

　我が国の最高法規である日本国憲法の第十三条には「すべて国民は，個人として尊重される．生命，自由及び幸福追求に対する国民の権利については，公共の福祉に反しない限り，立法その他の国政の上で，最大の尊重を必要とする」と書かれている．これは国民に対して保障されている幸福追求権を示す条文であり，憲法の基本原理の1つである基本的人権の尊重に大きく関係する条文の1つでもある．芦部は幸福追求権から導き出される人権の具体的例として，プライバシーの権利と自己決定権を挙げているが[18]，両者とも専門職にとって重要な職業規範として持っておくべきものである．

　また，日本国憲法第二十五条には「すべて国民は，健康で文化的な最低限度の生活を営む権利を有する」とある．この条文にある生存権を保持するために，医療法の目的は「国民の健康の保持」にあり，社会福祉法の目的は「社会福祉の増進」にある．そして，これらの趣旨を実現するために，国民健康保険法や介護保険法といった社会保障制度が設けられている．この制度を基盤として，保健医療介護福祉の専門職は国民に対しそれぞれの専門性に基づいたサービスを提供する．

　日本国憲法を最高規範として，我が国の医療に関する規定を定めた法を医事法という．医事法は医療の実施主体となる医療機関及び資格を有する医療従事者に関する医療行政法と，個々の医療行為の実施要件及び患者や医療従事者の権利と義務を定める医療行為法に大別できる．また，これらには分類されないが，近年は医学研究にまつわる法制度も医事法に密接なものとして捉えられるようになっている．次は専門職が専門職であるための基盤となる法制度について概観する．

　ここで，専門職に共通の法規範として医療行政法の1つである医療法について触れておく．医療法は第一条に規定されているように，医療を受ける者である患者の利益を保護するとともに，良質で適切な医療を効率的に提供する体制の確保を図ることで，国民の健康保持に寄与することを目的に制定された．

　この中で専門職の職業倫理に関する事項がいくつかあるので紹介しておきたい．医療法第一条の二には医療の理念について次のように明記されている．

医療は，生命の尊重と個人の尊厳の保持を旨とし，医師，歯科医師，薬剤師，看護師その他の医療の担い手と医療を受ける者との信頼関係に基づき，及び医療を受ける者の心身の状況に応じて行われるとともに，その内容は，単に治療のみならず，疾病の予防のための措置及びリハビリテーションを含む良質かつ適切なものでなければならない．

ここで示されている生命の尊重と個人の尊厳は，他と比較することのできない絶対的な価値である．この条文では，医療の実践において，医療の担い手たる専門職と医療を受ける者である患者との信頼関係を根底に置いた上で，個々の患者の心身の状況に応じた形での全人的な医療を展開する必要があるという，医療とは何かを示した条文となっている．

専門職が個人の尊厳を旨として，来たすべき役割としては，社会福祉法第三条においても次の通り示されている．

福祉サービスは，個人の尊厳の保持を旨とし，その内容は，福祉サービスの利用者が心身ともに健やかに育成され，又はその有する能力に応じ自立した日常生活を営むことができるように支援するものとして，良質かつ適切なものでなければならない．

更に，介護に関する制度上のルールを規定した介護保険法においては，第一条において個人の尊厳を旨とした介護の理念を次のように示している．

この法律は，加齢に伴って生ずる心身の変化に起因する疾病等により要介護状態となり，入浴，排せつ，食事等の介護，機能訓練並びに看護及び療養上の管理その他の医療を要する者等について，これらの者が尊厳を保持し，その有する能力に応じ自立した日常生活を営むことができるよう，必要な保健医療サービス及び福祉サービスに係る給付を行うため，国民の共同連帯の理念に基づき介護保険制度を設け，その行う保険給付等に関して必要な事項を定め，もって国民の保健医療の向上及び福祉の増進を図ることを目的とする．

　このようにそれぞれの法律に示された内容を俯瞰すると，その人の能力に応じる形での個人の尊厳保持と個人の自立支援が全ての専門職にとって共通の理念であるといえる．そして，これらが専門職にとってもっとも基本的かつ重要な職業倫理として位置づけられることは間違いない．

　それではこれらの理念に基づいた職業規範を遂行するために，専門職は何をなすべきか．もちろん個々の事例によって具体的な手段は異なってくると思われるが，対象となる人が何を求めているか，そしてどのようになりたいと思っているのかを可視化し，具体的な自立支援のあり方を対象となる人本人に決定していただく必要がある．つまり，対象となる人の自己決定を尊重することが，保健医療介護福祉の専門職に共通した職業規範である．

　なお，医療法，社会福祉法，介護保険法に明記された専門職による自己決定の尊重に関する条文として次のものが挙げられる．

　医師，歯科医師，薬剤師，看護師その他の医療の担い手は，医療を提供するに当たり，適切な説明を行い，医療を受ける者の理解を得るよう努めなければならない（医療法　第一条の四　2項）

　社会福祉を目的とする事業を経営する者は，その提供する多様な福祉サービスについて，利用者の意向を十分に尊重し，地域福祉の推進に係る取組を行う他の地域住民等との連携を図り，かつ，保健医療サービスその他の関連するサービスとの有機的な連携を図るよう創意工夫を行いつつ，これを総合的に提供することができるようにその事業の実施に努めなければならない（社会福祉法　第五条）

　第一項の保険給付は，被保険者の心身の状況，その置かれている環境等に応じて，被保険者の選択に基づき，適切な保健医療サービス及び福祉サービスが，多様な事業者又は施設から，総合的かつ効率的に提供されるよう配慮して行われなければならない（介護保険法　第二条　3項）

　これらの法律で共通の文言が記されている訳ではないが，対象となる人の自己決定を実現するために，適切な説明と理解，意向を十分尊重すること，選択に基づくことは保健医療介護福祉に携わるすべての専門職にいえることである．これらはインフォームド・コンセント（Informed Consent）の理念に基づくものである．法令上インフォームド・コンセントは罰則のない努力義務であるため，必ずしもその実践を強制するものではない．しかし，専門職と保健医療介護福祉の対象となる人が相互理解と信頼関係を深め，一緒に自立支援に向かうことを可能にするために，専門職として必要不可欠な職業倫理の一つである．

1.3　専門職の資格と法

　本書で取り上げた専門職は全てがその職種を規定する法律に基づき，厚生労働大臣が与える免許としての国家資格を有している（ただし，介護支援専門員は介護保険法第六十九条の二の中で厚生労働省令が定めるところに基づいて都道府県知事が登録を行う）．例えば医師には医師法，看護師には保健師助産師看護師法，理学療法士と作業療法士には理学療法士及び作業療法士法，言語聴覚士には言語聴覚士法が制定されており，その中でそれぞれの国家試験受験資格について学修する要件を定めている．

　手島によれば，これらの資格に関する法律は，医師法を例にとると総則・免許・試験・臨床研修・業務・試験委員・雑則と罰則によって構成されている[21]．他の医療専門職についても，基本的にこの構成を踏襲した構成になっている．その中で，それぞれの法の第一条にその資格に関する法律制定の目的が掲げられている．例えば，医師の場合は医師法第一条において「医師は，医療及び保健指導を掌ることによって公衆衛生の向上及び増進に寄与」することが示されている．また，看護師の場合は保健師助産師看護師法第一条において「医療及び公衆衛生上の普及向上をはかる」ことが記されている．つまり，これらの第一条はそれぞれの専門職の資格を明確に定めるとともに，専門職としての業務が適正に運用されることを意図している．理学療法士と作業療法士，及び

言語聴覚士においては理学療法士及び作業療法士，及び言語聴覚士法のそれぞれ第一条において「医療の普及および向上に寄与する」ことが明記されている．

　一方，社会福祉士は社会福祉士及び介護福祉士法第一条において「社会福祉の増進に寄与する」ことを目的とする福祉の専門職であることが明記されている．

　また，介護支援専門員については介護保険法第七条5項において介護保険制度下における要介護者または要支援者からの相談に応じ，市町村や居宅サービスや介護保険施設等との連絡調整を行い，自立した日常生活を営むのに必要な援助に関する専門的知識及び技術を有するものとして記されている．

　医療専門職が行うべき業務についても，それぞれの法律において詳細に示されている．例えば，医師の場合は医師法第十七条において「医師でなければ，医業をしてならない」と医療に関する業務をほぼ独占できる形で明記されている．また，看護師の場合は保健師助産師看護師法第五条の中で「傷病者若しくはじよく婦に対する療養上の世話又は診療の補助を行う」ことが示され，第三十一条においては看護師でなければ，これらの業務を行えないと明記されている．このように，その職種でないと法で明記された業務をできないという定めを業務独占という．

　一方，理学療法士及び作業療法士法第十七条において「理学療法士でないものは，理学療法士という名称又は機能療法士その他理学療法士にまぎらわしい名称を使用してはならない」とあるように，資格を有する者以外の名称使用が禁止されている場合を名称独占という．

　米村によれば，この業務独占と名称独占の区別については，医師や歯科医師のように固有の業務領域を有する資格，保健師・助産師・看護師や診療放射線技師，歯科衛生士のように医師もしくは歯科医師の業務を一部分担する資格，理学療法士，作業療法士や臨床検査技師のように本来看護師等の業務独占である診療の補助を一部分担する資格の3つに区分されている[22]．なお，社会福祉士及び介護福祉士も名称独占が明記されているが，介護支援専門員については法令上名称使用制限の規定がない．

それぞれの基盤となる法律には，専門職として行うことが許されることを権限として与えている．言い換えると，専門職としての資格を持たない者が行ってはいけない事項が，多くの場合罰則とともに明記されている．なお，これらの国家資格の要件には欠格事項が存在する．欠格事項の内容は職種によって異なるが，いずれの職種においても心身の障害（もしくは故障）により適正に業務を行うことができない場合や，罰金もしくは禁錮以上の刑に処せられた人は資格を得られないことが明記されている．

なぜ，専門職にはこのような法的基盤が必要なのか．それは，専門職が保健医療介護福祉の現場で対象となる人に行おうする行為には，対象となる人の心身に危険を招きうるものが存在するからである．例えば医療を「対象となる人に対し何らかの医術をもって治療とすること」と定義した場合，対象となる人にはいくつかの危険が伴う．例えば，薬物療法に伴う作用もしくは副作用によって心身に何等かの変調を起こる場合がある．また，手術はそもそも患者の身体に対し何らかの形で傷をつける行為である．法的に見ればこれらの行為は専門職の患者に対する傷害罪に抵触する可能性を有する．しかし，国家資格を有する専門職が適正な手続きのものに医療として実践しているのであれば，それは傷害行為にならない．これを違法性の阻却というが，これも専門職の資格を持っている者であるからこそ許される行為である．

1.4　守秘義務と個人情報保護

一方，これらの法律には資格を有していても行ってはいけない事項も記されている．ここでは代表的な事項として守秘義務をあげておく．守秘義務とは，専門職が業務上知りえた秘密については，みだりに第三者に漏らしてはならないことを義務づけたものである．具体的に刑法第百三十四条には医師，薬剤師，医薬品販売業者，助産師が正当な理由なく，業務上知りえた人の秘密を漏らしてはならないことが規定されている．この守秘義務は保健師助産師看護師法第四十二条の二，理学療法士及び作業療法士法第十六条，言語聴覚士法第四十四

条，社会福祉士及び介護福祉士法第四十六条にもそれぞれ明記されている．なお，この守秘義務については，何らかの理由で国家資格を消失した場合においても準用される規定である．

　ここでいう秘密は，一般に知られていない事実であり，その人にとって他人に知られたら不利益になりうるものとして，秘匿の意思があるもの定義される．従って，刑法上において秘密漏示は公然性を必要とせず漏示した相手が1人であっても，守秘義務違反として扱われる可能性を有する[23]．

　なお，守秘と類似したものとして個人情報保護がある．この両者は別の概念であることを認識しておく必要がある．詳細は専門書に譲るが，個人情報は個人情報の保護に関する法律第二条において生存する個人に関する情報であって，情報に含まれる記述から特定の個人を識別ができるものと定義される．ただし，ここでいう個人情報とは個人が特定される情報を個別にいうのではなく，個人が特定される情報を含む「情報の全体」を指す[24]．従って，個人情報は客観的な情報であり，個人の主観に基づく秘密とは明確に区別する必要がある．

　これらの患者の主観的な秘密や個人情報は，誰でも入手できるものではない．専門職が対象となる人や家族との関係性を深め，継続していく過程の中で，専門職の立場として止むを得ず知るものである．対象となる人は専門職に対し，自分にとって何らかの利益をもたらしてくれると信じて，信頼のもとに秘密や個人情報を明らかにするのである．専門職が担うべき役割を果たすために，秘密や個人情報の取り扱いについては，個人もしくはチームの中で充分に意識づけを行うべき事案であることを，ここで改めて指摘しておきたい．

1.5　専門職と倫理綱領

1.5.1　倫理綱領を知ることの重要性

　前項までは，保健医療介護福祉専門職の職業倫理について，専門職としての資格要件になる法をもとに解説してきた．先述したように，法は国家における立法機関の議決のもとに公布・施行されるものである．そのため，そこには罰

則を含めた国家的な強制力が作用する．しかし，専門職が実践する全ての行為に法が適用されている訳ではない．保健医療介護福祉専門職の職業倫理には，専門職個人の心理的な強制や社会的な立場から求められる強制も存在する．また社会的な立場からくる強制については，専門職団体がその社会的な使命に附随して定めるものもあるだろう．この心理的及び社会的強制について明確にされた内容についても，専門職としての規範たる職業倫理の範疇に含まれる．そして，その職業倫理を簡潔かつ網羅的に示したものが倫理綱領（Code of Ethics）である．この倫理綱領は先述した専門職が専門職たる上での要件において，ほぼ必須の事項として掲げられている．本節では医療専門職の倫理綱領について，医師と看護師を例にとって解説したい．

　倫理綱領については，Carr-saundersとWilsonが専門職の適格さや名誉を個人同士で保証しあい，その保証を一般の人に認知してもらうための手段として倫理コードの必要性を示したことに端を発する[3]．専門職は一般の人と比較して知識や技能が卓越しており，自律的に判断し行動することが可能になる．そのため，一般の人との間に知識や技能において不均衡が生じることは避けられない．しかし，それでは専門職がその責務を逸脱して，一般の人から様々な情報を搾取することも可能になりうる．言うなれば職権の濫用である．すなわち，専門職の職務は社会に大きな影響を与えるため，これを許してしまうと専門職は人々からの信頼を失い，その専門職が専門とする分野での知識や技術の発展が立ち行かなくなってしまう．このような事態を防ぐために，専門職は集団を組み，自律性を持った信頼のおける専門職であることを社会に対して知らしめることが必要となる．その際の宣言文が倫理綱領である．

　また，医療専門職は専門職としての責務を果たすために，同じ専門職が複数で，もしくは異なる職種がチームを組んで課題解決に務めなければならない．倫理綱領はその際に専門職として何をなすべきかという道標としての役割も持っている．従って，倫理綱領はその目的と機能が明瞭になる様式であるべきであり，専門職の倫理的規範として常に参照できるようなものであることが望ましい[25]．

1.5.2　医師の職業規範と倫理綱領・倫理指針 ─────────

　医師を主たる対象として専門職としての行動規範を文面で示したものとしては，ヒポクラテスの誓いがよく知られている．ヒポクラテスの誓いは，古代ギリシア時代において著名な医師であったヒポクラテスの死後およそ百年後にアレクサンドリアの学者たちによって編纂された『ヒポクラテス全集』の中に「誓い」というタイトルで載っている[26)27)]．この誓いはヒポクラテスの弟子たちなどによって書かれたものであるとされ，ヒポクラテスが生まれたギリシア・コス島に当時あった医学校における生徒との契約文書（誓約書のようなもの）であったと考えられている[28)]．このためか，ヒポクラテスの誓いは医師の職業規範を明文化したものとして，現代に至るまでよく知られたものとなっているが，医師の倫理綱領としては扱われておらず，医師の倫理の要約とみなされているようである[29)]．

　ヒポクラテスの誓いは現代の医師においても，重要な職業規範として影響力のあるものとなっている．しかし，一方でヒポクラテスの誓いに対し批判的な論調も存在する．よく知られているものとしてはVeatchによる批判がある[30)]．Veatchはヒポクラテスの誓いにある「私の能力と判断力の限りを尽くして（後略）」について，あくまでも医療は医師の能力と判断に基づいて考えることを含意しており，患者の能力と判断を念頭においていないことから，この誓いをパターナリズムに基づくものであると主張している[30)]．確かに，20世紀に入り，医師と患者との間でのトラブルを裁く司法の場を通して，インフォームド・コンセントの重要性が社会に受け入れられている．第二次世界大戦におけるナチス・ドイツの残虐な人体実験等や，米国において黒人の住民に虚偽の説明を行って梅毒の経過観察を行ったタスキギー事件の顛末をとおして生命倫理の四原則が確立した現在において，この批判は最もである．

　医師の倫理綱領という点において，ジョンセンやVeatchによれば，1803年に英国のパーシヴァルが示した医療倫理綱領が最古の倫理綱領であると扱われている[29)30)]．また，これ以外に米国における医師の専門職団体である米国医師会が1847年に公表した倫理規定は，ヒポクラテスの誓いに近い内容であると区

分される．一方で，第二次世界大戦後に制定された倫理綱領の大半は医療専門職の団体が，その時代における専門職としての倫理的規範を前面に出したものとなっている．これについては，まず医学研究に関する倫理規範の公表について示しておく．

この点については第二次世界大戦におけるナチス・ドイツが行った残虐な人体実験が再び起こることのないよう，1947年に制定されたニュルンベルグ綱領の存在は大きい．ニュルンベルグ綱領は医学における研究倫理を考える上でも歴史的に重要な綱領であるが，その本質は医学研究において被験者たる人の同意を絶対的な条件としたことである．すなわち，それまで裁判における判決文という法規範の中で示されていた医療におけるインフォームド・コンセントの重要性について，医学研究に携わる者の職業規範として綱領の中に明記したことである．このニュルンベルグ綱領は，その後小児や判断能力を失った人における代諾者について明記するなどを追記した形で，インフォームド・コンセントの考えを重視した世界医師会による1964年採択のヘルシンキ宣言へと発展する．

その後，米国において黒人の貧困層を対象とした梅毒の経過観察に関する非人道的な実験であったタスキギー事件を契機として，医学的研究に関わる全ての者に対する倫理的原則とガイドラインとしてベルモント・レポートが1978年に公表された．そして，このベルモント・レポートをもとに自律尊重，善行，無危害，公正という生命倫理の四原則[17]の確立に至っている．

このように医学研究に関する倫理規範は，患者の自律性を最大限尊重すべきという立ち位置を第二次大戦後間もないころからとり続けた．これに対し，臨床現場における医師の職業規範として，1948年に世界医師会で規定されたジュネーブ宣言及び1949年に採択された医の国際倫理綱領は，互いに補完的なものとしてヒポクラテスの誓いを踏襲した内容であった．畔柳によれば，この宣言は1948年の採択以前における医師―患者関係において，患者が治療の対象，すなわち客体にすぎず，医療の主体は医師にあることが前提とされていたことが背景にあったようである[31)32)]．

世界医師会はこれまで述べてきたヘルシンキ宣言，ジュネーブ宣言の他に，

臓器移植等における死亡時刻の判定を複数名の医師により，臨床的かつ総合的判断に基づいて行うことを明記したシドニー宣言を1968年に採択している．また，1981年には患者の自己決定権と医師によるその権利の認識，擁護，共同責任について明示する形で，患者の権利を強く示したリスボン宣言を採択している．

　これらの過程を経て，ジュネーブ宣言は最新である5回目となる2006年の改訂において，医師に対し患者の健康とよく生きること（Well-Being）を第一に考えるとともに，患者の自律尊重や自己決定権を明記し，患者が医療の主体たる存在であることを明記している．そして，医の国際倫理綱領はこれに呼応する形で2006年10月に4回目の修正がなされている．この修正では，医師の義務として患者に対する共感や尊敬の念を持つことや専門職として最高の水準で行為することを義務づけた一般的な義務，患者の利益のために行動し，守秘義務を遵守することを盛り込んだ患者に対する義務，同僚医師の関係性の維持などを求めた同僚医師に対する義務の3つの柱から構成されている．

　その後，世界医師会は2005年に医の倫理に関する基礎的かつ総合的な指針（ガイドライン）である『WMA医の倫理マニュアル』を刊行した．医の倫理を教えるために，医師が普遍的に利用できる基礎的なカリキュラムとしての役割を果たすことが示されており[33]，既に，2015年に第3版が刊行されている．

1.5.3　看護師の職業規範と倫理綱領・倫理指針

　ところで，前項で示したヒポクラテスの誓いは，看護師の職業倫理にも影響を与えている．看護師の職業倫理を考える上でフローレンス・ナイチンゲールは最も重要な人物の1人である．中世からナイチンゲールが生きた19世紀にかけては，キリスト教における修道会のシスターが病院で看護師の役割を務めていた．その後，シスターではない一般の女性が看護師として患者の世話を行うことになるが，ここでの看護師は社会の底辺にいる貧しい女性たちが劣悪な環境の中で生活のために，わずかな賃金を得るための職業とみなされていた[34]．しかし，ナイチンゲールはクリミア戦争での傷病兵たちに対する献身的な看護実践を通してその功績を讃えられ，看護師の地位向上に大きな功績を上げた．

そして，米国のファランド看護師訓練学校長であったLystra Gretterがナイチンゲールの偉業に敬意を表し，1893年に作成したのが看護師の職業倫理を明文化したナイチンゲール宣詞である．

このナイチンゲール宣詞は1935年に一度改正されているが，現在においても多くの看護師養成課程において教材として用いられている．ただ，ナイチンゲール宣詞はヒポクラテスの誓いに準ずる形でつくられており，現在においては内容に対する批判も存在する[35)36)]．例えば，宣詞の最後に「われは心より医師を助け，わが手に託されたる人々の幸のために身を捧げん」という一節があるが，この節から看護師は医師に忠誠を誓い医師を助けるのが看護師としての義務であるとされた．これはすなわち，医療の主体が患者ではなく医師であることを認めるものであるというものであるが，戦後における医療専門職の職業倫理のあり方においては否定的に捉えられている．

19世紀半ばに米国で展開された女性の教育，職業，政治に関して，男性と平等の権利を主張したことからはじまった婦人運動を背景に，看護師の専門職団体を組織することが奨励されるようになった[37)]．この機において，1899年に国際看護師協会が設立された．国際看護師協会には現在134の国と地域における看護師の職能団体が加盟しているが，1953年に看護師の倫理綱領を採択し，数回の改訂を経て2012年に最新の倫理綱領を公にしている．ここでは看護師に健康増進，疾病予防，健康回復，苦痛の緩和を4つの基本責任と明示し，「看護師と人々」，「看護師と実践」，「看護師と看護専門職」，「看護師と協働者」という4つの基本領域から構成されている[38)]．

1.6　我が国における保健医療介護福祉専門職の倫理綱領と倫理指針

我が国における専門職の行動規範を示した文書として，古くは医師を対象として平安時代に丹波康頼が著したとされる『医心方』や江戸時代の儒学者である貝原益軒による『養生訓』などが良く知られている．ただ，倫理綱領という形で世に知られるようになったのは，1951年に日本医師会が公表した「医師の

倫理」である[39]．「医師の倫理」が公表されたのは最初のジュネーブ宣言や医の国際倫理綱領が示されてから間もない時期であるが，全文を読むと当時の医師―患者間の関係において医師が医療の主体であることを想像させる内容が散見される．例えば第一章第一節では，「診療に際しては，念頭にたゞ『患者のため』とゆう (ママ) ことあるのみで，綿密正確に診察し細心適正な治療を加え，速やかにその本復を計らねばならぬ．またよく人心の機微に徹し，患者の心理状態と，家庭の清況とを洞察し，厚き同情を以って事に当り，患苦を和げることに専念すべきである」と書かれているが[40]，ここに患者の意向に関する事項は見当たらない．また，第四節では患者の予後告知について示されているが，「予後不利と診定せる時は，近親者に警告し，適当な注意を与えなければならない」という形で，患者本人より先に家族に告知すべきことを重視する内容となっている．

　その後，日本医師会は高度経済成長や国民皆保険制度といった社会の変化や，欧米から始まった患者の自律性や自己決定権などの重視という医療倫理上の変革の中で，医師の職業倫理のあり方について改めて検討していった[40]．多くの議論を踏まえた上で，日本医師会は「医師の倫理」を改訂し，2000年に「医の倫理綱領」として公表した．

　医の倫理綱領は前文と6か条からなる綱領であるが，これに基づいて医師がどのように考え行動すべきかを具体的事例を通して考えるためのガイドラインとして，2004年に「医師の職業倫理指針」が刊行された．「医師の職業倫理指針」は2016年に第3版として改訂されているが，「医の国際倫理綱領」において示された一般的な義務，患者に対する義務，同僚医師に対する義務の他にも終末期医療，生殖医療，遺伝子に関する課題など医療技術の進歩に合わせた内容が網羅されている[41]．

　このような倫理綱領や職業倫理指針などの策定や見直しは，医師以外にもそれぞれの専門職における職能団体において進められている．例えば，日本歯科医師会は2005年に前文と3か条からなる「歯科医師の倫理綱領」を策定し[42]，2008年に「信頼される歯科医師II　歯科医師の職業倫理」を指針に相当するものとして公表している[43]．日本看護師協会は1998年に初めて看護師の倫理規定

を公表し，続いて2003年には「看護者の倫理綱領」として改訂することで[44]，病院だけでなく地域や学校，行政機関などにおける看護師の行動指針と専門職性を社会に対し宣言している．また，日本薬剤師会は1968年に薬剤師倫理規定，1973年に3か条からなる「薬剤師綱領」をそれぞれ制定するとともに，2018年には薬剤師倫理規定を「薬剤師行動規範」として新たに制定し，「薬剤師行動規範・解説」を公表している．

　一方，介護福祉に携わる専門職においても日本介護支援専門員協会は2006年に倫理綱領を採択（倫理綱領解説は2021年に見直し），日本精神保健福祉士協会は2013年に倫理綱領を採択（2018年改訂），日本社会福祉士会は2020年6月に倫理綱領を採択（2021年に行動規範を採択）を公表しており，専門職としての職業倫理を社会に向けて公言している．

1.7　チーム医療と職業倫理

　専門職は直面する臨床場面において担うべき役割をこれまで述べてきた職業倫理に基づいて全うする．ただ，大半の臨床現場においては複数の専門職がチームを組んで，その場面に応じた役割を果たすことになる．このことから，本項ではチーム医療と職業倫理について触れておく．

　近年においては，チーム医療における各専門職の役割が拡大するにつれて，担うべき業務の範囲に複数の専門職において重複する部分が増え，互いの役割の境界が見えにくくなる可能性もある．国際的に見解が一致していないが，患者中心であるチーム医療の構成については，チームの中における専門職としての役割を果たすことに重きをおくMultidisciplinary Team，複数の専門職が連携をしながら果たすべき役割を分担するInterdisciplinary Team，複数の専門職が専門分野を超えて横断的に役割を共有するTransdisciplinary Teamという3種類のモデルが示されている[45]．これら3つのモデルについては，どれが一番良いかという鼎立的な捉え方ではなく，保健医療介護福祉の目的において柔軟かつ動的に変化していくべきものである．

　それぞれの専門職がチーム医療の中で適切にその役割を果たすためには，十分な教育と臨床場面における十分な連携が必要となる．既に2000年には英国多職種連携教育推進センター（UK based The Centre for the Advancement of Interprofessional Education：CAIPE）[46]は多職種が協働もしくは連携することの重要性を教育するInterprofession Education（IPE）及びInterProfessional Work（IPW）について「2つ以上の専門職が協働とケアの質を向上するため，ともに学び，互いから学び，互いのことを学ぶこと」と定義した．これらの重要性は国際的に認識されている．

　一方我が国に目を転じると，2010年3月19日に厚生労働省はチーム医療の推進に関する検討会の報告書として「チーム医療の推進について」を公表した[47]．これはあくまでも，我が国の医療における実情を踏まえた多職種からなるチーム医療を推進するために設けられた検討会での最終報告書である．ここで注目すべきは，チーム医療を推進するために複数の医療専門職におけるその役割が見直され，専門職の定義が法的なものとして示されていることにある．

　「チーム医療の推進について」では介護福祉の専門職についての記述がみられない．ただ，その後2011年6月に公表された「チーム医療推進のための基本的な考え方と実践的事例集」では，社会福祉士が救命救急センターや回復期リハビリテーションに配置され，専門職としての役割を全うしている事例が数多く示されている[48]．地域包括ケアシステムが充実していけば，保健医療介護福祉の役割も変化を続けることが予想される．その中で各専門職の職業倫理のあり方も時代に応じる形で発展し続けるものと考える．

■ おわりに

　本章では医療介護福祉専門職における職業倫理にはどのような本書では，医師，看護師，社会福祉士，介護支援専門員，理学療法士，言語聴覚士，作業療法士の職業倫理について，それぞれの資格を有する著者に執筆頂いている．それらの職種全てにおいて専門職としての職業倫理のあり方を社会に向けて明確

にするための様々な方策がなされている．次章からはそれぞれの専門職が担うべき職業倫理のあり方について，事例を交えながら考察がなされる．

引用・参考文献

1）ディジョージ・リチャード・T（大野正英訳）：専門職，ビジネス，行動の倫理綱領．ディジョージ・リチャード・T（永安幸生，山田經三監訳）：ビジネス・エシックス．明石書店，東京，pp586-611，1995．

2）佐藤労：専門職倫理．酒井昭夫，中里巧，藤尾均，森下直貴，他編：新版増補　生命倫理学事典．太陽出版，東京，p597，2010．

3）Carr saunders A.M., Wilson P.A.：The Professions, Oxford at the clarendon press, 1933.

4）Greenwood E: Attributes of a Profession. Social Work 2: 45-55, 1957.

5）タルコット・パーソンズ（佐藤勉訳）：社会体系論（現代社会学体系　第14巻），青木書店，pp.429-458，1974．

6）Millerson G:The Qualifying Associations, Routledge, pp.4-10, 1964.

7）時井聰：専門職論再考 第二版．学文社，pp.10-19，2010．

8）石村善助：現代のプロフェッション，至誠堂，pp.15-49，1969．

9）フリードソン・エリオット（進藤雄三，宝月誠訳）：医療と専門家支配．恒星社厚生閣，pp.118-135，1992．

10）Etzioni A: Preface. Etzioni A（ed.）: The Semi-Professions and Their Organization, The Free Press, pp. v -xviii, 1969.

11）Flexner A: Is Social Work a Profession? Proceedings of the National Conference of Charities and Correction at the Forty-second annual session. pp.576-596, 1915.
http://socialwelfare.library.vcu.edu/social-work/is-social-work-a-profession-1915/（2021年3月28日アクセス）

12）小玉香津子：ナイチンゲール 新装版．清水書院，pp.49-50，2015．

13）天野正子：社会学評論，看護婦の労働と意識．22巻 pp.30-49，1972．

14）尾高邦雄：職業の倫理．中央公論社，pp.14-21，1970．

15）島田燁子：日本人の職業倫理，有斐閣，pp.18-33，1990．

16）Beauchamp TL, Childress JF: Principles of Biomedical Ethics Seventh Edition, Oxford University Press, pp.101-301, 2013.

17）Jonsen AR, Siegler M, Winslade WJ: Clinical Ethics Eighth Edition, McGraw-Hill Education, pp.3-9, 2015.

18）芦部信喜（高橋和之補訂）：憲法　第五版，岩波書店，pp.120-126，2011．

19）樋口範雄，土屋裕子編：生命倫理と法Ⅱ，弘文堂，pp.1-15，2007．

20）若杉長英：厚生省平成元年度厚生科学研究「医療行為及び医療関係職種に関する法医学的研究」報告書，厚生省，pp.5-6，1989．

21）手島豊：医事法入門　第4版，pp.45-52，2015．

22）米村滋人：医事法講義．日本評論社，pp.10-11，2016．

23）大塚裕史，十河太朗，塩谷毅，豊田兼彦：基本刑法Ⅱ　各論第2版，日本評論社，pp.95-96，2018．

24）岡村久道：個人情報保護法　第3版，商事法務，pp.47-93，2017．

25）岡本珠代，砂屋敷忠，吉川ひろみ，他：医療専門職倫理綱領についての一考察．広島保健福祉短期大学紀要，4：61-68，1999．

26）小川鼎三：医学の歴史．中央公論新社，pp10-14，1964．

27）大槻マミ太郎訳：誓い．大槻真一郎（翻訳・編集責任）：新訂ヒポクラテス全集　第一巻，エンタプライズ，pp.581-582，1997．

29）坂井建雄：図説　医学の歴史，医学書院，pp26-34，2019．

29）アルバート・R・ジョンセン（藤野昭宏，前田義郎訳）：医療倫理の歴史．ナカニシヤ出版，p11，p91，2009．

30）Veatch RM, Guidry-Grimes LK：The Basics of Bioethics Fourth Edition, Routledge, pp.18-36, 2020．

31）畦柳達雄：医の倫理の基礎知識2018年版　ジュネーブ宣言，日本医師会．
https://www.med.or.jp/dl-med/doctor/member/kiso/a11.pdf　2021年1月17日アクセス

32）畦柳達雄：医の倫理の基礎知識2018年版　医の国際倫理綱領．日本医師会
https://www.med.or.jp/dl-med/doctor/member/kiso/a12.pdf　2021年1月17日アクセス

33）Human D（樋口範雄監訳）：序文．世界医師会（樋口範雄監訳）WNA医の倫理マニュアル　改訂第3版，日本医師会，p.8，2015．

34）ストレイチー・リットン（橋口稔訳）：ナイチンゲール伝，岩波書店，pp.11-23，1993．

35）髙橋隆雄，浅井篤編：日本の生命倫理　回顧と展望，九州大学出版会，pp.286-309，2007．

36）高﨑絹子，山本則子編：看護ケアの倫理学，財団法人放送大学教育振興会，pp.50-63，2009．

37）白石かつ：国際看護婦協会（ICN）の歴史と現況．看護学雑誌，37：418-423，1973．

38）公益社団法人日本看護協会：国際情報　ICN看護師の倫理綱領．
https://www.nurse.or.jp/nursing/international/icn/document/ethics/index.html　（2021年1月17日アクセス）．

39）日本医師会：医師の倫理，医学通信第6年第268号，pp.11-16，1951（昭和26年9月19日）．

40）森岡恭彦：【医師の基本的責務】A-1．日本医師会と医の倫理向上への取り組み．日本医師会　医の倫理の基礎知識 2018年度版．p.4，2018．
https://www.med.or.jp/doctor/rinri/i_rinri/a01.html（2021年1月17日アクセス）

41）公益社団法人日本医師会：医師の職業倫理指針　第3版．
https://www.med.or.jp/dl-med/teireikaiken/20161012_2.pdf（2021年1月17日アクセス）

42）公益社団法人日本歯科医師会：歯科医師の倫理綱領
https://www.jda.or.jp/jda/about/rinri.html　（2022年3月16日　アクセス）

43）公益社団法人日本歯科医師会：　信頼される歯科医師Ⅱ　歯科医師の職業倫理
https://www.jda.or.jp/jda/about/pdf/trusteddentist2.pdf　（2022年3月16日　アクセス）

44）公益社団法人日本看護協会：看護実践情報　看護者の倫理綱領．
https://www.nurse.or.jp/nursing/practice/rinri/rinri.html　（2021年1月17日アクセス）

45）菊池和則：多職種チームの3つのモデル．社会福祉学39：273-290，1999．

46）The Centre for the Advancement of Interprofessional Education: about CAIPE. https://www.caipe.org/about-us（2021年1月17日アクセス）

47）厚生労働省：チーム医療の推進について．2010．
https://www.mhlw.go.jp/shingi/2010/03/dl/s0319-9a.pdf（2021年1月17日アクセス）

48）厚生労働省：チーム医療推進のための基本的な考え方と実践的事例集．2011．
https://www.mhlw.go.jp/stf/shingi/2r9852000001ehf7-att/2r9852000001ehgo.pdf（2022年12月3日アクセス）

第2章

ソーシャルワーカー（社会福祉士）の職業倫理

2.1　ソーシャルワーカーとはいかなる仕事か

　ソーシャルワークとは何かを端的に述べることは難しい．空閑は「社会的な（Social）営み・仕事（Work）と表現されるのがソーシャルワークであり，社会福祉援助の実践やその方法のことを指す」とする[1]．また小松は「現代社会において社会福祉（Social Welfare）が社会制度として確立発達してくるにつれて，その制度体系の下で展開する1つの専門職（ソーシャルワーカー）としての実践体系を総称している」と表現する[2]．ソーシャルワークを実践する者がソーシャルワーカー（Social Worker：以下，SW）である．

　ソーシャルワーク・SWを理解する方法の1つとして，まずは国際ソーシャルワーカー連盟（International Federation of Social Workers：以下，IFSW）の定義を概観する．

2.1.1　IFSWの定義

　IFSWは世界のSWが集う国際組織で，300万人以上のSWによる141のソーシャルワーカー協会で構成され[3]，国際レベルで人権擁護・公正な社会の構築・世界平和の実現を求めて活動している．全世界をアジア太平洋・ヨーロッパ・アフリカ・中南米・北米の5地域に分け，日本はアジア太平洋地域に属する[4]．

　IFSWは2000年にソーシャルワークの定義（以下，旧定義）を採択[注1]，その後2014年にソーシャルワーク専門職のグローバル定義（Global Definition of Social Work：以下，グローバル定義）を決定した．「ソーシャワークは，社会変革と社会開発，社会的結束，および人々のエンパワメントと解放を促進する，

実践に基づいた専門職であり学問である．社会正義，人権，集団的責任，および多様性尊重の諸原理は，ソーシャルワークの中核をなす．ソーシャルワークの理論，社会科学，人文学，および地域・民族固有の知を基盤として，ソーシャルワークは，生活課題に取り組みウェルビーイングを高めるよう，人々や様々な構造に働きかける．この定義は，各国および世界の各地域で展開してもよい」とする[5]．

　ここでいう「社会変革（Social Change）・社会開発（Social Development）・社会的結束（Social Cohesion）の促進」は，ソーシャルワークが社会を視野に入れた実践であることを示している．社会変革では「個人・家族・小集団・共同体・社会のどのレベルであれ，変革と開発が必要であれば，ソーシャルワークが介入することが前提」で，それは周縁化・社会的排除・抑圧に対する変革である[6]．

　また，「人々のエンパワメントと解放（The Empowerment and Liberation of People）を促進する」では，支援対象者（Client：以下，Cl）の力や強みを知り発見し，それらを活用する支援であるとする．また「不利な立場にある人々」と連携しつつ，「貧困」を軽減し，「脆弱で抑圧された（The Vulnerable and Oppressed）人々」を解放し，社会的包摂と社会的結束を促進すべく努力すると述べている[6]．これらパワーレスな状態にある人々が，ソーシャルワークの対象でありソーシャルワークは，この状況からの解放を目指している[7]．

　IFSWへの加入資格は各国1団体であるが，日本ではSWが1つにまとまっていないため，2002年にNPO法人日本ソーシャルワーカー協会・公益社団法人日本社会福祉士会・公益社団法人日本医療社会福祉協会（現日本医療ソーシャルワーカー協会）・公益社団法人日本精神保健福祉士協会の4団体で社会福祉専門職団体協議会（以下，社専協）を立ち上げて加入した．社専協は2017年日本ソーシャルワーク連盟（Japanese Federation of Social Workers：以下，JFSW）に名称変更し会則も改めた[8]．

　前述のグローバル定義がJFSWを構成する4団体の共通の定義であり，Clへの適切な支援，SWの資質向上や団結などにも連なると期待され，ソーシャル

ワークに対する更なる理解とその普及が望まれる.

2.1.2 日本におけるソーシャルワークと資格

　日本でソーシャルワーク実践を行う者は，国家資格でいうと社会福祉士及び精神保健福祉士である.

　社会福祉士は1987年「社会福祉士及び介護福祉士法」で，「社会福祉士の名称を用いて，専門的知識及び技術をもって，身体上若しくは精神上の障害があること又は環境上の理由により日常生活を営むのに支障がある者の福祉に関する相談に応じ，助言，指導，福祉サービスを提供する者又は医師その他の保健医療サービスを提供する者その他関係者との連絡及び調整その他の援助を行うことを業とする者」と規定されている. 2021年度の社会福祉士登録者は26万6,557人（精神保健福祉士登録者は9万7,339人）である[9].

　社会福祉士は，高齢・障害・児童/家庭・医療・学校・就労・地域社会・多文化・司法など，様々な分野で働く. 2020年度調査では，その所属は高齢者福祉関係39.3%・障害者福祉関係17.6%・医療関係15.1%で，地域福祉関係，児童/母子関係と続く[10]. 例えば，高齢者分野では高齢者施設や介護関連事業など，障害者分野では障害者施設や就労関連事業などである. 保健医療機関では医療ソーシャルワーカー（Medical Social Worker：以下，MSW），地域ではコミュニティーソーシャルワーカー（Community Social Worker：以下，CSW），学校ではスクールソーシャルワーカー（School Social Worker：以下，SSW）の名称で働いている. 日本ソーシャルワーク教育学校連盟のホームページには，様々な業種で働くSWが紹介されているが，その1つに企業での実践も報告されている[11]. 今後，活躍の場は更に広がる可能性がある.

　精神保健福祉士は，1997年に「精神保健福祉士法」によって規定され，「その名称を用いて，精神障害者の保健及び福祉に関する専門的知識及び技術をもって，精神科病院その他の医療施設において精神障害の医療を受け，又は精神障害者の社会復帰の促進を図ることを目的とする施設を利用している者の地域相談支援（一部割愛）の利用に関する相談その他の社会復帰に関する相談に

応じ，助言，指導，日常生活への適応のために必要な訓練その他の援助を行うことを業とする者」である．精神科疾患や精神障害を持つClに対応する．精神保健福祉士も社会福祉士と同様に様々な分野で活躍しており，司法分野における社会復帰調整官としての配置なども注目されている．

　社会福祉士・精神保健福祉士は，共に名称独占の資格である．名称を使わずにSWとして働くことは可能だが，その場合，倫理綱領や業務指針に則った実践か，十分な養成機会を得ているか等が懸念される．

2.1.3　医療機関におけるソーシャルワーク

　これまで，ソーシャルワーク・SW・国家資格・職域などを概観したが，本項では，筆者が長年勤務した急性期医療を担当する病院（以下，急性期病院）でのSWやその実践，事例を中心に話を進める．

　ソーシャルワークは英国で発祥して米国に広がり，日本に流入した．地域で生活する人々への支援にその起源があり，その後医療機関にも広がった^{注2}．発祥と広がりには，貧困・疾病・劣悪な生活や労働環境などの社会問題があった．ソーシャルワークは，その時代を反映する社会的問題や課題を通して発達し，支援の幅や深みを増した．その際，様々な学問領域の知識や技術を活用しつつ，理論・モデル・アプローチを生み出してきた．ここでは日本の保健医療機関におけるSWの発祥と広がりを，一期間に限定して記す．

(1)　日本の医療機関におけるSW

　清水利子（芝病院）や浅賀ふさ（聖路加国際病院）は第二次世界大戦以前，米国でソーシャルワーク専門教育を受け，知識・技術を学んだ．浅賀について追記すると，1929年から聖路加国際病院でSWとして医療社会事業（保健医療におけるソーシャルワーク）に携わった[12]．その回顧録には「メディカルソーシャルワークについて医師・看護師・事務も誰一人理解しておらず病院組織の1つの機関として全く承認されていない」「総合病院のどの診療科に最も多くのソーシャルサービスが必要か，医者が診断や治療面に社会的側面の問題を考えることが重要であることを把握していない」などの記載があり，入職後の困

難を想像できる[13]. 新たな専門職として, その職務の理解を広げていくことが第一の課題であり, 重責も感じられて興味深い.

浅賀は1936年に医療社会事業研究会を開催, 第二次世界大戦で中断されたが, 戦後この研究会が日本医療社会事業協会 (2011年度に日本医療社会福祉協会, 2021年度に日本医療ソーシャルワーカー協会に改称) に繋がった.

1948年の「保健所法」で杉並保健所にSWが配置され, 「保健所運営指針」の「保健所における医療社会事業」に目的・職務などが規定された[14]. 保健所・国立病院で医療社会事業が導入されるなど, 戦後のソーシャルワーク導入はGHQ (連合国軍最高司令官総司令部) 公衆衛生福祉局の指導で専門化に繋がった. しかし1952年のGHQ撤退で, 急速に専門化とその展開が揺らいでいく. そのため日本では草の根的実践や関連する活動が十分に浸透していく経過がなく, それが専門職として定着しにくかった理由でもある[15].

1953年に全国から約200人が集結し, 医療社会事業協会が発足した. 浅賀は初代会長として保健医療機関のSWの資格制定や後進育成に貢献し, 議員立法により「医療社会事業家法案」を厚生省 (当時) に提言したが, 時期尚早とされた. 松山は, 「これが日本における最初に形になった法案だろう」と述べている[16]. その後の30有余年は, 資格化を巡る激しく厳しい論争の時代だった.

(2) 国家資格化と医療機関のSW

社会福祉士の国家資格化は厚生省 (当時) 社会・援護局が主務課で, 支援対象は障害者とされた. また医療におけるSWの主務課は同省健康政策局で, 傷病者を支援対象とする「医療福祉士」の創設を提案した[17]. これは理学療法士・作業療法士法などと同様, 「保健師助産師看護師法」で看護職員に独占されている診療補助業務が一部解除される診療補助職で, その業務には医師の指示を必要とした.

この案を受諾か否かを巡り, 日本医療社会事業協会では会員を分断する議論が続いた. 端的にいえば「医療機関で働くSWは医療職か福祉職か」を決断するものだった. 紆余曲折を経て, 医療福祉士案を受け入れず, 社会福祉士を保健医療機関のSWの基礎資格としたことで, 医学ではなく社会福祉学を基盤に

展開される実践であると整理された.

　なお前述のように，SW資格には社会福祉士と精神保健福祉があるが，ソーシャルワーカーとして1つの国家資格を求めてきた経緯の中で，資格が二分されたことは残念である. 本来1つの資格であるべきと筆者は考えるが，この現状にあっては，可能ならば社会福祉士と精神保健福祉士の両資格を取得することで，実践に広がりや深みが増すことに期待したい.

　また，社会福祉士資格がソーシャルワークそのものを反映しているかという疑問もある. 例えば診療報酬算定では，社会福祉士を要件に算定可能なものが増えた. 社会的認知の1つの証とも言えるが，主として入退院に関連した算定（入退院調整加算・介護支援連携指導料・退院時リハビリテーション指導料など）である. しかし入退院援助以外に，例えば身寄りがない患者の支援・就労支援[注3]・依存症患者の支援など，SWは複雑で深刻な問題を抱える多くのClに関わっている. また個別支援（ミクロレベル）を組織・地域における支援（メゾレベル）へ，更には制度・政策に結び付ける支援（マクロレベル）に繋げ，それらを循環させる中で問題が解決・緩和される場合も多くある. よってソーシャルワーカーとしては，診療報酬の裏づけに関わらず，複雑で深刻な事例に対しては特に，業務指針や倫理綱領の理解の上に実践することが求められている. まずは，業務指針を概観する.

⑶　「医療ソーシャルワーカー業務指針」

　この業務指針は「趣旨」「業務の範囲」「業務の方法等」「その他」で説明される[18]. 上述した医療福祉士案を受諾しなかった経緯の中，その混乱解決の一助として1989年に制定，2004年に改訂された.

　「趣旨」では，保健医療機関で社会福祉の立場で患者の経済的・心理的・社会的問題の解決調整援助を行う重要性が述べられる. その上で，多様化する患者・家族のニーズや期待に十分応えるため業務指針で業務の範囲や方法等を定め，SWの資質向上・専門性発揮・業務適正化・理解促進を図るとする.

　業務の範囲は①療養中の心理的・社会的問題の解決，調整援助②退院援助③社会復帰援助④受診・受療援助⑤経済的問題の解決，調整援助⑥地域活動の6

項目であるが，必要に応じた業務（実習指導・スーパービジョン・研修会講師など）の実施を阻むものではない．

また④の受診・受療援助に「医師の指示」が盛り込まれ，「診断・治療を拒否するなど医師等の医療上の指導を受け入れない患者」「診断・治療内容に関する不安がある患者」「心理的・社会的原因で症状の出る患者」などでは，「医師の指示」を必要としている．上述のように医療職か福祉職かの議論の結果，医師とは④を除き協力関係で，指示関係ではないとした意味は大きい．因みに精神保健福祉士法第四十一条第二項では「その業務を行うに当たって精神障害者に主治の医師があるときは，その指導を受けなければならない」とする．

医療を取り巻く環境の変化により，更なる業務指針の改定については今後の課題である．

⑷ 現在の急性期医療とSWの業務

都道府県が報告を求める医療機能は，①高度急性期②急性期③回復期④慢性期である（表2-1）．筆者が勤務していた地域医療支援病院は地域の急性期機能を担う．疾病や病状により異なるが，病院が目指すのは数日から2週間以内の退院であり，外来の入院予約時や入院日から，効率効果的な退院支援が実施される．直接在宅に戻る場合は，外来診療は基本的にかかりつけ医が行う．

現在の医療は，医師に治療の決定を一任するのではなく，充分な説明・提案を前提に，患者の同意や拒否の表明を得るインフォームド・コンセント（Informed Consent：IC）が重要である．またSW支援では，共に悩みながら

表2-1　機能別の病院

①高度急性期	急性期の患者に対し状態の早期安定化に向け診療密度が特に高い医療を提供する機能
②急性期	急性期の患者に対し状態の早期安定化に向け医療を提供する機能
③回復期	急性期を経過した患者への在宅復帰に向けた医療やリハビリテーションを提供する機能．特に急性期を経過した脳血管疾患や大腿骨頚部骨折等の患者にADL向上や在宅復帰目的のリハビリテーションを集中的に提供する機能
④慢性期	長期に療養が必要な患者・障害者を入院させる機能

Clの意思決定を促すシェアード・ディシジョン・メイキング（Shared Decision Making：SDM）過程を重視する[19]．医療における自己決定は，1960年代に公民権運動・障害者運動・女性解放運動などと相まって米国でクローズアップされ，その後遅ればせながら日本でも展開されるに至った．またソーシャルワークにおいては1930年代に「自己決定」を重視する支援の萌芽が見られる[20]．更に，患者に決定能力の低下がある場合の意思決定支援に関しても，その重要性と必要性が認識されつつある．

　このように，患者の意思やその決定を大切にする医療の展開が望まれる一方で，医療をめぐる状況の変化は，それに十分に応えられない現状がある．日本の医療は，一病院完結型医療から地域完結型医療に転換し，2000年の回復期リハビリテーション病棟創設以降，医療の機能分化が進んだ．医療は，医療機関単独のサービスでは完結せず，地域や社会を視野に入れた連携・協働を必要としている．疾患や病状によっては，Clが病院間の移動を余儀なくされることも多い．

　時に過酷な治療の中で，かけがえのない命を守り回復を願う患者や家族の気持ちは，医療体制が変化しても変わらない．彼らは現在の医療供給体制が厳しいことに複雑な思いを持ちながらも，せめて「大切に扱われたい」「説明を受け納得して治療を受けたい」などと願う．しかし急性期医療では，重症患者の受け入れと迅速な対応，新たな患者搬入のために在院日数短縮やベッド回転率が重視される．その結果，患者・家族の思いと現実の医療にかなりの乖離が生じている懸念がある．

　ましてや心理・社会・経済的問題を抱えた患者・家族の場合，支援無くして問題の解決・緩和は難しい．短期間の入院で安心できる生活構築を目指す支援は，保健医療機関のSWにとって心身共に過酷な業務であり，結果的にClが希望しない転院支援を行わざるを得ないことも多い．こうした実情を伊藤は「転院を援助するとは，MSWに対する所属組織の要請と患者のニーズとの間で板挟みになり『ジレンマの多い』『専門性の生かせない』『気の進まない』業務である」と述べている[21]．

　また，ブトゥリムは「ソーシャルワークが困難の予防や困難からの解放を通して福祉向上を図ることを目指し，関心は常に人間生活の問題に向けられている」にも拘らず，「ソーシャルワークの機能とその作用の仕方はその時代の社会構造と関係して社会の変化によって大きな影響を受けている」と指摘する[22]．ソーシャルワークの本質や機能が社会情勢などによって曖昧かつ様々に解釈され，実践を困難にしていることにも繋がっている．つまり支援の根幹である価値や倫理に反する困難が起こりやすく，専門職としてのSWのアイデンティティが揺さぶられ，無力感に繋がりやすい．

　MSWを含むSWは，大学教育や専門職団体の研修で「倫理綱領は，SWがClとの人間関係と相互作用を用いてClの価値の実現を目指した支援を行うとき，その支援がソーシャルワークの価値と照らして適切な支援となるようにSWの行為を統制する規範である」と学ぶ[23]．筆者は支援に悩みアイデンティティが揺らぐ時には，倫理綱領に戻って実践を振り返ることを意識してきた．しかし実践では，自身の力だけでは職業倫理に立ち戻ることが難しいことも多く，様々な実践現場で起こる倫理的問題に対し，今後ますます職業倫理を学び深める意識化と体制構築（他職種とのディスカッション・同職種でのスーパービジョンなど）が求められる．

　また2019年末以降の新型コロナウイルス蔓延下，私たちは医療崩壊による加療制限・感染者への差別・失業による生活困窮・自殺者の増加などを経験した．罰則規定などによる監視体制強化があれば，人権侵害が起こりやすい[24]．私たちは新たな生活や価値観の変化の中で，これまで以上に生死や人生の行く末を考えざるを得ない局面に立たされた．このことは，保健医療機関や地域において，SWを含む専門職が職業倫理に照らして，どう実践するのかを更に問われる事態に繋がったと考えられる．

2.2　ソーシャルワーカーの職業倫理

　専門職は，その実践において知識・技術の習得が重要であり，自己研鑽・スー

パービジョンなどで学び続ける．併せて専門職団体に所属し，個人だけでは困難な知識・技術の取得を補完・強化する．その知識・技術の根幹には各々の専門職が持つ価値・倫理があり，専門職団体の倫理綱領で明示されている．会員は倫理綱領を理解・遵守し，それに則った実践を求められるが，このことは支援対象者であるClを護り，会員をも護ることに繋がっている．ここでは医療機関におけるMSWを例に倫理綱領について述べる．倫理綱領ではSWと記載されているが，混乱を避けるためにMSWとして記述する．

2.2.1　倫理綱領・行動基準

　日本医療社会事業協会（現在の日本医療ソーシャルワーカー協会）は，1957年にSWとして我が国最初の倫理綱領を制定，1961年の総会で採択された．2005年，IFSWの旧定義に沿って社専協で「ソーシャルワーカー倫理綱領」がまとめられたことを受け，2007年の総会で「医療ソーシャルワーカー倫理綱領」として採択された[25]．更に2014年7月にIFSWのメルボルン会議で採択されたグローバル定義を受け，JFSWで日本版作成に着手，2020年に現在の「ソーシャルワーカーの倫理綱領」を4団体で承認した．

　また2022年6月には，日本医療ソーシャルワーカー協会総会で「医療ソーシャルワーカー行動基準」の改定が承認された．現在はこれら新たな倫理綱領，行動基準のもと，MSWのソーシャルワーク実践が行われている．

2.2.2　ソーシャルワークを支える原理・価値・倫理

　MSWを含むSWが遵守すべき基本的理念が「価値」，また価値を具体的に行動化する際の指標が「倫理」である．ここではまずソーシャルワーク実践の根幹となる価値，また倫理綱領に示された「原理」（認識・行為の根本をなす理論）について述べる．

(1)　ソーシャルワークの価値・原理

　ブトゥリムは，ソーシャルワーク実践において価値に据えるものを，以下の3点で説明している[26]．まず，「人間の持って生まれた価値は，その人が実際

に何ができるか，どのような行動をするかとは関係がない」とする「人間尊重」である．次に，「人は独自性を持っているが，その独自性を貫徹するのに他者に依存する存在」であるとする「人間の社会性」が示される．3点目は「人間が変化し，成長・向上する可能性をもっていることを信じる」とする「変化の可能性」である．ブトゥリムは，これら3つの価値が「これ自体としてはソーシャルワークに固有の価値とは言えないが，ソーシャルワークに不可欠の価値」とする．

　また新倫理綱領では，「人間の尊厳」「人権」「社会正義」「集団的責任」「多様性の尊重」「全人的存在」の5項目を「原理」として示している（表2-2）．

(2)　実践における倫理基準

　「倫理基準」では，4方向に対する倫理責任を規定している（表2-3）．

　「Clに対する倫理責任」では，「Clとの関係」「Clの利益の最優先」「受容」「説明責任」「Clの自己決定の尊重」「参加の促進」「Clの意思決定への対応」「プ

表2-2　ソーシャルワーカーの倫理綱領「原理」

Ⅰ	人間の尊厳	ソーシャルワーカーは，すべての人々を，出自，人種，民族，国籍，性別，性自任，性的傾向，年齢，身体的精神的状況，宗教的文化的背景，社会的地位，経済状況等などの違いにかかわらず，かけがえのない存在として尊重する
Ⅱ	人権	ソーシャルワーカーは，すべての人々を生まれながらにして侵すことのできない権利を有する存在であることを認識し，いかなる理由によってもその権利の抑圧・侵害・略奪を容認しない
Ⅲ	社会正義	ソーシャルワーカーは，差別，貧困，抑圧，排除，無関心，暴力，環境破壊などの無い，自由，平等，共生に基づく社会正義の実現をめざす
Ⅳ	集団的責任	ソーシャルワーカーは，集団の有する力と責任を認識し，人と環境の双方に働きかけて，互恵的な社会の実現に貢献する
Ⅴ	多様性の尊重	ソーシャルワーカーは，個人，家族，集団，地域社会に存在する多様性を認識し，それらを尊重する社会の実現をめざす
Ⅵ	全人的存在	ソーシャルワーカーは，すべての人々を生物的，心理的，社会的，文化的，スピリチュアルな側面からなる全人的な存在として認識する

ライバシーの尊重と秘密の保持」「記録の開示」「差別や虐待の禁止」「権利擁護」
「情報処理技術の適切な使用」の12項目を定めている．このうちの5項目につ
いて，行動基準も参考にして説明する．

　MSWは，業務遂行にあたって「Clの利益を最優先」する．つまり業務遂行
において，Clの意思を尊重し，その利益の最優先を基本に据える．Clとその関
係者などで利害が異なり矛盾する場合でも，Clの利益を最優先し必要な支援
の継続のために最大限の努力をする．

　また「受容」では，MSW自らの先入観や偏見を排し，Clをあるがままに受
け入れ，自身の価値観や社会的規範でClを非難・審判・排除しない．人は通常，
相手の信条・態度・生活の仕方・直面する問題などに対し，自身の価値観を判
断基準として善悪・好悪を捉えがちである．しかしClは自分を批判し審判す
る人に心を開かない．なぜClがそのように行動したのか，その意味や原因・
背景を理解することが受容に繋がることを心得ておかなければならない．また
否定的にClを見ると，その力や強みを見落としやすい．受容は，Clの問題解
決の力や強みを見出すためにも必要である．

　SWには，Clに必要な情報を適切な方法・わかりやすい表現を用いて提供す
る「説明責任」がある．MSWはClがMSWの説明を理解できるか，説明の表
現は適切かなどを確認しつつ，理解困難な場合は最大限の手段や試みを行いな
がら支援しなくてはならない．またMSWから一方的な情報提供や説明は行わ

表2-3　ソーシャルワーカーの倫理綱領の全体構成

前文		
ソーシャルワーク専門職のグローバル定義		
原理　Ⅰ～Ⅵ（表2-2参照）		
倫理基準	Ⅰクライエントに対する倫理責任	「クライエントとの関係」他，12項目
	Ⅱ組織・職場に対する倫理責任	「最良の実践を行う責務」他，6項目
	Ⅲ社会に対する倫理責任	「ソーシャル・インクルージョン」他，3項目
	Ⅳ　専門職としての倫理責任	「専門性の向上」他，8項目
行動基準	各倫理基準Ⅰ・Ⅱ・Ⅲ・Ⅳの細項目に対し規定	

ず，Clが質問する機会を保障する．

　MSWはClが自己決定の権利を有する存在であると認識し，「Clの自己決定を尊重」し，Clに選択や決定に関する考えを述べる機会を保障する．しかし，Clの自己決定に基づく行動が，Clに不利益をもたらしたり，他者の権利侵害になると想定される場合は，その点をClが理解できるように説明し，ウェルビーイングが図れるような行動ができるように支援する．

　医療機関では多くの重大な決定が為されるが，治療選択を経済的・家族的等の理由でとまどうことが多くある．SWはICの過程に同席し，Clの動揺や混乱をサポートし，自らの利益となる決定を行えるよう支援する．しかし，この自己決定尊重は，決定内容の実現にSWが責任を負うことと同義ではない．Clが希望しSWが支援しても実現されないことはある．Clの自己決定支援とは，悩みながら選択する経過を共に歩むことであると言える．

　最後に，「Clの意思決定への対応」における意思決定困難なClへの対応を述べる．MSWは常に最善の方法を用いて利益と権利を擁護するが，そのためにClの意思決定能力をアセスメントすることが重要である．また決定能力は変化する場合もあり，注意深い観察などで擁護の必要な部分と方法を判断する．また代弁代行が必要な時に不足や過剰があると，そのことがClの利益と権利を侵害することも理解しておく．支援の前提として，意思決定能力の低下した人々の権利擁護に関する法律・制度を熟知しておくことも重要である．

　ここまで「ソーシャルワーカーの倫理綱領」を概観しながら，ソーシャルワーク実践の根幹に据えている倫理について確認した．

　以下，急性期病院でMSWが経験した事例を提示し倫理綱領に照らして見ていく．これらは，本人・家族・親族の了解を得る等，倫理的配慮のもと，提示する．

(3)　事例1－意思決定能力の低下が認められるClへの支援－

　A氏，70代女性．整形疾患で四肢の不自由（身体障害者手帳 2級）があった．不安定な独歩，両手の変形が進行していたが，介護保険（要介護3）でサービスを活用し1人暮らしだった．MSWは以前，A氏に介護保険サービスの説明をしたことがあり，意思をはっきり表現する人であると知っていた．

　ある朝デイケアの送迎スタッフが自宅で倒れているＡ氏を発見，Ｄ病院に救急搬送した．脳血管疾患と診断，保存的に治療されたが，入院時から意思表示が難しかった．医師はカルテ記載のあった他県の親族に連絡，病状・治療方針を説明し了解を得た．

　病棟看護師からMSWに「現金を持参しておらず，病衣・オムツなど入院生活に最低限必要な物の入手はどうしたらよいか」と問い合わせがあった．MSW室にストックがあったオムツ・歯ブラシ・石鹸を提供し，病院貸し出しの病衣などで対応した（その後このような場合には，売店で購入できるアメニティーセットを当てるルールを作った）．また医事課からMSWに「保険証提示がないが医療費は支払えるか」と連絡があり，今後Ａ氏の社会的状況を把握した上で返答すると伝えた．

　以前支援した際のMSW記録では，Ａ氏には幼い頃別れた長子がいるが連絡先は不明，それ以外は主治医が病状説明した親族しかいないことを確認した．この親族にMSWからも連絡したが「遠いので出向けない．Ａとは感情の行き違いがあり関わりたくない．連絡はなるべくしないでほしい」と言われた．また後日Ａ氏宅に訪問した折，長子の連絡先が分かり連絡したが，「親だと言われても迷惑．死亡したら連絡してほしい」と拒否された．

　ケアマネージャー（以下，CM）が来院，MSWと共にＡ氏の病室に出向き，協力して支援することを伝えた．説明が理解できたかは不明だが，CMを見てＡ氏は安心した様子だった．CMによると，デイケアでの友人はいたものの深いつきあいはなく，親戚づきあいも聞いたことはないとのことだった．

　Ａ氏は脳血管性認知症とも診断されたが，MSWを含めスタッフは，なるべくＡ氏からの情報収集を試みた．言語聴覚士・臨床心理士の判断・協力も得たが，生活・不安・医療費・生活費などの話は聞き取れなかった．言葉は返事などごく短いものに限られ，「はい・いいえ」も適切でない場合があった．

　CMによると，Ａ氏には生活に困らない年金・貯蓄があり本人が管理していたが，緊急入院のため，現金・通帳・印鑑・保険証などの持参はなかった．MSWは，必要なものをＡ氏が確認し病院に持ち帰れないかと考え，Ａ氏との

自宅訪問を主治医・師長・CMに相談した．賛成を得てA氏にその旨説明したが，理解できなかった．了解の上での実行を考えていたが，致し方なく計画した．CMは，担当ヘルパーが家庭訪問に同席できるよう手配した．

　入院から3週間経過後，車椅子ごと乗り込めるボランティアの車を利用し，A氏・師長・CM・MSWが自宅に出向いた．A氏は自宅に近づくにつれ，驚いた顔をして私たちの顔を見て，その後満面の笑みになった．「あっち」「そこ」のような言葉を発し，運転手に行く道を指さした．

　車椅子で自宅に入り必要な物を探した．A氏は「あ〜」「あれ」などと言い，自分で車椅子を動かし，保険証などが入った棚に近づいた．目に力があり笑顔で，病院での様子とは全く異なった．日頃支援していたヘルパーを見て，A氏は笑顔で頭を下げた．このヘルパーが日常生活の様子を説明した時には，頷く様子も見られた．自宅内は清潔に整理され，必要な手すりなどが設置されていた．通帳・印鑑・国民健康保険証・年金証書・身体障害者手帳・介護保険証・重度障害者医療証・銀行カード・必要な衣類等をA氏と探し，病院に持ち帰った．

　支援計画は，①A氏・親族から心理・社会・経済的状況に関する情報収集とアセスメントを継続　②病状は必要に応じて医師からA氏・親族に説明　③当院退院後の生活は医学的リハビリテーション（以下，医学的リハ）の結果で検討　④入院中に必要な金銭の確保方法を検討　⑤成年後見制度活用の検討，とした．

　国民健康保険証と重度障害者医療証を使うと医療費負担はなかったが，食事代や生活必需品などに金銭が必要だった．A氏と院内のATMで出金を試みたが，本人が押す暗証番号は全て合致しなかった．銀行に相談したが，「A氏以外には暗証番号は教えられない，暗証番号変更や通帳・印鑑での現金引き出しには委任状が必要」とのことだった．委任状記載の練習をした結果A氏は自署できないことを伝えたが，「暗証番号を思い出してもらうしかない」との返答だった．暗証番号を思い出してもらうために，A氏に関連しそうな数字を示してはA氏が首を傾けるといった確認行為を根気よく続け，入力を繰り返したところ成功した．A氏は嬉しそうに声をあげ，MSWの手を握って笑った．

　その後必要な場合は，本人と院内のATMで出金した．師長に通帳を見せ出

金を確認してもらい，担当看護師が出納メモを作ってA氏と親族に報告した．金銭管理は病棟や患者はできず，親族からも断られ，やむなくMSWが上司と相談の上行った（その後，院内における金銭管理のルールを作った）．

　A氏は退院まで，ごく限られた理解しかできず，適切な判断・決定は困難だった．しかし主治医は病状を，MSWは今後の生活について，手振り身振りや絵を描いてなどで説明し，意思確認の努力を続けた．その場合，主治医・看護師・MSW，必要に応じてCMなど複数のスタッフが同席し，説明内容とClの様子はカルテやMSW記録に残した．親族にも主治医・看護師から，内容によってはSWから電話で説明し，了解を得た．

　主治医は理学療法士や作業療法士の意見を参考に，「介護保険サービスを利用しても自宅生活は困難だが，移乗動作では介助量軽減が可能」と予測した．この時点でSW支援計画の③を「医学的リハ継続と生活地選択の支援が可能な病院への転院を検討」⑤を「成年後見制度をA氏・親族に説明し意向確認する」に変更した．

　病棟カンファレンスにCMは参加したが，親族は参加したくないとの返答だった．通常は患者の参加が望ましいが，今回は別日にゆっくり説明することになった．MSWからはA氏のこれまでの生活などを情報提供し，その上で今後の医学的リハの継続はCMが所属するB病院（回復期リハ機能）で行うことを提案し，了解を得た．

　日を改め，主治医・看護師・MSW・CM同席で，A氏・親族に病状と転院の方針を説明した．親族はこの時の来院要請に対し「遠いので行けない，病院で決めてください」と拒否的だったが，最終的には来院し説明と提案を聞いた．患者は転院を何となく理解できたようだった．親族は了解し，転院先を決定した．

　成年後見制度の利用は親族が申請を希望したため，弁護士を紹介した．弁護士は来院してMSW同席でA氏と面接，MSWからも情報収集した上で，親族と連絡し成年後見制度の詳細説明の後，手続きを開始した．

　CMがA氏の背景や生活を理解している事，必要最低限の代諾は親族が行うこと，現金引き出しがカードで行えて医療費・生活費支払が可能なことなどが

幸いし，B回復期リハ病院の受け入はスムーズだった．成年後見制度の手続き
が進行中で，決定すれば身上監護に努めてもらえることも，親族やB回復期リ
ハ病院を安心させた．医療の代諾を行う者がおらず，入院費など金銭的な問題
がある場合，転院や施設入所が拒絶される事例は多い．入念な社会・経済的状
況等の情報収集からアセスメントを行い，他職種と連携したことで，A氏の療
養先の選択肢が広がった．

　転院後は弁護士が後見人となり，身上監護を行った．医療の代諾は親族が行っ
た．後にCMの支援で介護老人保健施設に入所し，同施設で死亡した．

(4)　**事例2－家族の抱える問題により受療を拒んだCIへの対応－**

　B氏，50代女性．脳血管疾患を発症しD病院に救急搬入，急性期治療を終え
た段階で左片麻痺が残っていた．エレベーターの無い公営住宅4階の自宅に戻
るには階段昇降ができず，家事も1人では困難だった．今後1～2ヶ月程度の
医学的リハで，階段昇降や家事ができる可能性があった．

　主治医が病状説明し，回復期リハビリテーション病院への転院を提案したが，
B氏は「このまま自宅に戻る」と受け入れなかった．主治医が「階段昇降でき
ず自宅の出入りが心配」というと，「子供に背負ってもらって家に入り，外出
はしない」と頑なだった．

　翌日医師が致し方なく退院許可を出そうとした折，師長がカルテからこの家
族に働き手がいない（B氏・60代の夫・30代の子供）ことに気づいた．生活に
不安はないのか疑問に思った師長は，「直接自宅に帰られることを主治医も看
護師も心配しています．自宅に帰る準備などをMSWに相談できます」と伝え
たところ，B氏はあっさりと了解した．

　MSWは病室にB氏を迎えに出向き，病棟内の個室でインテーク面接を行っ
た．まずMSWの役割について説明した．その後B氏は，歩きにくく歩行器を
使っている，左手に力が入らないなど身体状況を述べた上で，「事情を話さず
に退院したかったが，家族からの電話で治療費が払えないとわかり悩んでいた．
その時師長が声をかけてくれ，有難かった」と話し始めた．

　「8年ほど前に夫が仕事で頸椎の怪我で入院した．会社から労災手続きはし

41

ないと言われ疑問だったが，誰にも相談できなかった．歩行困難になり退職した．自分は入院中の夫の世話に追われ仕事を辞めた．経済的に苦しかったので自分の父と同居したが，認知症を患い攻撃的になった．父の暴言・暴力で，子供は精神的に不安定となり仕事を辞め，今も働いていない．貯金はなく夫の年金月額8万円で3人が生活している．2か月に1度の年金支給日だけ好きな物を食べているが，いつもはまともな食事はできない．国民健康保険は保険料滞納で使えず，夫は病院にかかっていない．知人・友人との接触は長年避けてきた．しかし今回の入院には知人から借金して保険料の一部を払い，期間限定の保険証を作った．何とか医療費を払いたかったが,借金できる当てがなかった」と語った．

　多くの問題を抱えたまま解決・緩和に至っていないため，生活が安定するまで継続的支援が必要な家族と考えられた．B氏に支援の希望を尋ねると，「支援してほしい」と答えた．

　夫は身体状況から来院できないため，子供の来院を待って面接した．礼儀正しく，積極的には話さないが質問に適切に答えた．生活の様子・就労経験・その後就労できなかった経緯・祖父の暴力と影響などが語られ，とても苦しかったと述べた．

　主治医・師長にアセスメント内容と支援計画案を説明の後，次の面接でB氏・子供に以下の支援計画案を説明・提案した．①生活保護を申請 ②入院から生活保護決定までの医療費を最小限にするため,国民健康保険法四十四条（以下,四十四条）注4を申請 ③医療費支払が困難で転院の受け入れは難しいので，階段昇降が可能になるまでリハビリテーション科に転科し，医学的リハを受ける ④生活保護受給後，夫は病院受診し病状改善などを相談 ⑤子供の就労を検討 ⑥必要に応じて夫とB氏に福祉サービス利用を検討，である．

　B氏はこの提案に対し，「生活保護と四十四条の申請はしたい．でも夫が気になるのでリハビリは受けず退院したい」と述べた．子供は「少しでも動けるようになって退院してほしい．頑張って父の世話をするが，病人が2人いたら働こうと思っても働けない」と説得したが，B氏は難色を示した．

MSW は，子供が就労年齢であるため，生活保護申請の際に就労指導があることを説明した．子供は「これまで長く働けなかったが，毎週無料の就職情報誌を見ていて，最近は気持ちも落ち着き，働けるような気がしている．ただ最初の一歩が難しい」と語った．MSW がハローワークで若者の就職活動や職業訓練を支援する制度があることなどを話題にすると，子供は「そういうことは知らなかった．是非知りたい」と興味を示した．MSW が B 氏に「せめて生活保護の申請完了まで入院されるのはどうですか」と尋ねると，B 氏はその時点まで転科し入院継続することをしぶしぶではあったが了解した．

B 氏が役所に出向けないため，子供に生活保護申請を委ねた．MSW は，これまで情報収集した内容を生活保護課ケースワーカー（以下，CW）に前もって伝えてよいか，また申請に MSW が同席してよいかを，B 氏・子供に尋ね許可を得た．CW に連絡し状況説明の上，相談・申請の日程を打ち合わせた．

子供と役所に出向き，国民健康保険課で四十四条申請，その後生活保護課で面接を受けた．子供は臆せずはきはきと質問に答えた．CW が子供に「働けそうですか」と尋ねた際，「少しずつ仕事に就けるように努力したいです」と述べた．CW は，「まず就職活動を行い，その後でないと生活保護申請はできません」と，あくまで申請前の就職活動を強調した．MSW は退院が近い・家族全体の栄養状態が悪い・早めの経済的安定が必要・子供は長く無職で即刻就労できない可能性が高いなどを説明し，その上で「申請は今後 1 週間を目途に行い，その間に就職活動をして報告する」ことを提案した．それを受け CW は「1週間後に就労活動が 1 つでもできていたら申請書受理を検討するがどうか」と子供に尋ね，子供は「よろしくお願いします」と頭を下げた．

生活保護課からの帰り道，子供が「就職情報誌の発行日なので本屋に行きたい」と言ったので立ち寄った．一緒に情報誌を見ながら暫く立ち話をする中で，介護職を希望していることを知った．子供は「この情報誌のどれかに挑戦したい」と話して帰っていった．

B 氏の希望で，3 日後 B 氏・子供との面接を行った．子供は申請書類 6 枚を丁寧に記入しており，記載を迷った項目は一緒に話しながら書き足し完成した．

2か所の就職面接を既に決めてきており，MSWは驚くと同時に子供の努力を称えた．B氏も「頑張ったねぇ」と言いながら嬉しそうだった．就職試験先の1つは介護施設で，子供は「駄目だと思うけれど，受けるだけ受けてみたい」と話した．

B氏はリハビリテーション科に転科し医学的リハを継続していた．夫から「早く退院してほしい」旨の電話が再三病棟にあり落ち着かず，保護申請が終了した当日に退院した．短期間の入院延長では階段昇降ができるまでに至らず，暫くは子供が背負って昇降した．

退院後に四十四条が受理され，生活保護決定までの医療費が全額免除された．免除されない食事代などは分割支払いにすることを，病院会計課が了解した．その後生活保護受給で医療費・生活費・家賃などがカバーされ，毎日の食事に事欠くことは無くなった．また子供は，求職活動で何度も不採用という結果を経験しながらもパートタイムで就職できた．

B氏は階段昇降や家事・介護を子供に手伝ってもらいながら，少しずつ生活に慣れていった．夫も福祉サービスなどを検討することが可能になった．経済的安定が家族の不安を軽減し，B氏は外来日にMSWを訪ね，「家族が明るくなった」「何か心配事があったら保護課やMSWに相談できる安心感がある」と話した．子供は「いつか父の年金と自分の給与で生活できることが目標」と述べていたが，後日正社員となり生活保護は打ち切られた．

2.3　SWが経験する職業倫理的問題

ここでは，上述した2つの事例を，倫理綱領に照らして考察する．

2.3.1　事例1・2における倫理的問題

⑴　意思決定能力低下のあるClへの対応

SWは「Clの利益の最優先」を考えて支援する．その際，Clのニーズが何かが重要である．ニードには，サービスの必要性をClが自覚しているニード（自

覚ニード）、サービス利用を実際に申し出たニード（表明ニード）、専門職・行政担当者・研究者などが判断するニード（規範ニード）、サービスを利用している人と比較するとニードがあると判断されるニード（比較ニード）がある[注5]. Clのリアル・ニード（真のニード）に辿り着くには、Clに尋ね、理解に努め、専門家の協議などで判断する. そのためにはCl・関係者・多職種との協働作業が欠かせない. また、ニーズを把握・選択・決定する前提としてSWはClに対し説明責任を果たし、その上でClの決定を尊重する.

　事例1ではClの意思決定能力が乏しく、説明に対する理解、選択・決定など、一連の支援に支障があり、倫理的問題への自覚と対処の難しさを、関わった全職種が感じた.

　グリッソは、治療同意判断能力では、選択を表明し、治療に関連する情報を理解でき、情報の重要性を認識でき、理論的に考えることが必要であるとする[27]. SWは意識障害がある患者・未成年者・障害者・高齢者・一時的な症状などで、判断不能あるいは判断が曖昧なClを支援することも多い. このような能力を評価する方法は多く開発されているが、同意能力の有無がどの時点を以て判断されるかの合意は明確ではなく、実際にはその判断を迷う事例が多いのが臨床場面である[28]. ビーチャムとチルドレスは「困難な場合の提案に対する同意や拒否には、カウンセリング・援助・時間をかけた評価などが重要であり、慎重な対応が求められる」と述べているが[29]、ソーシャルワークにおける意思決定支援も、その1つの対応・支援であると考える.

　主治医を初め院内外の担当スタッフは、A氏の同意や決定の能力が極めて低いことを共有していたが、本人にまず説明し、ごく僅かだが理解できているのではないかと思われる点では、Clの決定を考慮した（行動基準7.7-1　Clを意思決定の権利を有する存在として認識する）. 親族への説明と同意は、患者の判断能力を補填するためにも求めた. 親族とClの決定に利益が相反する点はないか、SWを含めた病院スタッフの治療方針や支援計画はClの意向に反しないかは、明確にはわからない. Clの利益を考え続けた事例だった.

　試行錯誤の1つは訪問である. この事例に限らずClやスタッフで,Clの自宅・

施設・職場・学校などへ出向き，生活の一端を知ることを心がけてきた．そこから得られる入院前の生活などは，生活に即した治療や支援の大いに参考となる．このClのように，自宅で患者の力が発揮されるという経験を何度もしたが，A氏の場合，想定以上に意思表示があり驚かされた．またATMで現金の引き出しを再三試みた際，Clは一生懸命に番号を考え続けた．このようなClとMSWの協働作業でClの力を発見するなど，試行錯誤には大きな意味がある．

　患者が充分な決定能力を持たない場合は，致し方なく家族の決定に頼らざるを得ないというのが現状であるが，患者の意向確認を軽視しないよう，支援者は充分に留意する必要がある．また，患者だけでなく代諾を期待される家族の決定能力が低下している場合もある．その際は更に支援が難航することも多く，細心の注意を払いながら決定への経過を歩むことになる．いずれの場合も時間や労力が必要で，かつ倫理的な問題を孕むことも多い．

　殊に急性期病院では，在院日数短縮が至上命令であり，スタッフが患者の倫理的問題に配慮する風土・土壌が形成されていなければ，患者の決定を大切にはできない[30]．その中で，チームの協力は，Clの考えを様々な角度から想定し理解することに役立つ．事例１について「チームモデル」を引いて考えると，「インターディシプリナリーモデル」での対応と言え[31]，当事者ニーズの取り入れ（不完全なニーズ把握ではあったが），専門職間のコミュニケーションの重視，医師・看護師・理学療法士・作業療法士・言語聴覚士・臨床心理士・SW・CM・ヘルパー・弁護士などとのチームでの関わりが，多角的な患者理解に繋がった．

⑵　周辺化への対応と社会的包摂

　ここからは事例２を振り返る．意思表示ができる本人・家族であるにも拘らず，適切な支援に結び付いていなかった．

　昨今では少子高齢化の進行に伴い，身寄りがなく保証人のいない患者が増加しており，医療機関でもその対応に苦慮している[32]．また筆者はSWとして院内に設置された虐待防止委員会のメンバーであったが，虐待が疑われる入院や外来患者の通報・避難などの対処や支援は年々増加傾向にあった[33)34]．

　地域や社会で起こっている様々な問題と，医療機関において問題になる治療

や支援をめぐる状態は連動していることが多い．そのキーワードは，周辺化・社会的排除（Social Exclusion）である．つまり入院前から問題を抱えて生活困難であった人々が，傷病により更にその問題が顕著になり生活困難が増すという点である．これに対しては，社会的包摂（Social Inclusion）へと転換していく支援が必要となる．

　事例2をそのような視点で見直すと，社会の中で周辺化し，排除された家族の状況が見えてくる．昨今社会問題となっている若者や高齢者の引きこもりや，セルフネグレクトの問題にも繋がる懸念があった．ここでは，倫理綱領の「社会に対する倫理責任」と「組織・職場に対する倫理責任」の一部を引用して説明する．

　「社会に対する倫理責任」の1つが，「ソーシャルインクルージョン」である（倫理基準Ⅲ-1「Ⅱ-1 あらゆる差別，貧困，抑圧，排除，無関心，暴力，環境破壊などに立ち向かい，包摂的な社会をめざす」）．B氏とその家族においては，虐待，労災隠しの可能性，障害[注6]貧困による心身の疲弊，就労する機会の喪失，頼れる友人・知人がいないなど，多くの問題が絡まって社会的排除の状況であったと考えられる．

　現在，一般的に人の生活は自助（自分で自分を助けるという考え方）を規範として営まれ，様々な困難を乗り越えることも個人の責任とされやすく，「自立した強い個人」が求められる傾向にある[35]．この考え方では，B氏家族を，「虐待や労災隠しの可能性に対し，役所や労働基準監督署に相談する力のない家族」として，その力を過小評価し否定的に捉えかねない．ソーシャルワークにおいては「誰でも環境等によって持っている力が弱まることはある」と考え，あるがままにClと家族を受容するよう努めてジャッジしない．MSWはそれが子供の力の発見や，その後のB氏夫妻の力の発揮にも連なることを信じて支援した．

　また倫理基準Ⅱ-2にあるように「組織・職場内のどのような立場にあっても，同僚および専門職などに敬意を払う」ことを前提に「Ⅱ-2 組織・職場内のどのような立場にあっても，同僚および他の専門職などに敬意を払う」とある．このことを前提に，他の専門職と連携・協働する．この事例では，医師・

47

看護師・事務職のみならず，国民健康保険課の職員やCWとの協働で，問題の発見・相談・生活安定につながった．各々の専門性や所属機関で意見や判断が異なることも想定されるが，支援者としてClのウェルビーイングを目指すことは共通で，それが連携・協働における関係性構築の基盤である．

　この事例で，MSWは，B氏が退院を急いでいることを理解する一方，子供がB氏になるべく医学的リハを受け回復してほしいと切望していることも理解できた．更にMSWは，子供が世話をしているとはいえ，家庭で過ごす夫のことも気懸りだった．このように三者の思いが異なること，何を大切に患者・家族が決定することが最善なのか迷った．支援ではB氏の意思確認と自己決定の尊重を心がけたが，むしろ共に悩み続けたという表現の方が適切である．このように，SWが対応すべき倫理的問題は実践現場に多く存在するが，それを倫理的問題と認識し，どのように専門職として対応するかが問われており，その場合の拠り所が倫理綱領にあることを再確認したい．

2.3.2　倫理的ジレンマ

　ソーシャルワーク実践では，倫理綱領に照らしてClの問題をClと共に解決・緩和することを目指す．日本医療ソーシャルワーカー協会では「倫理綱領・行動基準・業務指針」を小冊子化して会員に配布し携帯を促し，これを参考にソーシャルワーク実践を振り返ることを推奨している．

　しかし臨床現場で遭遇する倫理的ジレンマ（1つ1つの倫理は尊重されるが，それらが相反することによって起こる板挟み状態）は枚挙に暇がない．医師の病状説明は今後の治療や今後の生活を決めるために重要であるが，この説明が家族に悲嘆と怒りを生じさせるとしたらどうだろう．限りある医療資源は公平に分配される必要があるが，医学的には問題はないとされる退院を家族が受け入れられないこともある．医療機関においては，医の倫理に加え，ソーシャルワークにおける倫理への注目が重要である．以下に示す事例3は，回復を期待されていた患者が突然意識障害と全介助状態となり，困惑する家族へのMSW支援である．Clの利益の最優先とは何か，自己決定の尊重とは何か，説明責

任とは何かなど，倫理原則に何度も立ち返った事例だった．

⑴　事例3－突然意識障害に陥った患者の家族への支援－

　C氏，70代男性．整形疾患の手術で入院，術後は症状も改善し通常の生活が可能と説明されていた．手術前日に急性硬膜下血腫発症，脳外科に転科した．2回の開頭血腫除去術を受けたが，意識レベルJCS200・気管切開・両上下肢不全麻痺・全介助状態が続いた．

　発症3週間を経過したが症状の改善はなく，病棟師長から「主治医が妻と長女に病状説明し転院を勧めたが，妻は『主治医から見捨てられる』と感じうつ状態になり，長女も動揺して医師への不信感が募っている．退院に向けた介入をしてほしい」との依頼があった．

　C氏の病状をカルテで確認し，主治医・病棟師長・担当看護師・リハビリテーション専門医・担当理学療法士から情報収集した．

面接（初回）病棟面接室

　病室（個室）で妻・長女に挨拶，自己紹介した．長女は「父です」とC氏を紹介し，妻は体調不良のため退室した．長女はC氏の前では話したくないと述べたため，別室で面接を行った．

　長女にMSWの役割を説明し，支援希望の有無を尋ねたところ「まずは話しを聞いてほしい．このまま転院の話が進むのは納得できない」と述べ，泣いたり怒ったりしながら辛い気持ちや怒りなどを吐露した．主治医の病状説明については，「突然の意識障害から1か月も経ってないのに転院の話が出て仰天した．父の前で『治らない』と言ってほしくない」と怒りを込めて発言した．

　C氏は退職後，地域の顔役として町内会などで活躍していた．気さくで友人が多く，経済的にも恵まれている．下肢の痺れ以外は元気だったため，家族は突然の意識障害，全介助状態の現状を受け入れられず，混乱していた．

　C氏は妻と2人暮らし．妻はC氏に手術を勧めたことを激しく後悔し，不眠・体調不良である．妻・長女・次女は，C氏を大変頼りにしていた．長女は忙しく，最近両親をあまり訪ねなかったことを悔いていた．また「こんな時こそ母を支えたい」と思う一方で，自分も「病気になったよう」に感じていた．

　面接の最後に長女は，「こんなに話を聞いてもらえるとは思っていなかった．父の苦痛や母や妹の悲しみを考えて，私は無理やり元気に振舞っていた．泣いて怒って少し楽になった．また話に来たい」旨を述べ，次回の面接日時を約束して退室した．

　面接内容のカルテ記載に関しては，「ありのままをスタッフに知ってほしいので，書いてください」とのことだったため，カルテ記載し，病棟師長に口頭でも報告した．

　システム理論[注7]を使ってC氏と家族を以下のようにアセスメントした．①外部境界の柔軟性/透過性は元々あるが，主としてC氏により保たれていた②今回一時的に危機感から柔軟性/透過性が低下したが，家族間やその他の関係性が再構築・向上できる可能性がある③良い意味のホメオスタシスがある④ゲートキーパーは長女で，自らも自覚している⑤システム内ルールは元来C氏により保たれていたが，現在は長女のリードで維持できる可能性がある．また家族内外との相互作用でよい循環が期待できる．

面接（2回目）MSW室

　長女との面接．「主治医から『病状は安定したが，今後の病状の改善はない』と説明された．しかし，安定している状態だとは思えない」「発症3週間で転院を勧められて，驚愕している」「主治医に質問や話せる場が欲しい」などと語り，また「家族全員が精神的に不安定で，特に母は精神科を受診し，薬を処方された」とのことだった．

　今後の支援について話し合ったところ，長女の希望は①気持ちや疑問を口に出すと楽になるので引き続き聞いてほしい②元の父に戻ると信じたい気持ちを理解してほしい③主治医とゆっくり話し，病状や回復の可能性などを質問したい④主治医のいう転院しか方法がないのかを相談したい⑤父がこのままなら家族はどうしたらよいか知りたい，であった．

　長女の希望をもとに支援計画案を立案し，次回提示したいことを伝えた．次の面接日時を約束して面接を終了した．カルテ記載を行い，病棟師長に口頭でも報告した．

　危機介入理論・モデル・アプローチ^{注8}に基づいた心理的サポートや認知及び行動変容に向けての支援を，以下のように計画した.

① 介入目標は，長女が直面している危機を十分に受容しながら緩和し，危機以前の心理的・社会的状況に近づき，他の家族の危機軽減に繋げる. そのため②の支援プロセスで介入

② 受容に基づく悲嘆作業をSW面接で行う➡主治医・師長との話し合い（病状説明）とその後の長女へフィードバックを行う➡対処能力を検討するために，対処について長女と話す➡社会的サポートを見出すことで，支えを強化する➡具体的な今後の方向性について検討し，長女が決定できるよう支援する

　支援では，以下のように倫理基準に従う.

① 倫理基準Ⅰ-2「Clの利益の最優先」：この場合の利益の最優先とは，在院日数短縮という急性期病院が担う役割の最優先ではなく，C氏家族が危機を乗り越え，自分の意志で今後の方向性を決定できることである

② 倫理基準Ⅰ-5「Clの自己決定の尊重」：転院という主治医の方針に嫌悪や不信を募らせる家族だが，病状理解や今後の生活を見据えた決定ができることを大切にする. その方法として，「長女が十分に語る」「必要な病状説明の場を要請・設定し家族が決定に必要な情報を得る」ことができるよう，計画する

　主治医・病棟師長・担当看護師・理学療法士で病棟カンファレンスを行い，病状や介助量の変化はないと報告があった. MSWは支援経過と目標・計画案を報告・説明した. 主治医は「病状説明は既に行っており話し合いは時間の無駄である. 早く退院先を決定してほしい」と述べたが，MSWは「家族が現状を受け入れるには丁寧で双方向の話し合いが必要」と伝えた. 病棟師長も家族の心身の疲弊を心配し時間をかけた対応に賛同したため，主治医は話し合いを了承した.

面接（3回目）MSW室

　長女に支援計画案を，主治医の病状説明を行うことも含めて説明し了解を得

た．病状説明の日程と，長女・次女の参加を決定した．「緊張して質問や発言ができないのではないか」という不安に対し，共に質問内容のメモを作成した．殊に，聞きにくい質問やネガティブな発言も控えず尋ねることを勧めた．長女は「せっかくの機会なので，勇気を出して聞いてみます」と述べた．

病状説明（1回目）病棟面接室

　主治医・病棟師長・長女・次女・MSW参加で病状説明を行った．長女・次女は作ったメモを見ながら冷静に質問した．「何故急激な意識障害が起こったのか知りたい」「使用した薬剤や検査データの説明をしてほしい」などの要望に，主治医は電子カルテでデータや画像を提示して説明した．病棟師長やMSWは主治医に理解の難しい用語の説明を求めたり，家族に質問を促したりなどの役割を担い，十分な説明が得られるよう支援した．

　長女は，「医療ミスではないのか．主治医以外の脳外科医や他病院の医師にセカンドオピニオンを求めたい」と述べた．主治医は脳外科内での検証を説明し，医療ミスを否定した．また「残念ながら，現在の医療では回復の期待は持てないと考えています．今後も質問があったら相談に乗ります．他の病院でのセカンドオピニオンが必要なら申し出てください」と返答した．病棟師長がカルテ記載した．

面接（4回目）MSW室（長女の希望で面接．転機となった面接のため，あえて会話形式で示す）

MSW：「こんにちは，どうぞおかけください」

長女：「こんにちは，ありがとうございます」（椅子に腰かけ，長女はすぐに口火を切った）

長女：「病状説明の機会を作っていただき，ありがとうございました．説明は色々受けましたし，こちらからも質問も沢山しましたが，前の日まで話して笑って冗談を言っていたのに，次の日には全く話すことも笑顔もかなわない状態になるなんて，今もまだ信じられません」（遠い目をする）「父は高齢ですからいつかは病気になる，そして亡くなることは当たり前なのに，予想も覚悟もしていなかったことに気づきました．私たちは不安な時は父に癒され，私や妹の夫や

子供たちまで，いつも父を心の支えにしていたのだと気づきました．だから今，回復は本当に難しいのかと，暗澹とした気持ちでいます（目を伏せる）」

MSW：「回復が難しいことを受け入れるのは難しく，どうしたらいいか分からない状況でおられるのですね」

長女：「今迄の生活とこれからの違いに耐えられるのでしょうか．今後の父と家族の生活を想像できないです．今の気持ちを，乗り越えていけるかどうか自信がありません」

MSW：「突然のことでしたものね」

長女：「でも私が母を支えなくてはならないし，私が現状を認め，家族の支えにならなくてはとも思っています（目を上げ決意するように）」

MSW：「先日の病状説明は，あなたを傷つけましたか？」

長女：（微笑みながら）「今迄と違い主治医が話を聞いてくれ，何かあったら声をかけてくださいと言われたのは初めてで，とても嬉しかったです．家族の中でセカンドオピニオンについて話し合っています．この話ができるようになったのは，きちんと座って主治医と話ができるとわかったからです．家族の話し合いの結果で，再度主治医と話す場がほしい場合は，お時間を取っていただけますか」

MSW：「わかりました．ご家族の話し合いの結果を教えてください．必要な場合は主治医や師長に相談します」

長女：「よろしくお願いします」「（少し楽しそうに）父は現役時代から責任ある仕事をしてきました．退職してからも地域の相談役のような存在でした．自分には厳しく，でも家族や周囲の人には優しかった．父を心から尊敬していました．父が大好きでした．娘として生まれてよかったと何度も思いました．こんな父だから，町内でも信頼され，友人や同僚にも恵まれていました」

MSW：「お父さまのご友人や元同僚の方達も，お父さまとの関係をとても大切にしてこられたのですね．今回のことはどのように感じておられるのでしょうか」

長女：「実は，セカンドオピニオンを求めても納得した答えは得られないかも

しれないなどと助言してくれたのは，父の友人や元同僚の方々です．以前から
家族との交流も少しはありましたが，父がこうなって初めて，その交友関係を
深く知りました．父はこの人たちに支えられてきたのだと思いました．でも，
皆さんは，『Cさんが自分たちを支えてくれていた』とおっしゃるのです．『だ
から今回は皆で支えるよ』とも言ってくださいました．父が支え，そして父も
支えられていたのでしょうね」

MSW：「そうですね，皆が支え合っているという今のお話は，よく分かるよう
な気がします」

長女：「今日は父のことを沢山思い出しました．言葉にできてよかったです．
父が周囲の人を支え，周囲の人が私たちを支えてくれたことも，言葉にするこ
とで実感できました．ありがとうございました」

MSW：「こちらこそ，ありがとうございました．私も沢山の人に支えられてい
ることを改めて考えることができました」

長女：「それでは，セカンドオピニオンや，病状説明のことを家族と決めたら，
またご相談します」

MSW：「わかりました．お声をおかけください」（MSWは立ち上がり見送る．
両者とも笑顔）

カルテ記載し，病棟師長に報告した．

　この4回目の面接では，本人，家族が経験した危機的状況を，長女が現実的
に理解しつつあるということがわかった．またそれは，主治医・師長との話し
合いとそのフィードバックによって行われたという実感があった．この面接で
は，危機的状況への対処能力や対処の経験を探ることのできる情報が多く得ら
れた．つまり社会的サポートが強化できる信頼できる父の友人・元同僚など，
周囲からの支えについて長女が語った．その意味で，支援プロセスは具体的な
今後の方向性について検討する決定段階に近づいたと考えられた．

病状説明（2回）病棟面接室

　長女から連絡があり2回目の症状説明を計画し，長女・妻・主治医・師長・
MSWが参加した．妻はまだ復調していないが，参加を希望した．前回の病状

説明で理解できなかった点や，妻が改めて尋ねたい点などが話題となった．今回は家族で質問のメモを作っていた．長女は「医療ミスを疑う気持ちはあるが，知人の助言でセカンドオピニオンは諦めた」ことを話した．「これ以上治らなくても，父に寄り添い，家族なりに見守りたい」と決意が語られた．主治医は「当直に行く病院があるので転院先の選択肢にされたらどうですか」と提案し，長女は「家族で相談してから決めさせてください」と返答した．MSWに「転院先のことなど，家族の意見がまとまったら相談に行きます」と述べた．病棟師長がカルテ記載した．

面接（5回目）MSW室

長女の希望で面接．長女は「医療は患者に優しいと思っていました．でも命は救うけれども心は救わないという病院を信じることはできませんでした．しかし父は常に『人を恨むな，何か事情がある』と言っていました．私たちはその父に恥じないよう，今回のことを受け入れようと思います．主治医が勧めてくれた病院へ転院することにしました．辛いですが，これが現実なのだと家族で話し合いました．母もやっと前を見始めたようです」と述べた．家族はこれまでのC氏の人生・生活・思いなどを振り返ることで，病状を受け入れ，医療療養型病院へ転院を決意した．

5回目の面接の最後に，長女は，「ずっと話を聞いてくれ，一緒に揺れてくれて本当に有難うございました．父のような例があったこと，家族の苦しみや葛藤などを，是非とも医療関係者の方々に伝えください」と語った．

この言葉は重要な示唆に富んでいると考え，その後地域や多職種の学習会などでこの事例を取り上げる機会を多く持った．ミクロレベルの支援を，組織・地域などのメゾレベルへ繋ることを意識した事例でもあった．

2.3.3 倫理的問題への対応と教育

事例3のように，ソーシャルワーク実践において倫理的ジレンマに陥り，専門職としてのアイデンティティが揺らぐような経験をすることは大変多い．C氏の長女は最後に「一緒に揺れてくれて本当に有難う」と述べた．専門職も揺

れながらClと共に考え続けることが，倫理的問題に対峙するせめてもの姿勢なのではないかと考える．

　これまで挙げた3事例の背景には，MSW人員に比して担当患者が多く，また在院日数制限で支援期間が十分に取れないなどの厳しい勤務状況がある．これは多くのMSWが経験していると推察するが，このような状況下では倫理綱領がMSW自身を支え，それによって実践が辛うじて続けられている．しかし，実践における倫理的問題やジレンマの解消が困難なことも痛感してきた．

　ドルゴフらはEthical Rules Screen（以下，ERS）で検討し，それでも解決できない場合は，Ethical Principal Screen（以下，EPS）を用いることを提案している[36]．

　ERSは，①倫理綱領が適応できるか検討する．その場合SWの個人的な価値より倫理綱領を優先する②1つもしくは幾つかの倫理綱領が適応できる場合は倫理綱領に従う③倫理綱領の適応が難しい特別な問題や葛藤が生じる場合はEPSを適応する，という流れである．EPSでは，生命の保護（Protection of Life）を優先すべき最上位に据え，平等と不平等（Equality and Inequality）・自律と自由（Autonomy and Freedom）・危害最小（Least Harm）・人生の質（Quality of Life）・プライバシーと秘密保持（Privacy and Confidentiality）・真実性と情報開示（Truthfulness and Full Disclosure）と続く．

　ここで生命の保護が最上位であることは，通常異論の余地はない．しかし堀越は「ソーシャルワークと保健医療の協働が進展すればするほど，リスクマネジメントの必要性が増し，皮肉にも『生命の安全』のために納得しうる行為が優先されるようになるため，ソーシャルワークが固有の観点から判断する価値の主張がしにくくなる」と述べる．臨床現場に限らずどの分野においても，様々な倫理的問題を各専門家が共有し，Clを異なった視点で多角的に捉える包容力があってこそ，倫理的問題への対処や努力が意味を持つ．

　筆者が行ったMSW150名への調査では[38]，「MSWの価値・倫理と実践はかけ離れていることが多く，ジレンマを感じる」に対し，65.1％が当てはまる・どちらかというと当てはまると回答した．また，主たるジレンマへの対処を尋

ねたところ，MSW同士で話し合う（42.9％），院内の他職種で話し合う（27.7％），院内で勉強会を持ちジレンマの発生や対処を検討する（11％），対処の術はないとあきらめる（8.4％），倫理員会など病院全体で考える（6.8％），講師を招き倫理的問題やジレンマを学ぶ（3.1％）の順だった．価値・倫理と実践に乖離があること，対処法は職場のMSWか他職種間で行われ，病院全体での検討会・研修会・倫理委員会といった対応は少なかった．

　専門職団体の倫理教育についてはどうか．日本医療ソーシャルワーカー協会の研修を例にすると，3年未満のMSWが対象の基幹研修Ⅰでは，講義の1つに「医療ソーシャルワークの価値と倫理Ⅰ（180分）」がある．また3年以上概ね8年未満のMSWには，基幹研修Ⅱの受講を推奨し，その研修に「価値と倫理Ⅱ（90分）」「医療ソーシャルワークのアドボカシー（90分）」がある．基幹研修Ⅰ・Ⅱ共に事前課題・事後課題の提出を求め理解浸透を図る．その他の研修，例えば「ソーシャルワークにおける臨床倫理」「人生の最終段階における意思決定支援」でも倫理的問題をテーマに据え，全ての研修の根幹には価値と倫理に則った支援の重要性を伝えることを重視している．

　また，同協会が認定する「認定医療ソーシャルワーカー」や，認定社会福祉士認証・認定機構が認定する「認定社会福祉士」では，資格取得の重要な要素として，実践が倫理基準に照らして行われることを求めている．

　このように，実践・教育・高度専門職としての資格取得などでは，倫理的問題を理解し対処していく知識・技術・倫理観は欠かせない．その背景には，人権を揺るがすような社会の混迷と，その影響を受けている人間，Clの抱える複雑な問題などがある．

　本稿に示した3つの事例を含め，ソーシャルワーク実践では「これでよいのか」と悩むことは大変多い．その場合に「倫理的ジレンマへの直面は，良心的で誠実で利他的なソーシャルワーカーであろうとする努力の証である」[39]という言葉に支えられ，何とか力を得て再び前を向きソーシャルワーク実践の継続ができたことを，最後に記しておきたい．

注

1　日本語訳は日本医療ソーシャルワーカー協会ホームページでも確認できる
2　イギリスの慈善組織協会・セツルメント運動がアメリカにも広がり，その後イギリスのロイヤルフリー病院（1895年），アメリカのマサチューセッツ総合病院（1905年）に配置された
3　「治療と仕事の両立支援」については条件により社会福祉士が診療報酬の対象となった
4　市町村及び組合は特別の理由がある被保険者で医療機関等に医療費・投薬料の支払いが困難と認める者に対し，一部負担金の減額・一部負担金の支払免除・一部負担金の徴収を猶予する
5　ブラッドショーによるニードの4分類
6　労働者災害補償保険法では労働者が業務中・通勤中に災害にあい負傷・罹患した場合，労働者請求で治療費給付などを行うが，労働災害であるにも拘らず他の医療保険を使って治療を受けること
7　個人・家族・社会をシステムとして捉え各々のシステムが包含している力や特性を相互に機能させて問題解決を図る理論．家族療法での運用が多い
8　Gerald Caplan・Erich Lindemannらが構築．危機状況に直面した場合，人特有の反応や危機状態からの回復過程はある程度予測でき一般的に一時的で短期間の支援で元の状態になることを目指す．社会福祉・精神医療・急性期医療・災害医療・ターミナルケアなどでの活用

引用・参考文献

1）空閑浩人：ソーシャルワーク，ミネルヴァ書房，p.4，2015.
2）小田兼三，京極高宣，桑原洋子編著：現代福祉学レキシコン，雄山閣出版，p.166，1993.
3）International Federation of Social Workers Wikipedia　2022.1.31アクセス
　　https://en.wikipedia.org/wiki/International_Federation_of_Social_Workers
4）IFSWホームページ　2022.7.10アクセス
　　https://www.ifsw.org/ja/
5）日本ソーシャルワーク連盟（JFSW）　2,022.10.29アクセス
　　https://jfsw.org/definition/global_definition/
6）IFSW　ホームページ　GLOBAL DEFINITION OF SOCIAL WORK　2022.10.29アクセス
　　https://www.ifsw.org/what-is-social-work/global-definition-of-social-work/　2022.10.29
7）松山真：立教大学コミュニティ福祉研究所紀要　IFSWソーシャルワーク定義に見る世界情勢，3号，pp.123-136，2015.
8）JFSWホームページ　2022.7.10アクセス
　　http://jfsw.org/
9）社会福祉振興・試験センターホームページ「登録者の資格種類別〈年度別の推移〉」2022.7.10アクセス
　　http://www.sssc.or.jp/touroku/youken.html
10）社会福祉振興・試験センターホームページ　令和2年度社会福祉士・介護福祉士・精神保健福祉士就労状況調査結果
　　https://www.sssc.or.jp/touroku/info/info_chousa_02_2020.html
11）ソーシャルワーク教育学校連盟ホームページ ソーシャルワーカー図鑑　2022.7.10アクセス
　　http://socialworker.jp/worker/
12）中島さつき：医療ソーシャルワーク，誠信書房，p.51，1996.
13）笹岡真弓：保健医療ソーシャルワーク実践1，中央法規，p.62，2004.
14）日本医療社会事業協会：日本の医療ソーシャルワーク史-日本医療社会事業の50年-，日本医療社

会事業協会，pp.224-228，2003.

15）笹岡真弓：保健医療ソーシャルワーク実践１，中央法規，p.64，2004.

16）日本医療社会事業協会：日本の医療ソーシャルワーク史-日本医療社会事業の50年-，日本医療社会事業協会，pp.54-55，2003.

17）日本医療社会福祉協会編：保健医療ソーシャルワークの基礎　相川書房　P.21　2015

18）公益社団法人日本医療ソーシャルワーカー協会ホームページ　2022.7.10アクセス
https://www.jaswhs.or.jp/about/kyoukai_rinri.php

19）大塚文：医療ソーシャルワーカーと患者の自己決定　熊本大学大学院　2014
https://dl.ndl.go.jp/info:ndljp/pid/8951343

20）FELIX P. BIESTIK：CLIENT SELF-DETERMINATION IN SOCIAL WORK, LOYOLA UNVERSITY PRESS, 1978.

21）伊藤正子：現代福祉研究　医療制度改革下における転院問題の現状とMSWの課題，No6，pp.81-101，2006.

22）ゾフィア・T・ブトゥリム（川田誉音訳）：ソーシャルワーとは何か，川島書店，1986.

23）日本医療社会福祉協会編：保健医療ソーシャルワークの基礎，相川書房，p.41，2015.

24）ユヴァル・ノア・ハラリ：緊急提言パンデミック，河出書房新社，2020.

25）公益社団法人　日本医療ソーシャルワーカー協会ホームページ
https://www.jaswhs.or.jp/

26）ゾフィア・T・ブトゥリム（川田誉音訳）：ソーシャルワーとは何か　川島書店　pp59-66　1986

27）トマス・グリッソ，ポール・S・アッペルボーム（北村總子，北村俊則訳）：治療に同意する能力を測定する-医療・看護・福祉のためのガイドライン-，日本評論社，p.60，2000.

28）高橋隆雄，八幡英幸編：自己決定論のゆくえ，九州大学出版会，p.109，2008.

29）トム・L・ビーチャム，ジェイムズ・F・チルドレス（永安幸正，木教夫監訳）：生命医学倫理　第３版，成文堂，p.94，1997.

30）伊藤正子：現代福祉研究　医療制度改革下における転院問題の現状とMSWの課題，No6，pp.82-99，2006.

31）田中千枝子：保健医療ソーシャルワーク論，勁草書房，p.68，2014.

32）大塚文：医療と福祉　自己決定困難で身寄りのない患者への支援に関する一考察－福岡県利用ソーシャルワーカー協会会員調査から見えてきたこと－，No.107 Vol54-No1，pp.61-69，2020.

33）令和３年児童相談所での虐待相談の経路別件数の推移　児童相談所での児童虐待相談対応件数（速報値）
https://www.mhlw.go.jp/content/11900000/000987725.pdf

34）厚生労働省社会　援護局　障害保健福祉部障害福祉課　地域生活支援推進室：障害者虐待の防止，障害者の養護者に対する支援等に関する法律」に基づく対応状況等に関する調査結果報告書，p.3，平成29年12月・平成30年12月.

35）岩田正美：生活問題と社会福祉　現代社会と福祉，ミネルヴァ書房，pp.14-15，2014.

36）Ralph Dolgoff, Frank Loewenberg：ETICAL DECISION FOR SOCIAL WORK PRACTICE THOMSON, pp65-66, 2009.

37）日本社会福祉士会,日本医療社会事業協会編:保健医療ソーシャルワーク実践　医の倫理とソーシャルワークの倫理，中央法規，p.29，2004.

38）大塚文：リハビリテーション・ケア合同研修会　久留米セミナーⅠ　ソーシャルワーク実践を再考する－ソーシャルワーカーはどう生き残るのか－，2017.10.19.

39）上野哲：ソーシャルワーカー論，ミネルヴァ書房，p.180，2012.

第3章

介護支援専門員（ケアマネジャー）の職業倫理

はじめに

　介護支援専門員という職業は，社会保険制度の中の介護保険制度が施行された2000年4月に日本に初めて誕生した専門職である．介護支援専門員は一般的にはケアマネジャーと呼ばれており，この約20年間で介護保険制度と共に社会的な認知度は高くなり，我が国の高齢化問題のキーパーソンとしての大きな期待と山積している課題を背負いながら，何らかの手助けが必要な高齢者等（以下，介護保険の認定を受けている1号被保険者の他，2号被保険者も含む）の生活に浸透してきた．そして，多死社会を迎える今，高齢者等が可能な限り住み慣れた地域で，その能力に応じて日常生活を営み，可能であれば最期まで過ごすことができるようにと，地域包括ケアシステムの構築が進められている．介護支援専門員は，この地域包括ケアのコーディネーター役としても大きな期待が寄せられる．

　そのような社会背景の中，介護支援専門員は日々，高齢者等の生活の支援をする上で最善策を模索している．そして，常に「これでいいのか」，「これでよかったのか」と自問自答しながら悩み，またそれらの大半の問いに正解を導き出せず苦しんでいる．実はこれらの苦悩こそが倫理的葛藤なのである．つまり，介護支援専門員は倫理的判断を下さなければならない職業なのである．倫理とは，「規範」や「モラル」と換言されるが，それでは介護支援専門員の職業倫理とはどのようなものであろうか．

　本章では，まず，介護支援専門員の生みの親である介護保険制度を俯瞰しながら，介護支援専門員の専門性を確認した上で，倫理観が求められる職業であ

ることを明らかにする．次に，介護支援専門員の知識として習得してほしい倫理的理論を紹介する．最後に，経験するであろう職業的倫理問題に関して，事例を用いて考察する．

3.1　介護支援専門員とはいかなる職業か

3.1.1　介護保険制度と介護支援専門員の誕生背景

我が国の人口の急激な高齢化や家族形態の変容などを背景に，高齢者介護を社会全体で支える仕組みを構築しようとする時代のニーズを受け，1997年12月に新たな社会保険制度として，医療保険，年金制度，雇用保険，労働者災害補償保険に次いで5番目に制定されたのが介護保険制度である．2000年4月から実施されて現在に至っている．介護保険制度の創設の背景には，我が国の高齢化が叫ばれつつも，従来の老人福祉法や老人保健法では介護問題に対する要請に対応できなかったことにある．それまでの老人福祉法では，行政が介護を必要と認定する人にサービスを決定していたという措置制度が施されていた．それには，サービスの選択ができない，サービスの質に格差がある，所得に応じた応能負担からくる利用料の負担の格差(特に施設系)があるなどの問題があった．また，老人保健制度の医療の側面では，介護を理由とする医療機関への長期入院，いわゆる社会的入院により，医療費が高騰して国の財政が逼迫してきたという問題もあった．

介護保険制度は，そのような問題に対し，高齢者を社会全体で支える社会保険制度とし，利用者本位の立場から適切なサービスを提供すること，社会的入院の解消を図ることを目指して，創設された．介護保険制度は介護保険法第一条に，「加齢に伴って生ずる心身の変化に起因する疾病等により要介護状態となっても，これらの者が尊厳を保持し，その有する能力に応じ自立した生活を営むことができるよう，必要な保険医療サービス及び福祉サービスに関わる給付を行うため，国民の共同連帯の理念のもと，介護保険制度を設け，国民の保険医療の向上及び福祉の増進を図ることを目的とする」とある[1]．次いで第2

条二項には，「介護保険給付には，被保険者の心身の状況，その置かれている環境等に応じて，保険者の選択に基づき，適切な保険医療サービス及び福祉サービスが多様な事業者や施設から，総合的かつ効率的に提供されるよう配慮して行わなければならない」とある．この介護保険法の冒頭の条項には，介護保険の３つの基本理念として，自立支援，利用者本位，利用者選択の尊重が謳ってある．

　介護保険制度は社会保険制度であるから，国民の義務とした加入者は，65歳以上とする第１号被保険者と40歳以上65歳未満の第２号被保険者に分類され，各々保険料を負担することとし，要介護者等に給付する仕組みになっている．制度の運営主体は，市町村等（東京23区含む）で，保険料と公費で賄われている．具体的には，保険料50％，公費のうち市町村等12.5％，国・都道府県37.5％で介護保険等別会計と呼ばれている．保険料は，第１号被保険者は年金や個別徴収され，第２号被保険者は，医療保険料と一括徴収されている．そして，要介護者等でサービスを利用する際は，利用者は原則サービス料金の１割を負担することになっている．ただし所得（年収280万円以上）に応じて２割負担，３割負担する利用者もいる．つまり，介護保険制度は他の社会保険制度と共に，国民から徴収した保険料と国費から賄われており，要介護者等に必要なサービスを適切に給付する仕組みになっている．それでは，貴重な保険料や税収から，要介護者等に適切なサービスを給付するにはどのような手立てを辿るのだろうか．この介護サービスの給付に大きく関わっているのが介護支援専門員なのである．

　介護保険制度の検討過程では，厚生省（現・厚生労働省）内に設置された「高齢者介護・自立支援システム研究会」の報告（1994（平成６）年12月）により，介護の基本理念として「高齢者の自立支援」が掲げられ，介護に関係する従来の制度を再編成し，「新介護システム」の創設を目指すべきとされた[2]．その上で，システムの中身となる介護サービスについては，高齢者のQOLの維持・向上を目指す観点から，サービス担当者が利用者の立場でそのニーズを把握し，関係者が一緒になってサービスの基本方針である「介護サービス計画（ケアプ

ラン）」を策定し実行する仕組みが提言された．それが，介護支援専門員が担う「介護支援」であった．この介護支援については，老人福祉審議会の最終報告（1996（平成8）年4月でも提言された．適切なサービスが円滑に容易に手に入るような利用者本位の仕組みとする事を主旨とし，介護保険の基本理念である利用者本位を実現するサービスの手法として，介護支援サービスが制度化される共に，利用者に変わって実際のケアマネジメントを行う立場として介護支援専門員が制度上に位置づけられた．介護保険制度以前の措置制度では，行政主体であったため，市町村から助成を受けていた在宅介護支援センターの職員等が経過観察しているものの，計画性に欠けアセスメントや評価が不十分であった．つまり，利用者の介護サービスを計画的，かつ総括的に管理している者が不在であり，マネジメントと呼ぶには程遠い状況であったのである．そのような状況を打破するためにも，介護保険制度と共に誕生した介護支援専門員は，介護サービス等を監督する立場として，ケアマネジメントを遂行する専門職として期待が大きい．すなわち，介護支援専門員が立案する「介護サービス計画（ケアプラン）」は，高齢者等の自立支援を目指すと共に，適切なサービスを給付する監督的な役割も持つのである．そして，その介護給付には貴重な保険料や税収が当てられている．このことから，介護支援専門員は，介護サービスの給付の金庫番であり，更に，地域包括ケアシステムも叫ばれる中，社会的にも大きく期待されている重要な職業であることから，倫理的振る舞いが必要なのである．

3.1.2　介護支援専門員という職業と専門性

　介護支援専門員は，要介護者または要支援者（以下，要介護者等）からの相談に応じ，要介護者等がその心身の状況等に応じ適切なサービスを利用できるよう，市区町村，サービス事業者等との連絡調整等を行う者である．要介護者等が自立した日常生活を営むのに必要な援助に関する専門的知識及び技術を有するものとして，介護支援専門員証の交付を受けたものと定義されている（介護保険法第七条第5項）．そして，マネジメントという居宅介護支援について

の定義としては，要介護者等が，居宅サービスや地域密着型サービス，その他の必要な保険医療・福祉サービスを適切に利用できるように，心身の状況，置かれている環境，本人・家族の希望等を勘案した居宅サービス計画を作成すると共に，計画に基づくサービス提供が確保されるようにサービス事業所等との連絡調整などを行い，介護保険施設等への入所が必要な場合には紹介するなどを行う（介護保険法第八条第24項）．更に，介護支援専門員の義務としては，利用者本位，公正かつ誠実な業務遂行，運営基準に従った業務の遂行，資質向上の努力義務，名義貸しの禁止，信用失落行為，秘密保持義務に関する規定がある（介護保険法第七条第5項）．詳細は，指定居宅介護支援等の事業の人員及び運営に関する基準に記してある．

つまり，介護支援専門員とは，要介護者等が自立した生活を営むための専門的知識や技術を持ち，要介護者等に，その心身や環境に応じた適正なサービスを利用できるよう，居宅サービス計画書を作成する者である．また，その過程においてはアセスメントとマネジメントを行い，要介護者等である利用者とその家族のQOLを維持・向上させるための業である．そのマネジメントを行うためには，利用者本位，公正かつ誠実，質向上の努力，秘密保持等の義務がある．これらは，数字や量では計れず，介護支援専門員の各人の規範に基づくことから，次章から展開する職業倫理と深く繋がっている．

ところで，介護支援専門員の資格はどのようにして取得できるのか．介護支援専門員の受験資格には，医師，歯科医師，薬剤師，保健師，助産師，看護師，准看護師，理学療法士，作業療法士，あん摩マッサージ指圧師，はり師，きゅう師，栄養士（管理栄養士），義肢装具師士，言語聴覚士，歯科衛生士，視能訓練士，柔道整復師，社会福祉士，介護福祉士，精神保健福祉士の国家資格を取得後，登録し業務を5年以上かつ900日以上経験のある者，または，特定施設入居者生活介護施設等（規定の9施設）の生活相談員として，相談援助業務に従事した期間が5年以上かつ900日以上経験のある者が条件である（社会福祉主事やホームヘルパー等の介護業務10年以上1800日という資格は2018年からは受験できなくなっている）．このことからも，一口に介護支援専門員といっ

ても，その基礎となる有資格は様々である．また，教育過程や専門分野が異なることから，資質に格差があり均一化が困難といった課題は付きまとう．介護支援専門員のベースにはこのような多種多資格が混在しており，他の職業にはみられない様相を呈している．そのため，介護支援専門員と名乗りながらも教育過程や専門分野が異なる．そのため，各人の規範や倫理観は多様である．

　介護支援専門員の活動の場は，その設置が義務付けられているものとして，居宅介護支援と言われる居宅介護支援事業所，居宅サービスと言われる特定施設入居者生活介護，地域密着型サービスと言われる小規模多機能型居宅介護，認知症対応型共同生活介護（グループホーム），地域密着型介護老人福祉施設など，介護保険施設と言われる介護老人福祉施設，介護老人保健施設，介護療養型医療施設，そして，介護予防支援と言われる地域包括支援センターがある．その所属も行政等の公務員といった公法人から，病院や福祉施設などの公益法人，株式会社等の営利法人，非営利法人など千差万別である．

　では，介護支援専門員の専門性とはどのようなものであろうか．介護支援専門員は介護保険制度のキーパーソンたる専門職と呼ばれているが，その所以と言われる知識や技術はどのようなものであろうか．介護保険制度では介護支援専門員は資質向上の努力義務を位置づけてあることから，介護支援専門員は定期的に法定研修を受講することが義務づけられている．資格試験に合格すると，すぐ87時間の実務研修を受講終了し，都道府県に登録し証書の交付があって初めて介護支援専門員として実務である仕事を開始できる．そして5年ごとに54時間（2回目以降32時間）の更新研修を受講することで，実務を継続できる．ただ，筆者は介護支援専門員について，医師や看護師等のように専門的養成機関がないため，背景となる教育過程や専門分野の違いによる資質の格差が大きい印象を持っている．

　なお，2005年の介護保険制度改正時には，翌年度からの地域包括支援センターの設置に向けて，包括的・継続的ケアマネジメントの実践が可能な環境整備と介護支援専門員へのサポートと介護支援専門員の個別支援の目的で，主任介護支援専門員の資格が創設された．主任介護支援専門員は介護支援専門員として

5年間の実務を経て法定研修を受講後に取得でき，5年ごとの更新研修もある．各法定研修は都道府県が主体で実施されてきたが，2013年の厚生労働省が公表した「介護支援専門員の資質向上と今後のあり方に関する検討会における中間的な整理」では[2]，①自立支援の考え方が充分に共有されていない②適切なアセスメントが不十分③サービス担当者会議における多職種協議が不十分④モニタリング，評価が不十分⑤医療者との連携が不十分⑥インフォーマルサービスのコーディネイトと地域のネットワーク化が不十分⑦小規模事業所の支援，中立・公平性の確保が不十分⑧地域での実践的学び，スーパーバイズ機能，介護支援専門員の能力向上の支援が不十分⑨介護支援専門員の資質の差の現状は，受験資格要件や法定研修の在り方等の平準化に課題がある⑩施設における介護支援専門員の役割が不明確，との課題が抽出された．それらを受けて，2018年に厚労省から介護支援専門員研修のガイドラインが示され，受験要件も見直された．

　介護支援専門員の知識と技術については，『介護支援専門員実務研修テキスト上巻』の中で，①相談援助職であることからマネジメントプロセスに伴う専門的な知識と技術，②利用者・家族への個々のニーズに合わせた支援をしている立場からその地域の課題解決に向けた新しい社会資源の開発にも積極的に関わっていく専門的な知識と技術，③自らの専門性を高めるため，管理的・教育的・支持的視点からキャリアパスとしてのスーパーバイザーとしての知識や技術，の3つの側面からの修得が求められると述べている[3]．具体的には，①については，相談受付から契約まで（インテークから相談援助，利用者・家族との信頼関係構築の重要性，利用者の状況に合わせた情報など），アセスメント及びニーズの把握の方法，居宅サービス計画書作成，サービス担当者会議の進め方，モニタリング及び評価，医療をはじめとする多職種連携，ケアマネジメントに関わる法令の理解，チームアプローチ，②に関しては，地域支援事業や社会資源の把握と活用方法，地域課題の予測が網羅されており，現地の実習と更に，ケアマネジメント展開として，脳血管疾患，認知症，筋骨格系疾患及び廃用症候群，内臓の機能不全，看取り，に関するプランニング方法について修

得ることになっている．③については，『主任介護支援専門員研修テキスト』には，人材育成と業務管理，地域ケア会議や地域アセスメントの地域援助術，スーパービジョンである対人援助監督指導，個別事例を通じた介護支援専門員に対する指導・支援の展開を修得することとなっている[4]．

　これらを鑑みても介護支援専門員の知識と技術は，対人援助職をベースにしたケアマネジメント，課題解決，更には地域支援と介護支援専門員の育成まで及ぶのである．そして，介護支援専門員の専門性はそれらの知識や技術を高め，倫理観を持って地域で活用することにある．

3.2 介護支援専門員の職業倫理

　冒頭で介護支援専門員は，常に倫理的葛藤に苦悩しながら倫理的判断を下す職業と述べた．倫理というと些か堅苦しくなるかもしれないが，実は介護支援専門員にとって身近なものである．倫理とは，「その行為は善か悪か」，「何をすべきで，何をすべきでないか」などについての規則やモラルのことで，「規範」とも言われている．万学の祖と呼ばれているアリストテレスは，「人間は社会的動物である」と定義し，人間は常に他者と助け合いながら生きていく存在と述べている．また哲学者・倫理学者の和辻哲郎は，倫理の「倫」は，「なかま」を意味し，一定の人々の関係体系の団体とそれに規定された個々の人々のことであり，「理」は，「ことわり」，「すじみち」を意味し，行為の秩序である，すなわち，倫理とは社会存在の理法であると述べている[5]．つまり，倫理とは，私たちが社会的規範の振舞いの価値判断と解釈できる．多様な人の役割，各種職業，各専門職，そして，政治，経済，教育，医療，福祉，スポーツ，マスコミニュケーションなどの領域に至るあらゆる領域において倫理は関わり，かつ問われている．倫理が問われているとは，責任ある振舞い，価値判断を問われていることであり，それは，納得のいく理由や根拠を説明できるということである．特に，「生」，「病」，「老」，「死」に関わる医療や福祉は，倫理を最も問われる領域である．医療と福祉・介護を繋ぐ役割である介護支援専門員という

職業もその渦中にあり，高い職業倫理が求められる．ここでは，まず，介護支援専門員として基盤や判断の指標となる4つの倫理の考え方や視点について述べる．内容としては，介護支援専門員も一社会人であり，社会行動規範は身に着けておく必要があることから，①規範的な倫理理論を，介護支援専門員の現場は常に医療との関りがあることから，②バイオエシックスと四原則を，更に介護支援専門員として倫理的葛藤で苦悩することも多いことから，③フレデリック・リーマーの倫理的判断指針を，そして介護支援専門員の実践的マネジメントの行動規範としての④介護支援専門員倫理綱領を紹介する．

3.2.1 規範的な倫理理論

　物事の善悪は，長い歴史において語られ，いくつかの規範を唱える倫理理論が存在する．前述の通り，倫理とは私たちの社会的行動の価値判断である．倫理学とは，そのような倫理的な行動や価値判断に関して考察をする学問と言われ，更に，その中に規範倫理学というものが存在する．それは倫理的価値判断に関して，その判断の根拠となる規範について検討する学問と言われる．介護支援専門員も自己の提案や行動については，根拠を説明しなければならない専門職であること，そして，他者の生き方や思考を理解するという観点から，規範的な倫理理論について俯瞰してみたい．

(1) 理性に従うという考え方

　カントは実践的な道徳の能力を考察した[6]．人間は生物としての側面を持つ限り，様々な欲求や感情を持つ．しかし，ただ衝動や欲望のままに振舞っているわけでなく，心の中で良心の声が「人間として良く生きよ」と呼びかけてくる．これこそが実践理性の声である．この理性の命じる義務に従った行動のみが，道徳的な価値を持つものと述べている．更に理性の命令をある目的を達成するための手段を命じる条件付きの「仮言命法」と，いかなる場合も他の目的を持たず無条件に「〜せよ，〜すべき」と命じる「定言命法」の2つに分けている．特に後者は義務論とも呼ばれている．

　義務論では，具体的には，「約束を守る」や「嘘を言わない」といった義務

であり，例えば，介護支援専門員が昨日Ａさん宅を訪問する約束をして，今日それを果たすというように，約束を守ることは当然の義務だから，約束を守るという行為そのものが価値であるといった具合である．実は今日，緊急を要するＢさんの対応に追われ，急を要さないＡさん宅訪問は延期も考えられたが，結果的に約束の時間に遅刻してＡさん宅を訪問できたとしよう．この場合，結果的に義務を果たしたからよいという訳ではなく，あくまで無条件に約束をしたという明確な義務に従って，その事に当たったか否かが重要というのである．あるいは，その約束を守ったという行為を義務にかなっていたのかを確認・判断するために，その義務が全ての人に適用するか否かを規準とすればよいと言われる（「普遍化可能性」）．

　介護支援専門員の活動業務は，介護保険法の下で，法令遵守の観点からも，利用者や家族に誠実に向き合うという観点からも，義務論に通ずるものがある．

(2)　**量と質の功利性という考え方**

　ベンサムは快楽の増大に役立つものが善であり，快楽を妨害し苦痛をもたらすものが悪であると判断する功利の原則を説き，これを功利主義と唱えた[7]．功利とは幸福や利益など良いものを生み出す性質を指し，善とは幸福であると考えた．ベンサムは快楽を，強さ・持続する時間・確実性・遠近性・豊富さ・純粋さ・いきわたる範囲の7つの基準に従って計算する功利計算を提案し，快楽が多ければより幸福であると考え，「最大多数の最大幸福」が法と道徳の基本理念と説いた．つまり，より多くの人がより多くの幸福がもたらせるような行為や判断をすればよいということである．

　ミルは，ベンサムの功利主義を継ぎながらも，人間の幸福は多様性であるとして，快楽は量的に計算できないものと考え，ベンサムの量的功利主義を修正し質的功利主義を唱えた[7]．ミルは「満足した豚よりも，不満足な人間のほうがよい．満足した愚か者よりも，不満足なソクラテスのほうがよい」と述べている．人間には人らしい品格を保ちたいと願う，人としての尊厳の感覚が備わっていると考えた．つまり，人の幸福は多種多様であり，それぞれの人が個別の幸福が実現されるような行為や判断をすればよいということになる．前述の義

務論に対して，これらは目的論と分類される．

　介護支援専門員は，利用者と家族の支援において最善策を模索する．この最善策とは，それぞれの利用者と家族の多様な幸福や尊厳の追求と言い換えられ，介護支援専門員が考える最善策の観点は目的論にも通ずると言える．

(3) 徳倫理という考え方

　学問的には目的論に分類されるが，その中でも，人の生き方の理想に関わる理論と言われるのが徳倫理である．徳倫理学は人が何をするのかでなく，ある人がどのような人であるかを道徳的価値判断の基準としている．その父祖と言われるアリストテレスは，徳とは卓越性として，人間の善さとは人間の卓越性に合致した魂の行動であるとした[8]．そして，魂を「知性的徳」と「倫理的徳」に分けた．「知性的徳」は，知恵，ものわかり，思慮を含み経験と歳月を要し教育になって身につくと，「倫理的徳」は，寛大さや節制など習慣づけに基づいて形成されると考えられた．そして，「我々は正しい行為をなす事によって正しい人となり，節制的な行為をなすことによって節制的な人となり，勇敢な行為をなすことによって勇敢な人に慣れる」と述べている．そして，「倫理的徳」を身につける際に重要視されたのは「中庸」という概念である．これは，過大や過少の両極端に陥らず，中間を意味する“ほどよさ”であり，バランスがとれており妥当であることを意味している．例えば，「放縦（慎みのなさ）」と“無感覚”の中庸は「節制」であり，また，「勇気」は，「無鉄砲」と「臆病」の中庸であり，両極の中間である勇気となって初めて徳として成立するという．また，然るべき時に，然るべき事柄について，然るべき人に対して，然るべき目的のために，然るべき仕方で示すことが中庸という観点で最善であると考えた．然るべき時には怒ったり，泣いたりする感情の表出も必要なことと解釈できる．

　この「中庸」＝“ほどよさ”という概念は，つまりは“斟酌折衷”である．人の心中や物事などをくみ取り，その中間を取って程よく処理することと言い換えられる．介護支援専門員として，この“ほどよさ”や“斟酌折衷”は日常の支援の中で最も求められることではないだろうか．多くの介護支援専門員は既に自然な形で実践化していると思われ，基本的な観点であると言える．

3.2.2　バイオエシックス（Bioethics：生命倫理）と四原則 ──────

　介護支援専門員という職業は医療と切り離せない．それは，要支援や要介護の状態となっている原因が加齢や何らかの疾患由来だからである．2019年の国民生活基礎調査によると，介護が必要となった主な原因を現在の要介護度別にみると，要支援者では関節疾患が18.9％で最も多く，次いで高齢による衰弱が16.1％となっている．要介護者では認知症が24.3％で最も多く，次いで脳血管疾患（脳卒中）が19.2％となっている．介護支援専門員が，自立的視点からケアプランを立案する際には，加齢による生理学的な基礎知識に医療的な知識を上積みしておかなければならない．また，医療者と共に医療依存度の高い利用者を担当することも少なくない．治療困難になった末期がんの利用者が今後どこで療養するのか，神経難病が進行した利用者が人工呼吸器の装着をどうするか，高齢認知症の利用者の人口透析を開始すべきか．そのような場合，利用者・家族と医療者と共にチームとして，医療処置を選択する場面やACP（アドバンス・ケア・プランニング＝人生会議といわれている）の場面等に遭遇することもある．時には事前に意思を確認した者として介護支援専門員は，利用者の代弁者となることもあり得る．このような場合に対応できるように，生命倫理や自律尊重の四原則は知識として持っていたいものである．

　医療が発展する中，生殖医療，遺伝子診断，クローン研究など，臨床では人の生や死の定義について問いを含むような難問が浮上している．このような医療・生命科学研究が社会のルールから逸脱しないよう，それらの倫理的な問題について討論するバイオエシックスという学問が1970年代に米国で誕生している．そこでは医療・生命科学研究が守るべき倫理原則として，ビーチャムとチルドレスの2人の倫理学者によって患者・被験者の自己決定を尊重する自律尊重を中心とした四原則が提唱された（**表3-1**）．自己決定はその四原則によって保障されている．

表3-1 自己決定を尊重する生命倫理の四原則[9]

自律尊重原則 Autonomy	人が支配的束縛なしに，個人の能力や価値観・信念に基づいて，自由に選択し行動することを尊重すべきという原則．患者の自己決定権を正当化する根拠となる原則でインフォーム・ドコンセントのもととなる
善行（恩恵）原則 Beneficence	医療者は患者，その人にとって最善の利益をもたらすように行為すべきという原則
無危害（侵害回避）原則 Non-maleficence	患者に危害（侵害）をあたえてはならないという原則
公正（正義）原則 Justice	どの患者にも医療にアクセスする平等な機会が保障され，医療資源を差別することなく公正に分配しなければならないという原則

　四原則のうち自律尊重原則は，重要視されており，過去のパターナリスティックの医療の判例や歴史的事件を背景に確立した．患者がどのような生活・人生を送りたいのか，患者自身が最もよくわかっているからこそ患者が決定し，他者はそれを認めなければいけないとされている．しかし，意志表示が明確でない患者，子どもの患者，判断能力が低下している認知症患者に関しては，善行（恩恵）の原則を判断の拠りどころとせざるを得ない場合もある．更にその場合，患者にとっての"最善の決定"の議論が患者・家族と医療者の間で難航することも少なくない．医療の臨床の現場では，臨床倫理として，①複数の人々によって検討すること②問題の個別性に十分配慮しつつ，倫理的に合理的な判断を探ること，に留意されている．そのような事例を検討するためのチェックシートとして，ジョンセンらによる臨床倫理の検討シートを用いることがある（表3-2）．

　全ての問題をこのような方法で解決することは難しいが，それぞれの患者にあった対応を地道に根気強く模索していくことが求められる．そのためには，患者，家族と医療者，そして介護支援専門員など周囲で支援する関係者の丁寧な対話やコミュニケーションが欠かせない．

表3-2　ジョンセンの四分割表[9)]

医学的適応	患者の意向
善行（恩恵）と無危害（侵害回避）の原則 1．患者の医学的問題は何か？ 　病歴は？診断は？予後は？ 2．急性か，慢性か，重体か，救急か？ 3．治療の目的は？ 4．治療が成功する確率は？ 5．治療が奏功しない場合の計画は？ 6．要約すると，この患者が医学的及び看護的ケアからどのくらい利益を得られるか？また，どのような害を避けることができるか？	自律性尊重の原則 1．患者には精神的判断能力と法的対応能力があるか？能力がないという証拠はあるか？ 2．対応能力がある場合，患者は治療への意向についてどう言っているか？ 3．患者は利益とリスクについて知らされ，どのように理解し，同意しているか？ 4．対応能力がない場合，適切な代理人は誰か？その代理人は意思決定に関して適切な基準を用いているか？ 5．患者は以前に意向を示したことがあるか？事前指定はあるか？ 6．患者は治療に非協力的か，または協力できない状態か？その場合，なぜか？ 7．要約すると，患者の選択権は，倫理・法律上，最大限に尊重されているか？
QOL	周囲の状況
善行と無危害（侵襲回避）と自律性尊重の原則 1．治療した場合，あるいはしなかった場合に，通常の生活に復帰できる見込みはどの程度か？ 2．治療が成功した場合，患者にとって身体的，精神的，社会的に失うものは何か？ 3．医療者によるQOL評価に偏見を抱かせる要因はあるのか？ 4．患者の現在の状態を予測される将来像は延命が望ましくないと判断されるかもしれない状態か？ 5．治療をやめる計画やその理論的根拠はあるか？ 6．緩和ケア計画はあるか？	忠実義務と公正の原則 1．治療に関する決定に影響する家族の要因はあるか？ 2．治療に関する決定に影響する医療者側の要因はあるか？ 3．財政的・経済的要因はあるか？ 4．宗教的・文化的要因はあるか？ 5．守秘義務を制限する要因はあるか？ 6．資源配分の問題はあるか？ 7．治療に関する決定に法律はどのように影響するのか？ 8．臨床研究や教育は関係しているか？ 9．医療者や施設側で利害対立はあるか？

3.2.3 フレデリック・リーマーの倫理的判断指針と倫理的判断の過程[10]

　介護支援専門員は専門職として，業務活動をしている中，前項の生命に強く関わる医療面の他，日常生活においても，常にどちらを優先させるべきか，白黒つけることができないグレーゾーン，どれを選択しても間違いではないが…などといったような迷いを経験する．これが倫理的葛藤である．次節で具体的事例にて考えてみるが，ここでは，フレデリック・リーマーの倫理的判断指針を引用する[10]．

①

　基本的な幸福とは，人間が生きていくために不可欠なものであり，これを侵害することを防止する義務の方が，守秘義務よりも優先するという考え方である（**図3-1**）．つまり，人命の侵害の阻止のためならば，利用者に関する情報の開示が正当化されるということである．もう1つの考え方として，基本的な幸福とより豊かな社会生活を営むために必要な付加的なものが同時に侵害される場合,基本的な幸福への侵害に反する義務の方が優先されるということである.

基本的な幸福 　（生命，健康，食物，住居などの人間行動に必要な前提条件）への侵害に反する義務	＞	守秘義務または付加的なもの 　（レクリエーション，学習，富など）への侵害に反する義務

図3-1　「基本的な幸福」と「守秘義務または付加的なもの」との関係

②

　図3-2は利用者本人の健康や幸福が，他者の自己決定よりも優先する．例えば，介護者である家族の決定よりも高齢者の，母親の決定よりも子どもの人命や幸福を優先することである.

基本的な幸福に対する個人の権利	＞	他人の自己決定権

図3-2　「基本的な幸福に対する個人の権利」と「他人の自己決定権」との関係

③

　図3-3は１人の人間の権利の優先順位であるが，１人の人間の場合には，身の危険があっても，本人の意思が優先される．つまり自己破壊的行動を選択することも許される，ということである．ただし，その判断が他の人基本的な幸福を侵害しない場合に限る．高良は，日本の保護的文化では抵抗を感じるかもしれないが，利用者の状態によっては介護支援専門員や所属組織の責任が問われる可能性も高いため，注意が必要とも述べている[10]．

個人の自己決定権	＞	基本的な幸福に対する個人の権利 （同一人物）

図3-3　「個人の自己決定権」と「基本的な幸福に対する個人の権利」との関係

④

　図3-4は，例えば，所属した組織のルールには従うべきであり，従いたくないならばそのルールを変えるか，または所属組織を転職するべきだという考え方である．

同意した法律や規則に従う義務 （強制ではなく）	＞	同意した法律や規則に反することを 行う権利（強制ではなく）

図3-4　「同意した法律や規則に従う義務」と「同意した法律や規則に反することを行う権利」との関係

⑤

　図3-5は，災害等の場合や虐待を受けている利用者を人命救済という目的で，施設等において定員超過しても保護するという考え方である．

基本的な幸福に対する個人の権利	＞	法律や規則などに従う義務 （葛藤のケース）

図3-5　「基本的な幸福に対する個人の権利」と「法律や規則などに従う権利」との関係

⑥

基本的危害（飢餓など）を阻止することや公的（住居，教育，公的扶助など）なものを向上させる義務	＞	個人の財産を完全にコントロールする権利

図3-6　「基本的危害（飢餓など）を阻止することや公的（住居，教育，公的扶助など）なものを向上させる義務」と「個人の財産を完全にコントロールする権利」との関係

　図3-6は，例えば，いくら自分の納めた税金を防衛費に使ってほしいと言っても，それがホームレスの食事提供に使用されるような場合のことを指す.

　リーマー自身もこれらの指針は絶対的なものではないと述べている. 実践での倫理葛藤において明らかな解決策を示すものではないが，倫理判断の指針として参照の余地はある.

　また，高良は，倫理的判断の過程として４つのステップを提示し（**表3-3**），利用者が十分に理解できるよう援助することと述べている[10].

表3-3　倫理的判断の過程[10]

ステップ１	倫理的葛藤の明確化 ・何が対立しているのか？
ステップ２	倫理的葛藤に関係する人や組織に関する情報 ・誰か関係しているのか？ ・判断能力はあるのか？ ・それぞれの考え方や価値観は？ ・それぞれの関係は？
ステップ３	可能な選択肢及び影響の予測（利用者と共に考える） ・どのような選択肢が考えらえるか？ ・もしそれが現実になったら，誰に対してどのような影響があるのか？
ステップ４	選択肢の決定（利用者と共に考える） ・最善の選択肢はどれか？

3.2.4　介護支援専門員倫理綱領の確認

　日本介護支援専門員協会は介護支援専門員の職能団体であるが，介護支援専門員の専門的実践の行動の規範として，「介護支援専門員　倫理綱領」を提示している[11]．そして，介護支援専門員は，職業的倫理からみた場合，いくつかの特性として，①介護支援専門員は，介護保険制度の利用しようとする被保険者に対して，ケアマネジメント手法を駆使して対人援助業務を実践する対人援助職である②介護支援専門員の活動は，介護保険法運用の範囲においてのみ公的なものとなる固有性を持つ③介護支援専門員の倫理原則としての社会的公正と正義は，介護保険法の理念の下に，介護保険法が行使される社会との利用者である住民を対象として位置つけられる④介護支援専門員の援助活動は，極めてスペシフィックなソーシャルワーク業務である⑤介護支援専門員は，必ず何らかの法人に所属することから，そのことにより葛藤を引き起こす可能性が大きい，を挙げている．続いて，このような特性をもちつつ，その実践において専門性を深化させ，支援の質の向上を図るため，介護支援専門員は，この専門的実践の行動を照らす倫理綱領の内容を学び共有することと記している．倫理綱領は前文と十二の条文から成り立っている（**表3-4**）．

表3-4　介護支援専門員　倫理綱領[11]

前文

　私たち介護支援専門員は介護保険法に基づいて，利用者の自立した日常生活を支援する専門職です．よって私たち介護支援専門員は，その知識，技術と倫理性の向上が，利用者はもちろん社会全体の利益に関連していることを認識し，本倫理綱領を制定し遵守することを誓約します．

条文

（自立支援）

1. 私たち介護支援専門員は，個人の尊厳の保持を旨とし，利用者の基本的人権を擁護し，その有する能力に応じ，自立した日常生活を営むことができるよう，利用者本位の立場から支援していきます．

（利用者の権利擁護）

2．私たち介護支援専門員は，常に最善の方法を用いて，利用者の利益と権利を擁護していきます．

（専門的知識と技術の向上）

3．私たち介護支援専門員は，常に専門的知識・技術の向上に努めることにより，介護支援サービスの質を高め，自己の提供した介護支援サービスについて，常に専門職としの責任を負います．また，他の介護支援専門員やその他の専門職と知識や経験の交流を行い，支援方法の改善と専門性の方向性の向上を図ります．

（公正・中立な立場の堅持）

4．私たち介護支援専門員は，利用者の利益を最優先に活動を行い，所属する事業所・施設の利益に偏ることなく，公正・中立な立場を堅持します．

（社会的信頼の確立）

5．私たち介護支援専門員は，提供する介護支援サービスが，利用者の生活に深い関わりを持つものであることに鑑み，その果たす重要な役割を自覚し，常に社会の信頼を得らえるよう努力します．

（秘密保持）

6．私たち介護支援専門員は，正当な理由なしに，その業務に関し知り得た利用者や関係者の秘密を漏らさぬことを厳守します．

（法定遵守）

7．私たち介護支援専門員は，介護保険法及び関係諸法令・通知を遵守します．

（説明責任）

8．私たち介護支援専門員は，専門職として，介護保険制度の動向及び自己の作成した介護支援計画に基づいて提供された保健・医療・福祉のサービスについて，利用者に適切な方法・わかりやすい表現を用いて，説明する責任を負います．

（苦情への対応）

9. 私たち介護支援専門員は，利用者や関係者の意見・要望そして苦情を真摯に受け止め，適切かつ迅速にその防止及び改善を行います．

（他の専門職との連携）

10. 私たち介護支援専門員は，介護支援サービスを提供するにあたり，利用者の意向を尊重し，保健医療サービス及び福祉サービスその他関連するサービスとの有機的な連携を図るよう創意工夫を行い，当該介護支援サービスを総合的に提供します．

（地域包括ケアの推進）

11. 私たち介護支援専門員は，利用者が地域社会の一員として地域での暮らしができるよう支援し，利用者の生活課題が地域において解決できるよう，他の専門職及び地域住民との協働を行い，よって地域包括ケアを推進します．

（より良い社会づくりへの貢献）

12. 私たち介護支援専門員は，介護保険制度の要として，介護支援サービスの質を高めるための推進に尽力し，より良い社会づくりに貢献します．

3.2.5 良い理的価値判断をするために

以上の他にも多様な倫理的論考，倫理的判断指標などが存在するが，介護支援専門員として基盤や判断の指標となる4つの倫理の考え方や視点について述べた．更に，それらの倫理理論を持ち，より良い倫理的価値判断をするために，箕岡は，次のように述べ，アプローチ法を挙げている[12]．「より倫理的価値判断」をするために，「正しい事実認識」が不可欠である．「正しい事実認識」がなければ，「よい倫理的価値判断」はできない．事実確認が先決であり，誤認や偏見の状態では，倫理的な判断は困難というのである．また，「正しい事実認識」がなされていても，「よい倫理的価値判断」は必ずしも1つではない．同じ正しい医学的事実や生活上の事実を認識していても，各自の価値観や人生観の違

いによって選択する治療法やケアの方法は異なる. 例えば, 血液検査のデータからも, るい瘦という状況からも栄養が悪化していることが明らかな高齢者に対し, 医師は胃ろうを実施するべきと考え, 看護師は経口摂取の努力をしようと考え, 患者自身は, 食が細くなるのは仕方がないと考え胃ろうを拒否しているということはよくあることである. これらのうち, ある1つがだけが正しく, 他のものは正しくないということはいえない」.

次項で触れるが, よい倫理的判断をするためには, 正しい事実記録がなされている当事者やその家族, そして立場の異なる専門職の複数の意見を確認することが重要になってくる.

3.3 介護支援専門員が経験する職業倫理問題

介護支援専門員の活動の現場は, 医療と介護が混在し, その中で多くの各専門職と協働しているが, 常に倫理的葛藤が付きまとう現場といってよい. 前節で確認した倫理観が揺らぐような問題に直面することも少なくない. その中で介護支援専門員は日々苦悩している. 表3-5のような場面である.

まず, ①利用者の意向と家族の意向が対立する場合 (また家族の中でも意向が対立する場合も含む), 例えば, 利用者が自己決定できる場合, 利用者本人は嫌がっているが, 家族が昼間不在であることで通所系サービスの利用を希望するといったケースである. 更には, 利用者の認知症が進行し判断能力が低下している場合, 主介護者の嫁は施設に入所を希望しているが, 別居の娘は自宅で看てほしいと望んでいるようなケースなどがある. また, このような日常生活の場面での葛藤の他, 神経難病など医療依存度の高い利用者を担当している場合には, 胃ろうの増設をどうするか, 人工呼吸器装着をどうするかといった医療的倫理判断を要する葛藤の場面にも遭遇する.

これまで本人や家族の想いを受け止め生活を支えてきた介護支援専門員には関係支援者として意見を求められたり, その葛藤の渦中で本人や家族と一緒に苦悩したりすることもある. 他にも, ②利用者の自己決定と環境が安全や衛生

面を脅かすリスクが対立している場合，例えば，1人暮らしで生活に支障がある要介護状態にもかかわらず，サービスを拒否し不衛生な環境で暮らしている場合や入院を嫌い最期まで自宅で暮らしたいと希望するケースである．または，定義が定かではないが，一般的にいうゴミ屋敷（それに近い状態も含む）に恬然と暮らす利用者といったケースである．そして意外に多いのが，③利用者と介護支援専門員の所属法人の利益が対立している場合や，利用者とその入居施設との利益が対立している場合である．例えば，脳梗塞後遺症で専門的リハビリテーションが必要と思われる利用者に，介護支援専門員の所属する法人に通所リハビリテーション事業所がないために，同法人の通所介護をプランに位置づけたり，有料施設に入居しているほぼ自立している軽度介護者に，施設側に指示されるまま介護支援専門員が朝夕の施設併設の訪問介護事業所による身体介護をプランニングしたり・・・といったケースである．最後に④在宅での看取りの場面で遭遇する，認知症などで利用者の意思が確認できない場合において，延命処置をするかしないかの可否について家族間で対立しているようなケースである．

表3-5　介護支援専門員が現場で経験する倫理的葛藤

①　利用者の意向と家族の意向が対立する場合（家族の中でも意向が対立する場合も含む） 　(a)　日常生活の場面において 　(b)　終末期や生命予後に関する場面において ②　利用者の自己決定と環境が安全や衛生面を脅かすリスクが対立している場合 ③　利用者と介護支援専門員の所属法人の利益が対立している場合や，利用者とその入居施設との利益が対立している場合 ④　利用者の意思が確認できない場合において，延命処置の可否で対立している場合

（[10]に筆者加筆）

しかし，ここで最も重要なことは，介護支援専門員自身が，前述した①〜④

の場面で倫理的葛藤が生じていることを認識しているか否かである．それはアセスメントに連動していることが，そもそも，介護支援専門員自身が自己のケアプランに対し，「これでいいのか」と自問自答しているか，ケアプランの作成の末，利用者がどのように変容していったのか，評価を行っているかということである．例えば，倫理的葛藤を認識していない例としては，①の場面で，外に行きたくない利用者に対し家族の強い希望で通所介護を週3回利用するプランを作成したが，利用者は通所介護利用を拒み全く利用せず塞ぎ込んでしまったというケース．②の場合，1人暮らしで不衛生な環境だからとして無理矢理に施設入所を進めるといったケース．または，ゴミ屋敷の住人は変人と決めつけ，即刻困難事例として扱うケース．更には③の場合，何ら疑問や躊躇なく介護支援専門員自身の所属法人の事業所のサービスをプランに位置づけ，リハビリテーションを受ける機会を奪ってしまうケース．また，④の場合，支援者の考えを家族へ押し付けるケース．このような倫理的葛藤の認識が低い背景には，介護支援専門員の自己覚知の不十分さに由来していると思われる．人は，自身の生活歴，性格，教育過程，体験等から培われた自己の価値観を持っている．介護支援専門員自身も専門職以前に個人的な価値観を持っていることを自覚し，個人的価値観だけで利用者やその環境について判断を押し付けないようにしなければならない．以下，介護支援専門員が経験する職業的倫理問題を具体的に対立する倫理葛藤の事例で考えたい．

　注意）以下の事例は筆者の体験をもとにアレンジした仮想事例である．

3.3.1　利用者の意向と家族の意向が対立する場合の倫理的葛藤 ————

⑴　日常生活の場面において

【事例1】Aさん84歳女性．要介護1，高血圧症，アルツハイマー型認知症．夫は3年前病死．長男夫婦と3人暮らし．長男は会社員で定年間近，長男嫁が主介護者である．Aさんは温和な性格で公務員だった夫を専業主婦として支え，長女，長男の2人を育てた．長女は東京に嫁いでいる．夫の定年退職後は，趣

味の生け花をするなどして余生を送っていた.

　夫が他界した後から,時々物忘れをするようになり,家に引き籠りがちとなった. 1年前にアルツハイマー型認知症と診断され,近所の通所介護を週2回利用している. 日時や季節の見当識障害はあるものの,通所介護の利用を楽しみにしている. 食事,排泄,入浴は見守りがあればほぼ自立していた. しかし,3か月程前より,Aさんは,同じことを何度も聞いてきたり,尿失禁で汚染した下着をたんすに隠すようになったり,食事をする際に食べ物をこぼすようになったりと,長男嫁も介護の負担を強く感じるようになった. その折,隣県に嫁いだ長男夫婦の1人娘が妊娠したという吉報が入ったことを機に,長男夫婦は,介護支援専門員にAさんを施設に預けたいと相談した. しかし,Aさん自身は施設入所には強く抵抗しており,東京の長女もAさんの施設入所には猛反対している. 介護支援専門員は,ショートステイ等を追加すれば在宅継続は可能と考え提案しているものの,Aさん自身や長女の意向を無視して安易に施設に入所させてもいいのだろうかと悩んでいる.

〈倫理的判断の過程〉

1）対立している倫理的葛藤の明確化
　　→今後の生活の場をめぐってAさん本人と長女の意向（自宅）と長男夫婦の意向（施設）の対立

2）事実確認・倫理的葛藤に関係する人や組織に関する情報（改めて情報の再収集）

・Aさんは,家に居たい,通所介護が楽しいと言われたが,ひ孫が生まれることを喜んでいた. Aさんは判断力や記憶は低下しているものの,毎日仏壇にお参り（日によって忘れて何度もお参りする）していることから,夫との思い出の詰まった家に住み続けたいと推察された

・主治医に確認するとアルツハイマー型認知症は,CT結果からは脳萎縮はかなり進行しているが,環境により周辺症状は安定していること. 家族の対応は支援者の支えもあり,うまくいっていること

・長男は，妻が母親を介護していることを日頃から労っており，定年退職後には夫婦で旅行でもしたいと思っており，自身は母親の介護できないと言っていた

・Aさんと主介護者の長男嫁の関係は悪くはない，長男夫婦の1人娘は幼少の頃思い病気を患い，この度の長女の妊娠を喜ぶ半面出産が可能か否か危惧されるリスクがあること，Aさん自身も昔の孫が病弱だったことは長期記憶として覚えている

・Aさんの長女は，教育熱心だった母親が認知症になっていることを理解していない

・通所介護の担当者は，Aさんの介護に関して，長男嫁以外の家族へアドバイスを行うことや，もし施設入所や他のサービスを利用する場合にも引継ぎを行いAさんが早期に環境に馴染むよう協力すると言われた

3）可能な選択肢及び影響の予測

①ショートステイ等の介護サービスを追加して在宅生活を継続する

　→Aさんの楽しみの継続と家族の負担軽減となる

②長女にも時々帰省してもらいAさんの認知症の状況を理解してもらい，介護の役割を担ってもらう

　→家族で役割を明確にして家族全員で負担を分散することでAさんの在宅生活が継続できる．しかし，長女の協力がなければ成り立たない

③Aさんを近所の小規模多機能型居宅介護事業所へ紹介，移行し，主に通所や宿泊を組み合わせて在宅生活を継続する

　→通所，泊り，訪問のサービスを組み合わせることで，慣れればAさんも楽しみとなり家族の負担軽減となる．ただAさんが慣れるまでストレスが伴う

④Aさんを家族の希望する施設へ入居してもらうが，家族の余裕のある時は自宅へ帰宅し共に時間を過ごす

　→Aさんの認知症も進行しており，この時期の施設意向が適切かもしれないし，家族の心身ともに負担軽減となる．しかし，Aさんの意向に背くことになり，環境面の大きな変化で混乱を招く可能性が大きく認知症の急速な進行へ

拍車をかけるかもしれない

⑤上記4つを，段階的に検討し，状況と期間をその都度，皆で話し合っていく

　　→Aさんと家族の状況に合わせて，双方に負担を軽減する．しかし，細目に

　　話し合いがなければ双方の負担は増大する可能性もある

4）選択肢の決定（最善の選択肢はどれか？）

〈結果〉

　介護支援専門員は，改めて収集した情報を元に，担当者会議を開催（本人，家族，通所介護の担当者，（主治医は照会文））した．先述した選択肢を提案し，結果，③と⑤のミックス案を採用することになった．

　Aさんの今後の介護を巡っては，妊婦である孫娘の体調もまだ安定しないことから，小規模多機能型居宅介護事業所への利用変更をすることとし，Aさんへの負担も少なくして慣れていただくため，ひとまず同事業所へショートステイを利用していただく．その間に，長女へも帰省してもらいAさんの状態を認識いただく．並行して介護保険認定変更申請を提出する．2か月後を目途に小規模多機能型居宅介護事業所の利用へ移行する．その際，Aさんが混乱しないよう配慮すること，自立支援を継続することを念頭におくこととした．Aさんの様子，長男嫁の負担，長女の協力の範囲，そして孫娘の体調を観ながら，出産時期近くに，再度介護体制を見直す，場合によっては施設も検討する．その間，細目に状況確認や話し合いを持つ，ということになった．本人，家族も納得されたという．

〈考察〉

　Aさんの今後の生活場を巡って，自宅継続か施設かの倫理的葛藤は，「倫理的判断の過程」を主軸に，介護支援専門員の本人や家族との交渉・対話アプローチにより，以上のような結果となった．重要なことは，介護支援専門員の直観で自宅での介護を継続することを推し進めたり，単に家族の希望だけを全面的に聞き入れ施設入所の手続きを行ったりするのではなく，例え認知症でも本人の意向をくみ取り，家族の真の意向を，事実確認しながら情報収集を行うことで対話という形で導いている点にある．それが奏功し，介護支援専門員は，未

知の新たな情報を入手することにより，多くの選択肢を提案している．更にそれらの提案は，Ａさんの自立支援や利益を擁護のみならず家族全員の最善策にも配慮されていることや，Ａさんの状態や孫娘状態も短期間で変化することも想定した，ケアの期間や内容に対して臨機応変な対応を行う旨も盛り込まれていることに注目したい．このことは前節に紹介した徳倫理でいう"ほどよさ"にも通ずる．つまり，Ａさんとその家族にとってバランスのとれた妥当な策（＝最善策）と言えよう．

このように介護の現場で，自宅か施設かという生活の場を選択しなければならない場面は，介護支援専門員が最も多く遭遇する事案である．人の気持ちや状況，置かれている環境は変化するものである．それを踏まえ，その時々で，交渉・対話アプローチを丁寧に行うことで，本人・家族の理解を深めることができ選択肢を多様化するばかりか，介護支援専門員としての力量と信頼を得ることは言うまでもない．その根底には，理性に従うという考え方，量と質の功利性という考え方，徳倫理という考え方といった規範的な倫理理論も潜在している．

(2) 終末期や生命予後に関する場面において

【事例２】Ｂさん，75歳，男性，ALS（筋萎縮性側索硬化症），要介護４．元会社役員．妻と２人暮らし．１人息子の長男は隣県で家庭を持ち，家族間の関係は良好である．４年前にALSの確定診断を受け，その１年後に嚥下機能が低下し，胃ろうを造設し食道気管分離術で気管孔がある．医療，介護サービスもADLに合わせて徐々に追加しており，現在，医療保険で訪問診療，訪問薬剤師が２週に１回，訪問看護を週４回（うち理学療法士が週１回，言語聴覚士が週１回）の訪問で，全身状態の管理やリハビリテーションを実施されており，介護保険では，通所リハビリテーションを週２回，訪問入浴を週１回，ベッドやエアマット，リクライニング車椅子等の用具をレンタルしている．昨年冬は妻のインフルエンザ罹患により，Ｂさんは１週間ほどレスパイト入院したこともある．

コミュニケーションは，人工喉頭器も訓練中だが実用には至らず，ミニホワイトボードで筆談．通所に行く以外は，ほとんどベッドに臥床しており，排泄は，排尿は尿器，排便はポータブルトイレを使用し，妻や看護師の介助で行っている．入浴や移動は全介助．食事は，日に2食，朝に胃ろうから栄養注入し，夕方は刻み食と粥を妻の介助で1時間かけて食べている．また経済的問題はない．

Bさんは，長男家族が帰省することと，孫娘の成長を楽しみにしている．先日，介護保険更新申請後，プラン見直し目的で担当者会議を開催した．その際，主治医から，今後の病気の進行状況の丁寧な説明があり，将来的に呼吸障害が出現した場合の人工呼吸器の装着の有無を考えていてほしいと言われた．人工呼吸器を装着しなかった場合と装着した場合の生活についても説明があった．人工呼吸器の装着に関しては，Bさん夫婦でじっくり考えて頂くことになった．1か月後，妻より介護支援専門員へ，人工呼吸器の件で，夫は装着したくないというが，妻自身は装着して生きていてほしいと思っている．どうしらたよいかと泣きながら相談があった．介護支援専門員も悩みながら主治医，訪問看護師へ相談することとした．

〈倫理的判断の過程〉
1）対立している倫理的葛藤の明確化
　→人工呼吸器の装着について，装着したくないBさんの意思と装着させたい家族の意思の対立
2）事実確認・倫理的葛藤に関係する人や組織に関する情報（改めて情報の再収集）
　このような重要な本人の意向や想いを確認する場合は，家族の他，主治医等の医療者，生活を支援している介護支援専門員等で拝聴し共有することが望ましい
　事例では，妻の相談から1か月後，長男の帰省に合わせて再度，本人と家族の人工呼吸器装着の件で担当者会議を開催した．

・Bさんの意向の詳細，筆談にて聴取．内容は以下の通り

　"在宅医療を開始して4年になるが，自分はこの病気の自覚症状が出現した10年前から身体が動かないことと闘っている．今では声も出ず，食事もほとんど胃ろうから．排泄も入浴も全てが妻や皆さんに委ねる生活をしている．しかし，もう充分だ，○○（長男の名前）の結婚式にも出席できたし，孫の顔もみることができた，病気でも充分に生きたと思う，これまでも自分で決めてきたが最期も自分で決めたい，人工呼吸器を装着してまで生かされたくない，どうか私の言う通りにしてほしい，妻も介護から解放してやりたい，○○，頼む，私の意思を理解してほしい，ただ，先生，最期は苦しくないようにしてほしい"

・妻は，介護を負担に思ったことがない，現役時代には夫は単身赴任もしており，むしろ夫と長い時間と過ごせる今が幸せ，人工呼吸器を装着して長く生きてほしい，孫の成長を一緒にみたいと涙ながら言われた

・長男は，母親の気持ちも理解できるが，父親本人の意思を尊重したいと言われた

・医師，看護師，介護支援専門員も，本人の意向に賛同しながらも，夫婦互いの愛情を実感しつつ妻の想いへも寄り添う態度を示した

・介護支援専門員は，Bさんから弱音を聴いたことはないが，以前，"孫娘が生まれた時一緒に遊べないのが辛い"とホワイトボードに書かれた時には胸が詰まったことがあった

3）可能な選択肢及び影響の予測

①人工呼吸器を装着する場合

・Bさんの意思に反し精神的に更に苦痛を与えることになる

・一方，妻の意向に沿うことになる

・医師より，医学的に人工呼吸器を装着した後の予後ははっきりとどのくらい延命するかは不明．10年以上のことも数年との事例もある

・人工呼吸器は装着したら法律的にも安易に取り外しはできない

・療養環境的には，主介護者が妻1人であるため，在宅療養の継続は困難と思われ，人工呼吸器を装着した場合には医療機関入院が望ましいと思われる

・その場合，妻の介護負担は軽減できるかもしれないが，妻が自宅と医療機関の行き来することには負担も生じる可能性もある．妻はどのように考えるのか

②人工呼吸器を装着しない場合

・Bさんの意向に沿うことになる．それを支持した長男の意向にも沿うことになる

・一方，妻の意向には沿わない結果となり，Bさんが亡くなった後，精神的な苦痛が大きい

・呼吸障害は出現したら予後は数日となり延命できない

4）選択肢の決定（最善の選択肢はどれか？）

〈結果〉

　Bさん自身の意思を受け入れ，呼吸障害が出現した際には人工呼吸器は装着しないこと決まった．しかし，呼吸障害が出現する時期も定かではないため，今後，Bさんの意思の変化もあり得るとして，折をみて主治医から確認していくこととなった．その後，その時が来るまでに，介護支援専門員は，長男家族との外出も提案し，インフォーマルサービスを駆使して花見の外出を支援することができた．そして，Bさんが意思を表明した2年後，Bさんは肺炎に罹患と共に呼吸障害が出現した．それでもBさんの「人工呼吸器を装着しない」という意思は変わることなく，妻もその意思を受け入れ，緩和ケアが実施され在宅のまま最期を迎えた．Bさんの12年間（診断から6年目）のALSの闘病は，家族や主治医，介護支援専門員らが見守る中終止符が打たれた．Bさんが人工呼吸器を装着しない旨意思表示をされてから亡くなるまで，妻はその2年間を振り返り，「今まで以上に精一杯介護した，濃厚な良い時間だった，夫の想いが理解できたよう思えた」と話された．

〈考察〉

　この事例のように介護支援専門員は，医療的倫理判断をめぐって本人・家族・医療者と共に悩む場面もある．呼吸状態が悪化した中でも人工呼吸器を装着しないという命の掛かった重い決意をしたBさんの覚悟はどれほどだったであろ

う．自らの最期を決意したBさん，そして，それを受け入れた家族，支援者一同は，Bさん本人の明確な意向を支持しながら，それまで受け入れようと苦悩した妻に寄り添ってきた．患者がどのような生活・人生を送りたいのか，患者自身が最もよくわかっているからこそ，患者が決定し他者はそれを認めなければないとされている自律尊重の原則がある．また，フレデリック・リーマーの倫理的判断指針にも，本人の自己決定を尊重する旨が説かれている．利用者自身に判断力がある場合には，自己決定を支援できるような多様な選択肢とその影響，タイミングや時間的配慮など環境を整えることも支援者の役割であると思われる．そして，その自己決定を支持するという支援が最も重要であり，その自己決定内容に変化があれば，それもまた支持する姿勢が望まれる．もし，Bさんが途中経過の中で，人工呼吸器を装着すると考え直した場合には，もちろんその意向を支持したであろう．ACPの重要性が見直される昨今であるが，介護支援専門員自身も死生観を持ち，医療者と共に，担当する利用者の価値観や死生観にも理解を深めたいと考える．

3.3.2 利用者の自己決定と環境が安全や衛生面を脅かすリスクが対立している場合 ───

【事例3】Cさん77歳，男性，要支援2，1人暮らし．生活保護受給者．婚姻歴なし，子供なし．長年親の代から農家を営んでおり，両親，兄姉皆亡くなってしまっている．自宅は，市街中心部から数十km離れた田畑が多い地域，幹線道路沿いにコンビニエンスストアやガソリンスタンド，無人野菜販売所が並ぶところから1～2km入り込んだ10件ほどの集落にある．元々木造の古い建物だったと思われる自宅だが，数年半前の震災後に全壊と判定された家屋で，周囲から仮設住宅への入居を勧められるも，今もそこに住み続けている．その自宅は家財やごみが散乱している上，5匹の猫が住み着き，その糞尿も散乱しているという環境の中で生活している．3年程前に風邪をこじらせて肺炎となり内科医院に1か月程入院し慢性心不全と肝硬変の診断を受けた．その頃から農作業が困難となり生活保護受給者となった．退院後は慢性心不全や肝硬変は自覚症

状がないとのことで通院してない．食事は友人の差し入れが時々あるが，カップ麺などを食べている程度で，そのせいか体形は痩せている．焼酎も毎日2合ほど飲酒，喫煙も20本／日，自転車で近所のコンビニエンスストアに買いに行っている．浴室も使用できず，入浴は同世代の男性の友人が月2〜3回温泉センターに連れて行ってくれているという．数十cm離れている隣家は新築の家で，Cさんとはほとんど交流がない．民生委員から地域包括支援センターに相談があり発覚したケースで，持病の悪化と栄養状態悪化から介護サービス利用が妥当と判断し介護保険認定申請，その際，以前入院歴のある医院を受診して意見書を記載してもらった．要支援1の認定を受けた．その後，地域包括支援センターの介護支援専門員と保護課の担当者は，持病悪化と不衛生な環境であることから施設への移住を提案するが，親から受け継いだ家であるとの理由でこのまま居住続けたいという．それではと，食事の提供や入浴目的で通所介護の利用を勧めるが，Cさんは，集団生活に馴染めないタイプのようであり断固としてサービスの利用を拒んでいる．これから寒くなる時期でもあり，暖かい環境保持できるか，喫煙からの火災の心配もある中，介護支援専門員は，これからCさんをどのように支援するべきか悩んでいる．

　このような事例については，環境面や身体，生活面から孤独死の要因があり，地域の問題として捉えることが重要である．しかし，地域ケア会議にかける前に，一介護支援専門員として倫理的判断思考を巡らしてほしいと考える．

〈倫理的判断の過程〉

1）対立している倫理的葛藤の明確化

　→Cさんの自己決定権（不衛生・危険・生命の危機をはらむ自宅に住み続けたいという意向）vs Cさんの安全や健康を確保する権利

2）事実確認・倫理的葛藤に関係する人や組織に関する情報（改めて情報の再収集）

・Cさんの家から離れたくない理由としては，親から受け継いだ家であること，自宅の敷地内に代々の墓があり，親兄姉の墓守をしたいこと，住み着いた猫

に愛着がわき一緒に暮らしたいこと，男性の友人がいることを話され，Cさん自身は現状困っていることはないので，他者の介入は不要であり，入院もしたくないとのことだった．また，このまま生命の危険が迫っても，この家で死ねたら本望とも言われた

・主治医は，先日の受診時に状況を報告すると，慢性心不全や肝硬変の進行や低栄養状態も懸念され入院して検査を勧めたいとの意見があった

・民生委員は，この地域で孤独死が出れば皆が嫌な思いをするので施設に入ってほしいとの意見があった

・近隣の方々からは数十m離れていることもあり，表立った苦情はないが，民生委員によると，Cさん宅から出火や延焼，野良猫の繁殖などを心配する声があるという．

・Cさんの現状の暮らしが継続することで，病気の悪化や進行や感染症への罹患，病気が原因でのADL低下や廃用症候群や孤独死，火災や次の天災時の生命の危険，近隣への影響としては火災時の延焼などが予見できる．しかし，Cさんは，前述のように，生命の危機を覚悟しながら自宅に住み続けたいと自己決定している．フレデリック・リーマーの倫理的判断指針によれば，1人の人間の権利の優先順位の場合には，身の危険があったても，本人の意思が優先され，自己破壊的行動を選択することも許されると説かれている

　果たしてこれで解決，納得となるだろうか？その中でもCさんの自己決定権を尊重しつつ，安全や健康といった幸福な権利も付加することはできないだろうか？

3）可能な選択肢及び影響の予測

①現段階ではCさんの自己決定を尊重する

　→Cさんの自己決定が尊重されるが，前述のような孤独死等の危機がある

②インフォーマルサービスを駆使し，地域で定期的に声掛け安否確認だけを行う

　→Cさんの自己決定を尊重しつつ，最低限の他者の介入に留められる

一介護支援専門員として倫理的判断思考を巡らしたところで，事業所全体として再考し，他の介護支援専門員の選択肢を確認し，その続きを，地域ケア会議へ持ち運ぶと，より行政や地域住民，他の専門職の意見も整理しながら聴きやすくなる．

　この事例は，その後，地域ケア会議開催の運びとなり，メンバーには警察，消防，市災害対策課の職員，高齢介護課の職員，地域担当の保健師，意見書記載の医師，民生委員，地域包括支援センターの所長と担当介護支援専門員が結集した．その中でも多様な意見，選択肢があがったが，結果として，以下の通りとなった．

4）選択肢の決定（最善の選択肢はどれか？）

〈結果〉

　Cさんの意思を尊重し現状の生活を継続してもらいつつ，地域で関わっている支援者で見守ることとなった．その方法として，①地域で警察，消防，保健師，地域包括支援センター，民生委員などで週1回程度の安否確認訪問を行う．友人へも状況を説明し理解してもらう②訪問の際，病状悪化等身体に異常があれば受診を勧め，医師へ相談の上病院に救急搬送対応することがある．もし亡くなっていた場合は警察へ連絡する③身寄りがいないことから，後見人制度の適用も検討されたが，市保護課でフォロー可能な部分も多く，地域包括支援センターで生前の本人の意思，ＡＣＰを明らかにしておくこととなった④今後の災害で自宅崩壊した場合の避難，保護先として介護施設△△に依頼することになった⑤地域で関わっていくうちに，他者の受入れがよくなれば，介護サービスの導入を検討する⑥状況が変化した場合には関係するメンバーで話し合うこと，となった

〈考察〉

　Cさんのように生命の危機を覚悟しながらも，自宅に住み続けたいと自己主張／自己決定しているケースも少なくない．特に医療者であれば，生命存続を第一に掲げ医療的保護を推奨するであろう．しかし，Cさんがこれだけはっきりと自己決定している場合，フレデリック・リーマーの倫理的判断指針のよう

にCさん自身に身の危険があったとしても，本人の意思が優先され，自己破壊的行動を選択することも許される場合もある．しかし，これは，現時点でのCさんの自己決定を尊重した結果であるが，今後，災害で自宅が壊滅したり，病状悪化や転倒骨折となったりでADL低下や苦痛を伴うようになった場合に，再度Cさんの意向を確認する必要がある．人の気持ちは環境や心身の状況で変容可能性が高く，地域ケア会議の結果のごとく時間的経過や状況に応じて対処することが強く求められる．

　今回のCさんのケースでは，近隣住民には直接的な大きな被害等はなかったが，もし，Cさんが生活を継続することで近隣住民へ健康や生命の危機を予見できるような事態（例えば，Cさん宅から悪臭を放っているとか，廃棄物があふれ交通の妨げとなったり，Cさんに精神疾患があり危険物を所持していたり・・などの状況）が判明すれば，その行為や状況は公序良俗に反するものであり，警察の介入が第一選択となることはいうまでもない．高良によれば，フレデリック・リーマーも基本的な幸福とより豊かな社会生活を営むために必要な付加的なものが同時に侵害される場合，基本的な幸福への侵害に反する義務の方が優先されると述べている[10]．

　このように介護支援専門員は個別な関わりから，地域社会へと繋がる事例を担当し倫理的葛藤で苦悩することも少なくない．介護支援専門員は，その時々の状況判断と対話に加え，介護支援専門員倫理綱領の地域包括ケア推進に掲げてあるように，利用者の生活課題が地域において解決できるよう，他の専門職及び地域住民との協働を行うことも使命である．

3.3.3　利用者と介護支援専門員の所属法人の利益が対立している場合や，利用者とその入居施設との利益が対立している場合 ————

【事例4】Dさん，80歳，女性，脳梗塞の不全麻痺と軽度の認知症がある．ADLは左下肢の跛行があるものの歩行器歩行で排泄動作はゆっくり自立している程度で要介護2．長女と孫娘の3人暮らし．この度，長女が再婚し孫娘と共に新居へ移ることになり，Dさんはサービス付き高齢者施設に入居すること

になった．施設の選定は，介護支援専門員が数件紹介した中から，入居費が安価であることから長女が決定した．この施設は数か月前に開設された担当介護支援専門員の勤務する事業所の同法人が運営する施設であった．現在，Ｄさんは通院で健康管理しながら，通所介護を週3回，時々ショートステイを利用しながら生活していた．担当の介護支援専門員は，施設入所後も継続して担当することになり，施設との契約時に同席した際，元上長であった相談員から，施設の勧めとして，訪問介護で7時半と20時に身体1生活1（20分以上30分未満の身体介護と20分以上45分未満の生活援助）のサービスを毎日ケアプランに位置付けてくれないか言われた．しかし，Ｄさんは通所介護を継続利用希望しており，介護支援専門員も生活リハビリと他者との交流目的で通所介護の利用は妥当である旨を伝えた．これに対し施設側は，強要はしないと言いつつも入居費を低額に抑えているため，併設の訪問介護のみを優先的になるべく限度額一杯利用してほしいというのである．家族は施設の勧めであればということで納得しているが，Ｄさんはなじみの通所介護に行きたいと不満をもらしつつも長女が施設費用の半額を負担するため何も言えない．介護支援専門員は，Ｄさんの状態像から，訪問介護を過度に利用することで自立を阻み，かつ認知症の進行を助長すると考えながらも，勤務している同法人の施設であり提案通りのプランを作成して仕事を続けるべきかと思い悩んでいる．

1）対立している倫理的葛藤の明確化

　→利用者vs組織の利益（Ｄさんの自己決定権・自立支援VS介護支援専門員の所属組織の利益）

2）事実確認・倫理的葛藤に関係する人や組織に関する情報と，3）可能な選択肢及び影響の予測

・介護支援専門員としては，Ｄさんの自立支援型のケアプランを作成したい施設が提案する訪問介護中心のサービス利用では，マネジメントの過程からも，自立支援，利用者の権利擁護，中立・公正の堅持，社会の信頼性，法律の順守・・・に反することになる

・介護支援専門員がＤさんのケアプランを施設の提案通りに作成すれば，Ｄさ

んは機能低下，認知症進行など状態が悪化する可能性は大きいが，勤務している法人の利益となり，もしかして賞与査定に高評価となるかもしれないし，元上長ともよい関係で仕事ができる

・ストレスなく本来の介護支援専門員の仕事をしたいし，成長したい

・フレデリック・リーマーの倫理的判断指針によれば，所属した組織のルールに従うべきであり，従いたくないならばそのルールを変えるか，または所属組織を変わるべきだと説いている

4）選択肢の決定（最善の選択肢はどれか？）

〈結果〉

　この介護支援専門員は，悩んだ末，事業所を退職し，別の法人の事業所で仕事を続けている．一方，Ｄさんは，施設の提案通りのケアプランにて半年後に寝たきり状態となり，そのまま同施設で生活している．

〈考察〉

　ここまで極端でなくとも類似の事例は，介護支援専門員としてよく遭遇するのではないだろうか．この事例は，利用者と介護支援専門員の所属組織の利益との対立と表したが，実は，介護支援専門員自身の内省ともとれる倫理的判断なのである．介護支援専門員として，前述の倫理的規範から鑑みると，本来の介護支援専門員が専門職として忌憚なく，その能力を発揮できるような社会的活動の場は最低限ほしいところである．しかし，現実は大なり小なりジレンマを感じる場面も少なくない．組織に所属している以上，組織への貢献も重要な観点であり，組織へ利益をもたらすことは貢献である．利益も広義に捉えると，介護支援専門員が倫理観を持って，利用者の自立支援，中立・公正の堅持，社会の信頼性，法律の順守等を念頭におき規範的な行動をしていることが，その所属する組織が高い評価を得るという社会的利益を受けることにならないか．介護支援専門員と同等に所属組織も高い倫理観を堅持し，それが認められる社会であってほしい．

3.3.4　利用者の意思が確認できない場合において，延命処置の可否で対立している場合 ──────

【事例5】Eさん，女性，92歳，パーキンソン病，認知面の低下あり，要介護5．独身で定年退職した長男と2人暮らし．夫は30年前に他界，長女は関西方面で家庭を持っており，年に1～2回程度帰省する．これまで約20年間，ほぼ長男が介護してきた．長男が会社勤めをしていた頃は，通所介護や訪問介護等を利用していたが，長男が定年退職後にはそれらの利用を止め，食事・排泄・入浴の他，独自の介護やリハビリを施していた．

　Eさんは若いころ食堂に務めており料理が得意だったという．長男も料理が趣味で毎食Eさんに食事を振舞っていた．介護支援専門員が，長男の介護負担軽減のため再び通所等のサービスを提案した際には，母親の介護を他者へ任せたくないと言い切った．数年間，ベッドと車椅子の用具のみのサービスを利用した後，Eさんがほぼ寝たきりとなり，3年前より，訪問診療，保清支援のため医療保険での訪問看護を利用していた．そして，Eさんが90歳を迎える頃から自発動作や発語が少なくなり，意思の疎通も困難となり，食事摂取量も徐々に低下してきた．

　長女が帰省したタイミングで，介護支援専門員は，今後ケアについて（このまま在宅看取り？）担当者会議を開催した．長男は，昨今の平穏死や看取りについて，手抜きの医療だ！最後まで手を尽くしてこそ医療だ！という見解を持っており，長男の意向は，最期まであらゆる手を尽くしてほしい，将来的には胃ろうも点滴もできることは全部お願いしたいと言われた．しかし，昨年義父を看取った経験を持つ長女は，このまま自然なかたちで看取りをしたほうがよいと言われた．Eさんの推定意思を探ったが，長男は母も長生きしたいはずだと返答したが，長女は92年間生きて満足していると思うと返答した．訪問看護師の中には，確かに数年前Eさんが"長生きしたい"言ったと記憶している者もいた．姉弟で意見が割れ険悪なムードのまま，長女は関西へ帰宅してしまった．長男は胃ろうなど延命すると決めており，介護支援専門員は長男のみの意見で進めてよいものだろうかと悩んでいる．

１）対立している倫理的葛藤の明確化

　→高齢の母親に延命治療をして欲しいと考える長男と延命治療をしてほしく
　　ないと考える長女との対立

２）事実確認・倫理的葛藤に関係する人や組織に関する情報と，３）可能な選
　　択肢及び影響の予測

・長男は主介護者で約20年間，Eさんを献身的に介護してきた．長男にとって
　Eさんは大事な母親でいつまでも長生きしてほしい．QOLより命を少しで
　も長く

　→延命希望，胃ろう，点滴等行う

・長女は年に数回しか帰省しておらず，これまで長男に介護は任せきり．しか
　し，義父を看取った経験もあり，年齢的にも自然に逝かせたい

　→延命しない

・Eさんの推定意思は不明も，介護歴の長い長男の意思が本人の意思と考える
　と延命するのか？

・看護師が，Eさん自身が長生きしたいと言ったと聞いているが，数年前のこ
　とであるし，何歳を想定して長生きしたいと言ったのか詳細は不明である

・介護支援専門員は，自律性尊厳の四原則も判断に困惑したため，ジョンセン
　の四分割表に落とし整理してみた（表3-6）．すると，胃ろうや点滴を施行
　しても侵襲を与えることで命を縮めるリスクもあり，胃ろうが成功したとこ
　ろで劇的な延命にはならないという考えに至った

・主治医，訪問看護，介護支援専門員は，カンファレンスを開催した．介護支
　援専門員も，前述の意見を述べた．医師，看護師も同意見であり92歳，穏や
　かに自然に看取るのが理想的と一致した．しかし，これまでのEさんと長男
　の関係性，及びこだわりの介護を観てきた支援者としては，長男の強い延命
　の意向を鑑みると，長男が後悔しないよう延命支持してもいいのではないか
　という見解に至った．主治医からは，食事ができなくなった場合，代替案と
　して皮下点滴の提案もあった

表3-6　ジョンセンの四分割表　Eさん　×年×月×日　介護支援専門員〇〇〇〇

医学的適応	患者の意向
善行（恩恵）と無危害（侵害回避）の原則 1．患者の医学的問題は何か？ 　胃ろう等延命をするか否か？ 92歳. 　病歴は？診断は？予後は？ パーキンソン病，認知症，老衰，予後数年か？ 2．急性か，慢性か，重体か，救急か？ 　いずれでもない. 老衰. 3．治療の目的は？　延命. 4．治療が成功する確率は？ 　70%？胃ろうOP中の死も数%ある. 5．治療が奏功しない場合の計画は？ 　胃ろうの他，点滴等の処置はある. 6．要約すると，この患者が医学的及び看護的ケアからどのくらい利益を得られるか？また，どのような害を避けることができるか？ 　高齢で寝たきり，体力低下している状態であり，延命治療をすることで命を縮めることも考えら，胃ろうをしても数年延命するか否かではないか？誤嚥の害は避けられる.	自律性尊重の原則 1．には精神的判断能力と法的対応能力があるか？能力がないという証拠はあるか？ 　いずれの能力はない. 重度認知症，長谷川0点. 2．対応能力がある場合，患者は治療への意向についてどう言っているか？ー 3．患者は利益とリスクについて知らされ，どのように理解し，同意しているか？　理解できない. 4．対応能力がない場合，適切な代理人は誰か？その代理人は意思決定に関して適切な基準を用いているか？ 　代理は長男. 長男なりに考えて意思決定しようとしている. 5．患者は以前に意向を示したことがあるか？事前指定はあるか？ 　数年前に「長生きしたい」と言っているが詳細は不明. 事前指定書なし. 6．患者は治療に非協力的か，または協力できない状態か？その場合，なぜか？ 　体力ないため治療には抵抗しないと思われる. 7．要約すると，患者の選択権は，倫理・法律上，最大限に尊重されているか？　不明.
QOL	周囲の状況
善行と無危害（侵襲回避）と自律性尊重の原則 1．治療した場合，あるいはしなかった場合に，通常の生活に復帰できる見込みはどの程度か？ 　胃ろうしてもしなくても現状の生活は変わらない. 2．治療が成功した場合，患者にとって身体的，精神的，社会的に失うものは何か？ 　健康な身体，胃ろうにより侵襲された身体へ. 3．医療者によるQOL評価に偏見を抱かせる要因はあるのか？ 　あり. 食べることが好きなEさんにとって胃ろう栄養は食事なのか？ 4．患者の現在の状態を予測される将来像は延命が望ましくないと判断されるかもしれない状態か？ 　延命が望ましくないと判断されるかもしれない. 5．治療をやめる計画やその理論的根拠はあるか？ 　胃ろうをしないでも代替えとして，侵襲性の少ない大量皮下点滴も提案している. 6．緩和ケア計画はあるか？ 　家族が望めば可能である.	忠実義務と公正の原則 1．治療に関する決定に影響する家族の要因はあるか？ 　胃ろうや点滴をしたい長男と自然に看取りたい長女と意見が対立している 2．治療に関する決定に影響する医療者側の要因はあるか？ 　特になし. 偏った支持はしていない 3．財政的・経済的要因はあるか？ 　特になし 4．宗教的・文化的要因はあるか？ 　特になし 5．守秘義務を制限する要因はあるか？ 　特になし 6．資源配分の問題はあるか？ 　特になし 7．治療に関する決定に法律はどのように影響するのか？ 　影響する法律はないと思われる 8．臨床研究や教育は関係しているか？ 　していない 9．医療者や施設側で利害対立はあるか？ 　ない

4）選択肢の決定（最善の選択肢はどれか？）

〈結果〉

　結局，胃ろう造設は間に合わず，点滴を行い看取りに至った．経過は次の通りである．

　支援者のみでカンファレンスを行った後，主治医より長男へ再度Eさんの状態と胃ろうのリスク面も説明がなされた．しかし，長男は手を尽くしてほしい，ただ母親に長生きしてほしいだけだと泣き崩れた．結果，胃ろうを造ることになり，医師より入院の手配をすることになった．しかし，翌日にEさんは高熱を出し，誤嚥性肺炎と診断された．肺炎治療での入院も検討されたが，長男は入院しても点滴だけなら家で看ると言われた．服薬しても高熱を繰り返し，徐々に衰弱．経口摂取を一時止めるよう，主治医が何度も説明をしても，長男はEさんへ，ミキサー食を準備し強引に食べさせていた．母親に食べさせることが長男の喜びになっていたようだった．この時点で，胃ろうを施行するタイミングを逸していた．高熱は10日間続き，抗生剤の点滴が施行されたもののEさんは衰弱，長男の食事介助にも口を開けなくなった．その2日後，長男，帰省した長女が見守る中，Eさんは眠るように息が止まり逝去された．それでも，長男は自ら泣きながら心臓マッサージを数分行っていた．主治医も看護師もそれを止めさせることはなかった．

　約2週間後，介護支援専門員がEさん宅へ弔問に伺った際，長男は「もっと，長生きしてほしかった…しかし，母は胃ろうをしたくなくて早く逝ったのですかね」と言っていた．

〈考察〉

　多死社会を迎え，地域包括ケアシステムの整備が急務と叫ばれている中，在宅での看取りが注目されている．介護支援専門員も見取りの場面で様々な倫理的葛藤を体験する．人の死に対しては，その関わる人たちが様々な想いをもって取り巻いている．療養場所を決めるにも，病院か，自宅か，施設かで本人や家族の意見が割れるし，治療を継続するか，緩和ケアに移行するのかでも葛藤があり，延命治療をするかしないかで苦悩する．Eさんの事例のように延命を

するかしないか，姉弟で対立することも少なくない．利用者本人が，意思決定が困難な場合の家族の意思決定支援は極めて難しい．これまでの家族関係から家族各人の感情が渦巻いており，その中での医療的倫理判断は極めて難航する．Eさんの事例では，支援者側の見解も確認した上で個別的に対応をした．重要なことは，医療者が事実を適切に説明すること，そして医療者を含む支援者は，葛藤し苦悩する利用者本人や家族の想いを理解しようと努力すること，更に直接的な支援者の他，利害関係のない第三者や有識者など複数名の意見を求め検討することである．もちろん介護支援専門員もその中で倫理的に思考しなければならない．理解しようとする過程には，事実確認と，利用者や家族と対話があり，関係者との討議がある．その事実確認と対話を丁寧に行うことが，倫理的思考の一歩であると思われる．

おわりに

　本章では，介護支援専門員の職業倫理について述べてきたが，介護支援専門員と倫理は切り離しては語れないことや，介護支援専門員という職業は日常的に倫理的葛藤の中で遂行されていることが改めて認識できたのではないだろうか．介護支援専門員の日々の支援には倫理的判断が存在する．利用者・家族の幸福や尊厳という最善策を模索する倫理的思考は，介護支援専門員としての自らの成長へも寄与するものと考える．今回取り上げた倫理理論はほんの一部に過ぎないが，これを機会に是非とも他の倫理理論も探求し学びを深めたい．

引用・参考文献

1）介護保険六法編集委員会：介護保険六法　平成29年版，中央法規，2017.
2）厚生労働省HP
　　https://www.mhlw.go.jp/index.html
3）介護支援専門員実務研修テキスト作成委員会：介護支援専門員実務研修テキスト，長寿社会開発センター，2016.
4）介護支援専門員研修テキスト編集委員会：2訂　介護支援専門員研修テキスト　主任介護支援専門員研修，2018.

5）和辻哲郎：倫理学（一），岩波文庫，2007.

6）カント（篠田英雄訳）：道徳形而上学原論，岩波文庫，1991.

7）小寺聡編：もういちど読む山川倫理，山川出版社，2011.

8）アリストテレス（高田三郎訳）：ニコマコス倫理学』（上・下巻），岩波文庫，1973.

9）ナーシング・サプリ編集委員会：事例でまなぶケアの倫理，メディカ出版，2015.

10）高良麻子：実践力をつけたいケアマネジャーのためのワークブック，中央法規，2004.

11）日本介護支援専門協会HP
　　https://www.jcma.or.jp/

12）箕岡真子、稲葉一人編著：ケースから学ぶ高齢者ケアにおける介護倫理，医歯薬出版，2008.

13）清水哲郎，伊坂青司：生命と人生の倫理，放送大学教育振興会，2005.

14）田中朋弘：職業の倫理学，丸善出版株式会社，2011.

15）田中朋弘：文脈としての規範倫理学，ナカニシヤ出版，2012.

16）ダニエル・C・ラッセル（立花幸司監訳）：徳倫理学，春愁社，2015.

17）ヘルガ・クーゼ（竹内徹，村上弥生監訳）：ケアリング―看護婦・女性・倫理，メディカ出版，2000.

18）村松茂美，小泉尚樹，長友敬一，嵯峨一郎編：はじめて学ぶ西洋思想－思想家たちとの対話－，ミネルヴァ書房，2005.

第4章
医師の職業倫理

はじめに

　本章では，医師の職業倫理について，主に日本国内の医師を想定しながら考えていきたい．まず，4.1で日本における医師の法的扱いと現状を概観した上で，4.2で医師の職業倫理について，専門職性，医の倫理，バイオエシックス等を手掛かりに見ていきたい．最後に，4.3ではいくつかの事例と医師－患者関係モデルを紹介する．なお，全体を通じて，臨床のみならず公衆衛生を掌る立場としての医師についても言及するようにした．

4.1　医師とはいかなる職業か

4.1.1　日本における医師という職業

　日本の「医師法」では，医師とは「医療及び保健指導を掌ることによって公衆衛生の向上及び増進に寄与し，国民の健康な生活を確保する者のこと」であると定義されている（医師法 第一条）．医師というと，いわゆる「診療」に携わる存在が最もイメージされやすいが，それ以外にも，医療や保健を掌る専門職として，基礎医学研究医や社会医学研究医，法医，公衆衛生医など，様々な医師が存在する．

　日本では，医師になろうとする者は，医師国家試験に合格し，厚生労働大臣の免許を受けなければならない（医師法第二条）．医師でなければ，医業をなしてはならず（「業務独占」医師法第十七条），かつ，医師でなければ「医師」と名乗ってはならない（「名称独占」医師法第十八条）．

　医師または元医師には「正当な理由がないのに，その業務上取り扱ったことについて知り得た人の秘密を漏らしたときは，6月以下の懲役又は10万円以下の罰金に処する」と刑法第百三十四条にその守秘義務について規定されている（これは，薬剤師，医薬品販売業者，助産師，弁護士，弁護人，公証人，宗教・祈祷・祭祀の職にある者／あった者も同様である）．その場合の「正当な理由」とは，「法令に基づく場合」，「第三者の利益を保護するために秘密を開示する場合」，「本人の承諾がある場合」などである[1]．

　医師法第十九条では，「診療に従事する医師は，診察治療の求めがあった場合には，正当な事由がなければ，これを拒んではならない」という，医師の応召義務について規定されている．これは，医師法が制定された明治39年（1906年）以前の，医療の主体が個人開業医だった明治初期の医師像を前提にしているからである．しかしながら，医師の過半数が病院勤務医である今日においては，応招義務の要否は医療法や健康保険法で律すべき問題に変化しており，国や自治体が担うべき救急医療の問題を医師個人の問題として論じるのは筋違いであるという指摘もある[2]．

　更に，1999年に改正された医師法第十六条の二によって，2004年度からは，臨床で診療に従事するためには2年間以上の臨床研修をおさめることが義務化された．臨床研修を終えていない医師は，診療行為を行うことは認められず，病院や診療所の施設管理者（院長）となることもできない．ただし，基礎医学研究医や社会医系医師，法医学者，産業医等で，診療行為以外の医業に従事する医師にはこの義務はない．

　医師法第六条によって，「医師は，厚生労働省令で定める2年ごとの年の12月31日現在における氏名，住所（医業に従事する者については，更にその場所）その他厚生労働省令で定める事項を，当該年の翌年1月15日までに，その住所地の都道府県知事を経由して厚生労働大臣に届け出なければならない」と定められている．調査は，届出義務者である医師から提出された届出票を，保健所で取りまとめ，厚生労働大臣に提出するという流れで行われる．これをもとに，医師の性別・年齢・業務の種別・従事場所・診療科名等ごとの分布を明らかに

し，厚生労働行政の基礎資料が得られている．ここでは，平成30年（2018年）
医師・歯科医師・薬剤師統計結果[3]より，日本の医師の数的現状を概観する．
同年12月31日現在の全国の届出医師数は327,210人で，2年間で7,730人（2.4％）
増加している．施設・業務の種別を見ると，「医療施設の従事者」は311,963人（総
数の95.3％）で最も多く，「介護老人保健施設の従事者」は3,388人（1.0％），そ
れ以外が9,331人（2.9％）であった．「医療施設の従事者」のうち，病院に従事
する医師の割合がやや増加傾向（平成26年62.6％⇒平成28年63.3％⇒平成30年
63.6％），診療所に従事する医師の割合がやや減少傾向（平成26年32.7％⇒平成
28年32.1％⇒平成30年31.7％）にあるものの，構成比率に大きな変化は認めない．

　医療施設，介護老人保健施設以外の従事者等の内訳は，以下のグラフのよう
になっている（**図4.1**）．

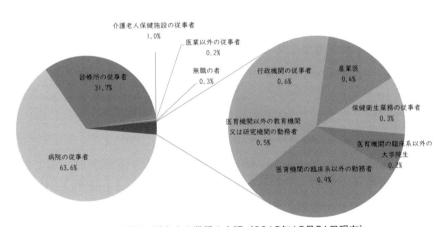

図4.1　医師の従事する業種の内訳（2018年12月31日現在）

　各施設の定義[4]は次の通りである．
病院：医師又は歯科医師が医業又は歯科医業を行う場所であって，患者20人以
　　　上の入院施設を有するもの
診療所：医師又は歯科医師が医業又は歯科医業を行う場所であって，患者の入
　　　院施設を有しないもの，又は患者19人以下の入院施設を有するもの

介護老人保健施設：介護保険法による都道府県知事の開設許可を受けた施設であって，入所する要介護者に対し，施設サービス計画に基づいて，看護，医学的管理下における介護及び機能訓練その他必要な医療並びに日常生活上の世話を行うことを目的とする施設

医育機関：学校教育法に基づく大学等において，医学又は歯学の教育を行う機関

　また，臨床以外の業務に従事している医師について，以下のように補足しておく（行政医師と産業医についての詳細は後述する）．

行政機関の従事者：国，都道府県，保健所，市町村等の行政機関に従事している者のこと．これらの医師は「行政医師」とも呼ばれ，その多くは，公衆衛生を掌る公衆衛生医師としての役割を担っている

産業医：労働者の健康管理その他をおこなう医師のこと（厚生労働省調査においては，主として事業場において労働者の健康管理等のため従事している医師が産業医として計上されている）

その他の保健衛生業務の従事者：血液センター，生命保険会社，社会保険診療報酬支払基金等の保健衛生業務に従事している者など

　現在の日本における医師の労働環境は，平均的には非常に厳しい．厚生労働科学特別研究「医師の勤務実態及び働き方の意向等に関する調査研究」によると，64.1％の病院勤務医が月40時間以上の法定労働時間外勤務を行っている[5]．さらに，病院勤務医の40.5％は，厚生労働省が過労死認定基準の目安としている「月80時間の時間外労働」[6]を超えている状況がある．また，西日本新聞が行った九州地方の中核病院を対象としたアンケートでは，回答した病院の6割が違法な残業や残業代未払いで是正勧告を受けるなど，厳しい実態が明らかになっている[7]．

　厚生労働省の「第16回 医師の働き方改革に関する検討会」（2021年10月14日開催）では，2024年4月から適用される罰則付き医師の時間外労働の上限時間を，休日労働込みで原則年間960時間以下・月100時間未満とするが，地域医療提供体制の確保の観点から止むを得ずこの水準を到達できない場合には年間

1,900〜2,000時間とする事務局案が提示されていた．最終的には2021年4月以降，そのような特別な場合は年1,860時間，月100時間とする特別水準を設けるが，将来に向けて縮減方向とすることが定められた．現状を改善するための「働き方改革」であるが，それでもなお，過酷な状況を止むを得ず容認していることには変わらない．

　そして，年間1,860時間程度以内の時間外労働規制が適用される施設としては，「2次・3次救急」，「5疾病（がん，脳卒中，心血管疾患，糖尿病，精神疾患）に関する医療」，「5事業（救急医療，災害医療，へき地医療，周産期医療，小児医療）」，「在宅医療」「特に専門的な知識・技術や高度かつ継続的な疾病治療・管理が求められ，代替困難な医療（高度のがん治療，移植医療，児童精神科など）」を提供する医療機関等が想定されている．特に医師が必要となる部門ゆえの規制緩和措置であろうが，そのことによって，これらの施設に勤務する医師の実質的な負担や相対的な負担感が一層増し，ただでさえ医師が不足しているこれらの診療科を希望する若手の減少が加速するのではないかと懸念される．

　一部からは，そもそも「医師は労働者ではない」という意見も聞こえる．しかしながら，医療の質を確保するためには，労働者として，また1人の人間として生活を営んでいる医師が，適切な労働時間の管理や正当な対価を受け取ることができるよう，政策が組みなおされていくことが期待される．

　浅井篤，板井孝壱郎，大西基喜は，医師の職業的義務を越えた道徳的価値のある医療行為（＝職業的超義務行為（Professional Supererogatory Actions））を，医師の職業的義務とは明確に区別すべきであるが，医師としての基本的な職業的義務，個人としての多種多様な社会的役割から派生する義務を果たした上で，職業的超義務行為を行うことは，基本的に好ましいことであると述べている[8]．現行の日本の医療の一部は，医師の職業的超義務行為に支えられているようにも見える．それらの職業的超義務を発揮する医師の中には（あるいは医師以外でも），一個人としての社会的役割（例えば，町内会，PTAなど）や私的な楽しみを犠牲にしている者も少なくないだろう．あるいは，その医師の周囲の家

族等が，当該医師の一個人としての社会的役割を代替し支えることによって，かろうじて成り立っている職業的超義務も存在するだろう．医療の質を保ったまま，医師の働き方改革を進めるためには，医師や政策決定者だけでなく，他職種や患者，医師の家族の立場からも，共に考える必要がある．

4.1.2　行政医師（公衆衛生医師）とは？

「公衆衛生とは，生活環境衛生の整備，感染症の予防，個人衛生に関する衛生教育，疾病の早期診断と治療のための医療・看護サービスの組織化，及び地域のすべての人々に健康保持に必要な生活水準を保証する社会機構の整備を目的とした地域社会の組織的努力を通じて，疾病を予防し，寿命を延ばし，身体的・精神的健康と能率の増進を図る科学であり技術である」—これは，1920年に米国の公衆衛生学者 Winslow によってあらわされた公衆衛生の定義である．

公衆衛生には多くの分野があるが，全国保健所長会では，特に，全国の保健所や都道府県庁など地域保健分野で働く行政医師等を「公衆衛生医師」と位置付けている．全国保健所長会は「*公衆衛生医師は，病院や診療所等といった医療機関の臨床現場で働く医師とは仕事内容が大きく異なることもあり，一般市民からだけではなく，医療従事者からもどのような仕事をしているのか十分理解されていないのが現状です*」としながらも，公衆衛生医師を知ってもらい，担ってもらうために，情報発信を続けている．そのホームページから抜粋・再構成して紹介する[9]．

地域保健分野での公衆衛生医師の働く場：
・都道府県の場合は保健所や本庁と呼ばれる都道府県庁など
・政令市・中核市の場合は保健所や保健センター，市役所など
地域保健分野の公衆衛生医師の業務内容：
　都道府県型の保健所の場合…
・感染症
・母子保健

・生活習慣病・がん・難病

・精神保健福祉

・食品や環境などに関する生活衛生

・医事・薬事

・地域の救急医療，災害医療，へき地医療，小児科・産科医療体制の整備

・健康危機管理体制の整備

・地域包括ケアシステムの推進　　　　　　　　　　などに関する業務

政令市・中核市型の保健所・保健センター等の場合は，上記に加えて，

・乳幼児健診やワクチン接種などの母子保健事業

・特定健診や特定保健指導などの成人保健事業　　　　　　　　　　など

都道府県庁や市役所…

・感染症，精神保健福祉，生活習慣病・がん，難病など，それぞれの分野の事業に
　関する予算獲得や計画策定，システムづくり

・それぞれの自治体議会での質問に対する答弁対応　　　　　　　　　など

公衆衛生医師に求められるもの：

・一般的な医学の知識に加え，疫学の知識やそれを用いて地域の健康課題を明らか
　にできる能力が求められる

・さらに，地域の健康課題を改善するための対策を進めるためには「組織」（自組織
　や他の関係機関）を動かす必要があり，それら組織をマネジメントする能力が求
　められる

・関係者や関係機関・団体とコミュニケーションを図りながら仕事を進めていく必
　要があるため，高いコミュニケーション能力も必要となる．

・業務の中では感染症や食中毒，医療安全や児童虐待など健康に関する危機管理を
　取り扱うことから，健康危機管理と呼ばれる危機管理能力も求められる

・また，都道府県や政令市・中核市といった地方自治体の職員として働くことから，
　人間の生命を守る医師としての倫理観だけではなく，公平・公正な公務員として
　の倫理観も併せて求められる

・さらに，予算調整，議会対応から報道対応など行政職員としての能力も必要

111

　これらの能力の維持・向上のための訓練の枠組みとして期待できる「社会医学系専門医制度」が2017年よりスタートしている．この制度は，「個人へのアプローチにとどまらず，多様な集団，環境，社会システムへのアプローチを中心として，人々の健康の保持・増進，疾病の予防，リスク管理や社会制度運用に関してリーダーシップを発揮することにより社会に貢献する専門医を養成すること」を目的としている[10].

4.1.3　産業医とは？

　産業医とは，事業者との契約に基づき，その事業者から委託された業務を産業医学の専門家としての立場で実践する医師のことである．具体的には，事業者が雇用する労働者等の健康に関わる業務及びその事業場が地域社会に及ぼす健康影響に関わる業務等を担当する[11].事業所から業務委託される立場ではあるものの，本来は事業所とは切り離された第三者的視点を持ち，労働者と事業所の間の中立的立場に立つべきものである．

　産業医についての規定は「労働安全衛生法」（職場における労働者の安全と健康を確保するとともに，快適な職場環境の形成を促進することを目的とした法律）に記されている．労働安全衛生法の第十三条では，常時50人以上の労働者を使用する事業場ごとに産業医を選任し，労働者の健康管理等を行うことが規定されている．産業医は，労働者の健康管理等を行うのに必要な医学に関する知識について厚生労働省令で定める要件を備えた者でなければならないとされ，産業医科大学卒業者や日本医師会の産業医学基礎研修，産業医科大学の産業医学基本講座を修了した医師,労働衛生コンサルタント試験（保健衛生区分）に合格した医師，大学で労働衛生に関する科目を担当する教授，准教授，講師等を担当した医師などがそれに相当する．

　労働安全衛生法を実施する際の具体的基準を示す「労働安全衛生規則」では，産業医は「健康診断及び面接指導等の実施，これらの結果に基づく労働者の健康を保持するための措置に関すること」，「作業環境の維持管理に関すること」，「作業の管理に関すること」，「労働者の健康管理に関すること」，「健康教育,

健康相談その他労働者の健康の保持増進を図るための措置に関すること」,「衛生教育に関すること」,「労働者の健康障害の原因の調査及び再発防止のための措置に関すること」について,事業者の衛生管理者に対して指導,助言したり,必要な際には総括安全衛生管理者に対して勧告をすることができる.

　労働者が実際に働く状況を理解するために,産業医は原則毎月1回以上,事業所内を巡視することが求められる(労働安全衛生規則 第十五条).また,労働者の健康に関する事項を審議する場として各事業場に設置されている(安全)衛生委員会のメンバーとして,職場の安全衛生体制の構築にも参画する(労働安全衛生法第十八条の2)[12].

　近年では,労働安全衛生法第六十六条の十に記されている「心理的な負担の程度を把握するための検査」(いわゆる「ストレスチェック」)が2015年12月より義務化されたことに伴い,検査の実施と高ストレス者の判定,高ストレス者への面接等も産業医の業務に加わった.

　労働者が健康を損なうことなく,安全に働けるように管理することが,産業医の職務の真髄であるが,更に,労働者が働くことによって,健康や幸福を一層得られるように支援できるならば,産業医としてこれほど幸いなことはないだろう.

4.2 医師の職業倫理

4.2.1 専門職の倫理(プロフェッショナリズム)[13]

　医療専門職としての医師の職業倫理について述べる前に,専門職全般に共通する倫理について概観したい.かねてより「聖職者」,「医師」,「弁護士」の三業種が専門職として語られてきた.それらの職業は,「労働とその対価」という形のみで労働するのではなく,社会のために自らの生を捧げた立場にある人だと理解され,尊敬されていたという歴史があった.英語のProfession(専門職)は,Profess(宣誓する)という言葉に由来しており,専門職に就いた者たちが,その役割を自ら引き受けることを何らかの形で誓ったということに端を発して

いるといわれている．すなわち専門職とは，社会に自らを捧げることを誓った人々の立場に対する呼称であると解釈できる．田中によると，専門職の特徴は，概ね次の6つに集約される[13]．

1．社会的に重要であり，かつ高度な専門的知識や技術を持つ
2．職務に関して高度の自律性（自己裁量権）を持つ
3．専門職集団を形成する
4．独自の倫理綱領を持つ
5．体系的な教育システムを持つ
<u>6．公益を促進する</u>

　中でも，専門職の存在意義は6番目の「公益の促進」に集約される．専門職は自らの利益追求を第一義とするのではなく，公の利益のために業務をまっとうすべきであるという社会からの要請がある．それに応じるために専門職は，職業集団内部で（上記項目の3に該当）独自の体系的な教育システムを持って（同じく5に該当），専門的な知識や技術を習得し（同じく1に該当），倫理綱領を設けて内的コントロールを行っていることを社会に示し（同じく4に該当），またそれらが担保されて初めて，社会も専門職集団の自律性を認める（同じく2に該当）こととなる．

　専門職はしばしば専門家（Specialist）と混同されることもあるが，両者は異なる概念である．もちろん，専門家としての専門性を欠くならば，それはもはや専門職とは呼べないが，仮にある職種が，専門的ではあるが公益には資さない場合，その職業は専門職とはいえまい．ただし，社会的重要性は文脈に応じて変化しうるので，専門職か否かは程度問題に過ぎないという指摘もある[14]．

　専門職の従事者には，社会が専門職に対して払う敬意に対して応答するという自発的な倫理性が求められる．非専門職種に就業している場合，就業契約外の範囲において業務を行う義務はない．仮にそれを行うとすれば，それは義務を超えた行為の範疇に属するものとみなされる．しかし，専門職に対しては，

単に契約業務をこなす能力のみならず，義務以上の仕事にあたる対応を行うことや，日常においてもその職種に恥じない振舞いをすること，尊敬に値するある種の「徳」のようなものを備えることが，半ば義務として社会から求められることがしばしばある．そのような「有徳な振舞い」の積み重ねが，社会がその職業集団に対して抱く信頼に直結している．

専門職としての医師集団の構造も，これらにほぼ一致すると考えられる．現代日本では，医師全員が所属する専門職集団というものは存在しないが，各医師会や各学会などが緩やかなそれに相当すると考えられる．

医師の職業倫理に関わる倫理の領域は，「医の倫理」，「医学研究の倫理」，「生命倫理（学）」，「医療倫理」と多岐にわたる．その中でも，「医の倫理」にまつわる取組みは古くから様々に存在しただろうが，我々はそれを遺された文献の中にのみ，見い出すことができる．とりわけ，必要性に迫られて編まれた倫理綱領の類は，過去を振り返るよい手がかりとなる．次項から，それらについて概観していく．

4.2.2 ヒポクラテスの誓い

西洋における医の倫理の起源は，古代ギリシアの文書群『ヒポクラテス集典（*Corpus Hippocraticum*)』に収録されている「ヒポクラテスの誓い（The Hippocratic Oath)」にあると言われる．ヒポクラテスは紀元前 4 世紀頃に活躍したギリシアの医師である．それまでの呪術的医療と異なり，科学に基づく医学の基礎を作ったことで「医学の祖」と称されている．彼の弟子たちによって編纂された『ヒポクラテス全集』には当時のギリシア医学の姿が書き残されている[15]．その中で，医師の責務についてギリシアの神へ誓ったものが「ヒポクラテスの誓い」であり，これは医師としての誓約書であると同時に医の倫理綱領としての機能を持っている[16]．「誓い」は弟子たちによって継承されていき，日本にも江戸時代の蘭方医によって伝えられている[16]．

「ヒポクラテスの誓い」では，「徒弟制に基づく医師集団内部の規律の遵守」，「患者に対する善行と無危害」，「患者を差別しないこと」，「守秘義務の厳守」

といったことが語られており，そこには，古代ギリシアの徳倫理[注1]があらわれている．アリストテレスは『ニコマコス倫理学』の中で，徳とは能力の按排を決定する卓越性の「状態」のことであるとしている[17]．徳一般は，それを有するもののよき「状態」を完成し，そのものの機能をよく展開せしめるところのものである．すなわち，人間についての徳を規定するならば，人をしてその独自の「機能」をよく展開せしめる状態といえる．そして徳は，不足と超過によって損なわれ，中庸によって保たれるとされる．アリストテレスのいう徳は，知性的な卓越性と，倫理的な卓越性とに分かたれるが，後者は行為の反復による習慣づけによって生成されるものであり，本性的に自ずから我々のうちに生じてくるものではないとされる．これらから敷衍すると，医師としての徳は，医師をしてその独自の専門的機能をよく展開せしめる状態，医師の医療行為能力の按排を決定する卓越性のことであり，医行為に関する専門的な卓越性も，医業の反復による習慣づけによって生成されるものであり，また不足と超過によって損なわれ，中庸によって保たれる．

　その後，宗教的影響で医の倫理の発展は長期にわたり停滞したが，近代になって，ようやく新たな動きが生じた．トーマス・パーシヴァル（Thomas Percival）が1803年に発表した『医療倫理；内科医と外科医の専門的利害関心に適した規則・教訓集（*Medical ethics; or a Code of institutes and precepts, adapted to the professional interests of physicians and surgeons.*）』[注2]は，「ヒポクラテスの誓い」の伝統に属する近代の倫理綱領の代表例と言われている[18]．当時の医療倫理は，主に内科医と外科医の道徳を規定する「医の倫理」であったが，パーシヴァルはそれに加えて他職種との連携や，病院経営等についても言及している．現在でいうところの専門職としての医師のプロフェッショナリズムにも通じるところがあるかもしれない．そのパーシヴァルの『医療倫理』を基にして，1847年に「米国医師会の綱領（The American Medical Association Code）」が採択された．

　「ヒポクラテスの誓い」を再活用しようとする動きは，第二次世界大戦直後まで医療倫理の中心を占め続けた．1948年に出された，世界医師会の「ジュネー

ブ宣言（Declaration of Geneva）」注3では，「人類への奉仕」，「教師への尊敬と感謝」，「医療専門職としてのありかた」，「患者の健康を第一に考えること」，「守秘義務の厳守」，「同僚との協調」，「無差別主義」，「人命の尊重」，「医学知識の悪用の禁止」といった，ヒポクラテスの誓いをほぼ網羅する内容で構成されている．パーシヴァルの『医療倫理』に始まった近代の医の倫理綱領群は，いずれも「医師の責任と義務」，「医師の視点からのパターナリスティックな判断」というものを重視した内容だったが，ジュネーブ宣言採択の翌年，1949年に，ロンドンにおける第3回世界医師会総会で採択された「世界医師会の医の倫理の国際綱領（The WMA International Code of Medical Ethics）」注4では，「医師の一般的な義務」，「患者に対する医師の義務」，「同僚医師に対する義務」といった，医師の義務を重視した言説が展開されている．ヒポクラテスの伝統に則るだけでなく，そこには患者の自己決定権を重視する記述（「医師は，判断能力を有する患者の，治療を受けるか拒否するかを決める権利を尊重しなければならない」）や，功利主義的な見解（「医師は，患者や地域社会のために医療資源を最善の方法で活用しなければならない」）も含まれており，新しい生命倫理（学）に繋がる萌芽が見て取れる．

4.2.3 医学研究の倫理，患者の権利擁護，科学技術の進展 ────────

20世紀に入り，生命・医療倫理にまつわる諸議論は，「医の倫理」を超えて，複数の文脈を取りこみながら進展し，学問としての生命倫理学の成立に向かっていった．社会学者の皆吉淳平は，米国の生命倫理研究者による「バイオエシックスの歴史」認識を，以下の3つの文脈に分けて論じている[19]．

第一の文脈は，人体実験規制の流れと同期して発展してきたインフォームド・コンセントを核とした，バイオエシックスの流れである[20]．これは，第二次世界大戦下にナチス・ドイツが行った戦争犯罪を裁いた国際軍事裁判である「ニュルンベルグ裁判」（1945 - 46年）の判決文を基にした「ニュルンベルグ綱領（Nuremberg Code）」（1947年）に起源を持つといわれている．「ニュルンベルグ綱領」では，その冒頭において［ヒトを被験者とする医学研究に際しては］「被

験者となる人間の自発的な同意が絶対に必要である」[21]と記されており，インフォームド・コンセントという語こそ用いていないものの，それと同義の概念の重要性と，それを遂行する研究者の責任が明示されている．翌1948年に，ナチスが犯した医療犯罪を憂慮して，医療における人道的目標に向けての医師の奉仕的宣言として「ジュネーブ宣言」が採択された[22]．その後，第18回世界医師会総会で採択された「ヘルシンキ宣言［ヒトを対象とする医学研究の倫理的原則］(Declaration of Helsinki)」(1964年) ではインフォームド・コンセントという言葉が具体的に登場する．これらの研究倫理に関する綱領群の成立を経て，人体実験の際のインフォームド・コンセントの重要性が世界的に認知されていった．また，1981年には，ポルトガルのリスボンにて開催された第35回世界医師会総会において，「患者の権利に関するリスボン宣言」が採択されている．米国においては，米国公衆衛生局によって行われた非人道的人体実験（タスキギー梅毒研究）の苦い経験を踏まえて，「国家研究法（National Research Act)」(1974年) が成立した．その後，「国家研究法」によって設置された委員会によって，米国保健教育福祉省管轄で「ベルモント・レポート［研究における被験者保護のための倫理原則とガイドライン］(The Belmont Report − Ethical Principles and Guidelines for the Protection of Human Subjects of Research)」(1979年) が発表され，それまでの研究倫理に関する綱領類が総括された．

　第二の文脈は，バイオエシックスの確立を，インフォームド・コンセントを中心に据えた患者の権利擁護運動の中で捉えるものである[23]．第一の文脈が研究倫理の中で発展していったのに対し，こちらは伝統的な「医の倫理」の延長線上に位置づけることができる．医療における専門家支配やパターナリズムに基づく医師−患者関係を改善し，抑圧されていた患者の権利を獲得・回復する動きは，米国病院協会「患者の権利章典」(1973年) 採択に結実した．

　第三の文脈は，医療現場に登場した新技術が伝統的な医療倫理では対応しきれない状況（例えば，人工呼吸器がもたらした安楽死や脳死の問題，生殖補助医療技術の進歩がもたらした家族観の変化や余剰胚の研究利用の問題など）を

生み出したことにより，新たな倫理体系としてのバイオエシックスが生まれたという位置づけである[24]．その議論に際しては，哲学・倫理学者のみならず，技術を生み出す工学者，それを用いる医療関係者，社会の中での影響を推し量る人文社会学者，既存の法の中での解釈を検討する法学者，対応する法律を整備していく立法者などが提携して，旧来の倫理学の枠組みを超えた学際的な取り組みをすることが求められる．

これら以外にも，例えば，判例の蓄積によって確立されていった生命倫理の流れも存在する．生命倫理（学）の歴史は1つの見方に収斂するものではなく，「バイオエシックスとは何か」という問いに対する答え方によって変わるものであるという皆吉の指摘[25]の通り，現行の生命倫理学の成立の背景には，複数の文脈が存在したというのが正しい見方であるように思う．

ちなみに日本にバイオエシックスとしての生命倫理を導入したのは米本 昌^{よねもとしょう}平である[26]．以降，欧米の生命倫理学の議論を追うような形で，日本の生命倫理（学）は発展してきた．ただし，バイオエシックスが導入される以前にも，安楽死や臓器移植に関する事件の発生や裁判の実施は国内でも認められており，医事判例の中でインフォームド・コンセントに相当する概念が示されていた記録も残っている．また，医学教育の中では，1960年代ごろより医学哲学や医学概論といった医の倫理の教育も導入されていた．緩やかな専門職集団としての日本医師会でも，平成12年（2000年）には新たな「医の倫理綱領」を採択し，平成16年（2004年）には「医師の職業倫理指針」が作成されている．

4.2.4 原則主義的アプローチ^{注5}

ここで，医師の倫理だけにとどまらず，現行の生命・医療倫理学の議論の中で主に用いられる問題解決方法として広く知られている「生物医学倫理の四原則」に基づく原則主義的アプローチを紹介する．

近年の生命倫理学・医療倫理学では，ビーチャムとチルドレスが『生物医学倫理の諸原則（*Principles of Biomedical Ethics*）』^{注6}（1979年）の中に記した四原則を基にした原則主義的アプローチが重用されている．その四原則とは，「人

間の自律の尊重（Respect for the Autonomy of Persons）」,「善行（Beneficence）」,
「無危害（Non-maleficence）」,「正義（Justice）」の各事項についての原則である. 自律尊重の原則は, 個人の自己決定を尊重し, 自律が損なわれている個人を保護することを定める. 善行の原則は, 人々の福祉を最優先し, 人々の健康への利益を最大化するという意味での「善行」の義務を医療従事者に課す. 無危害の原則は, 善行の原則から独立・分化したもので, 人々への危害を回避し, 防止すること, あるいは少なくとも危害を最小限に留めることを目的とする. 最後に, 正義の原則は, 人々を公平かつ平等に扱い, ヘルスケアの利益と負担を可能な限り公平に社会的に配分することを求める[27]. 世界保健機構が発表した『遺伝医学と遺伝サービスにおける倫理的問題についての国際ガイドライン』では, これらの四原則が紹介された上で,「遺伝知識の医学的応用は, 医の倫理の基本原則に基づいてなされなければならない」[28]と述べられており, 原則からガイドラインを設定するという「原則主義」あるいは「原則に基づくアプローチ」が採用されている. 同様のアプローチは, 例えば日本の「医療倫理」や「看護倫理」の分野でも盛んに行われている[29].

　『生物医学倫理の諸原則』は,「ベルモント・レポート」を作成した「生物医学及び行動科学研究における人間の被験者保護のための国家委員会」のスタッフであったビーチャムと, レポート作成のアドバイザーであったチルドレスが, レポート発表と同じ1979年に刊行したものである.「ベルモント・レポート」では, 人体実験研究の際に順守すべき倫理原則として,「人格の尊重」,「善行」,「正義」の3つが挙げられていた. この三原則に手を加えて発表されたのが, 上記の生物医学倫理の四原則である. ビーチャムとチルドレスは, 生物医学倫理を応用規範倫理学の1つとみなしており, 応用倫理学においては, 一般的な道徳的行為指針を［トップ・ダウン式に］応用する方法が適切であると考えていた[30]. 故に, 生物医学倫理においても, 伝統的な社会倫理原則の中から選び出した原則を応用することで, 生物医学領域の倫理的問題を解決しようと試みたのであろう. すなわち,『生物医学倫理の諸原則』は, 皆吉が指摘した第一の文脈と第二の文脈から帰納的に導かれたものとして捉える事ができる.

　応用倫理学者の香川知晶は，『生物医学倫理の諸原則』の刊行を機に，生命倫理学における原則主義が明確になったと述べている[31]．1960年代半ば以降既に，生命倫理に関係する多様な問題についての議論は始まっており，著作物の刊行も相次いでいたが，そのような著作の多くは様々な論者による論文を集めたアンソロジーが中心であった．そこへ登場した『生物医学倫理の諸原則』は，単純化された原則からの演繹的アプローチを提示することで，雑多な諸問題を結晶化させる役割も果たした[32]．原則は，諸問題を順序づけ，議論の焦点を定める役割を果たす．義務論や功利主義といった異なる倫理理論を支持している人々でも，四原則のレベルでは同意できるため，倫理理論をめぐる争いを回避して現実の問題に取り組むことができる[33]．原則同士が対立する場合は，特定化（Specification）と比較考量（Balancing）を行う．四原則が現実の問題解決にどれほど具体的に寄与することができるのかはともかく，生命倫理学の倫理学的考察を成立させた[34]という点では，生命倫理（学）の中での重要な地位を占めるといえよう．

　ただし，原則主義に対する批判も少なからず存在することを香川は指摘する．クラウザー（K. Danner Clouser）とゲート（Bernard Gert）は，まさにこの，ビーチャム，チルドレスらのスタンスを指して「原則主義（Principlism）」という語を造り出し，原則主義は四原則をただ並置して問題を分類するだけで，解決には導かないとして批判した．クラウザーとゲートの批判を機に，次々に顕在化してきた諸原則のアプローチに対する批判を，デューセ（Hubert Ducet）は「古典的モデルの再考・再解釈による批判の流れ」と，「方法論からの批判の流れ」の2つに分類している．前者の流れにおいては，原則主義の倫理学的な理論的前提と，その背後にある個人主義的自由主義に対しての批判がなされている．後者の流れでは，一般的な原則から個別的な事例へと論じていく原則主義の演繹的方法論自体が批判される．後者を代表するものとして，個々の事例から出発するボトム・アップ型のケース・バイ・ケース・アプローチを提唱したジョンセン（Albert R. Jonsen）らの臨床倫理（決疑論）の主張がある[35]．また前者に関わるものとして，香川は，『生物医学倫理の諸原則』に

おける基本原則の出発点が，個人主義的自由主義という米国の文化的伝統の中に存していたことを指摘しているが，そうであれば，これらの原則を直ちに他の文化圏に移植することには困難が伴うことが予想される．実際に香川は，原則主義的な生命倫理学は米国特有の医療倫理にすぎないのではないかというフォックス（Renēe C. Fox）の批判や，米国型の倫理基準に対する「倫理帝国主義（Ethical Imperialism）」という批判を紹介している[36]．

　最も，ビーチャムとチルドレスは，それらの批判を受けて，1994年の『生物医学倫理の諸原則』第四版以降は，理論を第一に置き，理論から原則を，原則から規則を，規則から判断と行為を導き出すというトップ・ダウン型の原則主義的アプローチから離れ，現在ではその立場を一部放棄するに至っている．『生物医学倫理の諸原則』第六版においては，倫理学的に適切な方法はトップ・ダウン・モデルとそれに対するボトム・アップ・モデルを統合する，ロールズ（John Rawls）の「反省的均衡（Reflective Equilibrium）」を採用した統合モデルであると述べられている．倫理的考察は，一方向的に原則から個別事例へ，あるいは逆に個別事例から原則へと進むのではなく，個別的な判断と共通道徳の間の絶えざる往復運動として理解されることになった．現版の『生物医学倫理の諸原則』は，「共通道徳（Common Morality）」[注7]理論に基づく「反省的均衡」を主張する立場に移行している．

4.2.5　結局のところ，医（師）の倫理とは何なのか？

　20世紀初頭までの医療倫理は，すなわち「医の倫理」とイコールであった．そこでは，医師の振舞いに重きが置かれていたが，これは現在のチーム医療を理想とする医療に適用するには狭すぎる枠組みである[37]．拡大していく医療・生命科学の生み出す倫理的問題全般を網羅して考察するためには，「ヒポクラテスの誓い」型の「医の倫理」の枠を超えた新たな領域が必要であった．その必要性が生み出した様々な議論が，4.2.3で紹介した3つの文脈を経て生命倫理学の中に結実したと考えられる．無論，かつての医の倫理も，医療倫理（学）や臨床倫理（学）の一部として，また医師のプロフェッショナリズム（専門職

倫理) の中で生き続けている (図4.2).

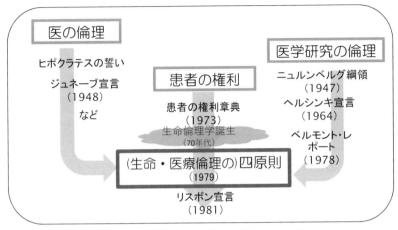

図4.2 医師に関わる倫理綱領類の経時的流れ

　医療や医学研究に関わる倫理綱領の変遷をたどると，医療従事者の患者への関わり方の標準が，パターナリズム的なものから患者の権利を擁護する方向へとシフトしていっていることが判る．この変化は，大枠としての綱領のみならず，次節で述べる個別的な医師 - 患者関係の変化にも顕れている．

　さて，医師に関わる倫理は，時代の要請に応えながら，倫理学の諸理論に裏打ちされて進歩してきた．時には，確立されたはずの考え方同士が対立することもある．また，これらの考え方をもってしても，解決しがたい困難事例もままある．そのような時に医師は，倫理的にはどのように対峙するべきなのだろうか？

　倫理的葛藤を生み出している対立する価値同士を比較衡量し優先順位をつけるという方法もある．双方が両立できる方法を模索し続ける努力も望まれるだろう．また，事例性に着目して，ジョンセンの四分割表[注8]等を，情報を整理し分析するツールとしてチームで共有し，次に取るべき一手を探っていく方法もあるだろう．

　筆者としては，究極的には「（全ての）生命の尊重」と「（個別の）患者さんの最善の利益を」という 2 つが，いかなる医師にも共通し得る，外すことのできない生命中心主義的な倫理規範ではないかと考えている．後者は，例えば行政医師（公衆衛生医師）ならば，「住民の最大の利益を」と言い換えられるだろう．この 2 つの核を逸脱しなければ，それぞれの専門職集団の方針や各個人としての振舞い方には多少の幅が存したとしても，医師集団全体としての方向性は自ずと定まってくるのではないか．その上で，それぞれの国や時代ごとに整備されている法令や指針を守りつつ，法を超える倫理の存在も認めつつ，望ましいプロセスを経ながらチームでの検討を重ねていくことが，医師として適切な在り方なのではないかと考えている．それでも誤ってしまった場合は，速やかに必要な情報を開示し，心を尽くして謝罪をするしかない．

4.2.6　公衆衛生医師の倫理

　臨床医学が個々の患者さんの疾患の治癒を目指すのに対し，公衆衛生学は社会全体の健康を守ることを目的としている．疾患を捉える際にも，生物学的要因だけでなく，むしろ社会的・環境的要因も重視する．公衆衛生の倫理が挑戦する事柄として，具体的には，例えば「重大な社会的影響が予想される感染症に罹患した患者さんを隔離することはいかにして許容されるか」，「限られた医療資源を公正に配分するにはどのような原則に従うべきか」，「疾患予防や健康増進のための集団への介入はいかにして正当化されるか」等が考えられる．

　また，公衆衛生活動は公衆衛生医師が単独で行えるものではない．僻地等での診療に従事する臨床医の場合，医師が単独で医学的判断を下し治療を行うことも時としてあるだろうが，公衆衛生医師が 1 人で判断を下しながら公衆衛生活動を行うというケースは，災害対応等の緊急時の超急性期のような特殊な例を除けば，ほとんど存在しないように思われる．従って，公衆衛生医師は常に，他職種との連携を意識し，コミュニケーションの在り方に心を砕く必要がある．一方で，災害等の危機的状況が訪れた場合に公衆衛生医師が迫られる判断は，万単位の人々の生命を左右し得るため，そのことを意識したリスクマネジメン

トが平時より求められる．そのような背景から，公衆衛生（医師）の倫理には一般臨床における医療倫理とは異なる部分があると考えられる．

2002年，米国公衆衛生学会が初めての倫理綱領（公衆衛生の倫理的実践における綱領（Principles of the Ethical Practice of Public Health））を採択した．その内容は以下の12項目である[38]．

1. 公衆衛生は主として疾病の根本的原因と健康の諸条件を課題とすべきであり，健康に有害となる結果を防止することを目指すべきである
2. 公衆衛生は，共同体における個人の権利を尊重する仕方で，共同体の健康という目的を達成すべきである
3. 公衆衛生における政策，計画，優先順位は，共同体のメンバーの参加の機会が保証されたプロセスを通じて立案され，評価されるべきである
4. 公衆衛生は，社会的弱者となっている共同体のメンバーを代弁し，彼らのエンパワメントのために働くべきであり，健康に必要な基本的リソースや諸条件をみなが入手できるようにすべきである
5. 公衆衛生は，健康を保護し促進するのに有効な政策や計画を実施するのに必要な情報を調査すべきである
6. 公衆衛生機関は，政策や計画の決定に必要とされ，当該機関が保有している情報を，共同体に提供すべきであり，その政策や計画の実施に当たり，共同体の同意を得るべきである
7. 公衆衛生機関は，そのリソースに応じて，また公衆によって与えられた使命に沿う限りで，当該機関の持つ情報に基づいて時宜にかなった仕方で行動すべきである
8. 公衆衛生の計画や政策は，共同体におけるさまざまな価値観や信念や文化を踏まえ，それを尊重するさまざまなアプローチを採用すべきである
9. 公衆衛生の計画や政策は，物理的・社会的環境を最もよく改善する仕方で実施されるべきである
10. 公衆衛生機関は，公開されると個人や共同体に害をもたらしうる情報を守秘すべきである

11.　公衆衛生機関は，従業員の専門家としての能力を保証すべきである
12.　公衆衛生機関とその従業員は，公衆の信頼と当該機関の有効性を確保する仕
　　方で協力・提携を行うべきである

　更に，2019年には改訂版の公衆衛生倫理綱領が発表されている．改訂版は，
公衆衛生の従事者と機関の両方に関する倫理基準と義務を含み，特に，倫理的
に困難な状況における個人と集団の意思決定の指針となることを目的としてい
る．そのセクション2では，公衆衛生の共有された基礎的価値（プロフェッショ
ナリズムと信頼，健康と安全，健康に関する正義と公平性，相互依存と連帯，
人権と市民的自由，包括性と参画）を挙げて，定義づけている．セクション3
では，倫理的分析には，「提案された措置の公衆衛生上の目標の決定」，「倫理
的に関連する事実および不確実性の特定」，「影響を受ける個人・地域社会の健
康と権利に対する行動の意味や含意の分析」，「提案された行為が公衆衛生の中
核的価値とどのように適合するかの分析」という4つの重要な要素が含まれる
ことを指摘し，公衆衛生的介入や政策に関わるあらゆる場面で考慮すべき事柄
として「（手段の）許容可能性」，「尊重」，「互恵性」，「有効性」，「希少資源の
責任ある利用」，「比例性」，「説明責任と透明性」，「市民参画」の8つを示して
いる注9．

　日本では，公衆衛生の担い手の専門家集団としての公衆衛生学会においても，
またおそらくは一般社会全体においても，公衆衛生の取組みは概ね自明の理と
なっているように感じる．しかしながら，公衆衛生活動に取り組む際の倫理的
配慮とは独立に，公衆衛生の存在そのものや在り方を問う公衆衛生の哲学とい
うものも，より学際的に語られるべきである．その際には，「公衆衛生」⇒「集
団の健康増進」⇒「最大多数の最大幸福」⇒「功利主義」…という繋がりで捉
えるだけでなく，社会の構成要素である個々人の自律を尊重し，その幸福を増
進する1つの手段として，公衆衛生の存在意義を捉えるやり方もあり得る．ま
た，介入の影響が意思決定者本人のみならず集団全体へ及ぼされる点は，環境
倫理学が扱う問題と類似しており，その対象も重なる領域が多々ある．

　現段階において，「公衆衛生医師」としての職業倫理は確立されていないか
もしれないが，もし今後検討していく余地があるならば，生命倫理学や環境倫
理学の議論も参考にしつつ，現存の公衆衛生の倫理，公衆衛生の存在・在り方
を論じる公衆衛生の哲学，そして医師としての職業倫理とをすり合わせながら
見出されていくものと思われる．

4.2.7　産業医の倫理

　産業医の倫理については，日本でも「産業医の倫理綱領」が作成されている
（1998年11月に健康開発科学研究会が公表）．綱領では，まず，医師としての職
業倫理を踏まえたうえで，労働安全衛生法等で要求される法的基準を包含しつ
つも，それらを超える「本来在るべき産業医の倫理」が具体的に明らかになる
ように，下記に示す10のテーマについて，実践的なガイドラインが示されている．

1．専門職（Profession）としての自覚・使命感と社会への周知努力
2．個人の健康管理情報の閲覧及び開示に関する秘密保持
3．健康診断に関する問題
4．作業条件（作業の質・量・適正）
5．会社の業務秘密
6．研究を目的とした産業医学調査
7．事業者，労働組合および行政との関係
8．事業場内外の保健医療スタッフの協力
9．公共および地域社会・地球環境に対する義務
10．産業構造の変遷への対応

　他にも，日本産業衛生学会の「産業保健専門職の倫理指針」（2000年4月25日
総会承認）や，「日本医師会認定産業医倫理綱領」（2020年1月改定）等も発表
されている．これらの充実ぶりは，日本の産業医学領域に関わる専門職が，集
団として，比較的早期から倫理的な問題意識を保ち続けてきたことを反映して
いる．

　ここでは「産業医の倫理綱領」から，「産業医の倫理」についての根幹にかかわる箇所を一部紹介する．「産業医の倫理綱領」序章では，「労働安全衛生法」において，企業内の健康配慮義務に関する産業医の法的権限や責任の所在が不明確であり，さらに専門職である産業医としての中立性や独立性が保証されているとは言い難い現状に触れ（例えば，事業者に産業医が雇用されているような場合には，両者の関係が主従の雇用関係になってしまい，中立性・独立性が損なわれる危険がある），産業医がジレンマや葛藤を生ずる場面が必然的に多くなる現実を指摘している．

　一般の臨床医学分野の倫理基準と同様に，産業医も医師として，罹患した労働者の自己決定権を最大限尊重する努力をしなければならない．しかしながら，企業社会の中では，生命・医療倫理の四原則で割り切れる倫理的問題は極めて少なく，事例によっては，義務論を基礎とした労働者個人の「プライバシー保護」よりも，功利主義の原理である「最大多数の最大幸福の原則」に従って組織全体の利益や効率を優先させた方がよい場合もある．また，産業医には環境倫理学的視点も求められる．これは，企業の社会的責任が，地域社会への貢献のみならず，地球規模での環境保全や将来世代への責任にまで範疇が及ぶからである．

　従って，産業医は「生命倫理学」-「環境倫理学」-「功利主義」という（場合によっては対立構造にもなりうる）3つの考え方を必要とすることになる．これは，非常に困難な要求であり，現実の場面で産業医が倫理的判断や行動をとるのが決して容易ではないということを示している．そして，産業医学の重要性は普遍的でありながら，労働環境の変化に伴い産業医の役割自体は複雑化していく．これらの困難な状況に於いて，「産業医の倫理綱領」は，産業医のアイデンテイテイを再確認し，専門職としての自己実現を援助するための，実践的な道筋を示すために，産業医科大学初代学長の土屋健三郎らによって作成された．

4.3 医師が経験する職業倫理的問題（事例を含めて）

　最期に，本節では，医師に関わる倫理的ジレンマを3つ紹介・検討し，医師 - 患者関係モデルについても触れる．事例の内容は筆者が経験したものを基にしているが，大幅に改変している．ここで示した考察以外の解釈も多分に可能なので，皆様の議論の1つのきっかけになればと思う．

4.3.1　臨床現場における事例

【Aさんの手術痕への配慮は必要か？】

　ある臓器を摘出する手術のために入院されたAさんが，大きな手術痕が残ることについて，「家族に傷跡を見せるのが心配」，「人目が気になって温泉にも入れなくなってしまう」という不安な気持ちがあることを医学生に吐露した．医学生はAさんの主治医でもあった学生指導担当の医師にそのことを伝え，形成外科的な処置などの対応が可能ではないかを尋ねた．医師は「若い未婚女性であれば考慮するが，今回はそうではないので，そこまでの対応は必要ない」，「医療資源の無駄使いだとは思わないか」，「手術に関する同意書は既に貰っているので問題ないはずだ」と言い，Aさんの不安に対応しなかった．

簡単な考察：

　主治医の言説のうち「若い未婚女性であれば考慮するが―」という箇所は，科学的根拠に基づく発言ではなく，主治医が抱くジェンダー・イメージや年齢によって患者さんを不当に差別したものであり，医師の判断としては不適切であったと考える．医療資源に関する言及は，配分的正義を意識したものであろうが，手術痕に対するケアを検討・実施することは不公正にあたるのかということについての裏付けが不足している．そもそも患者さんの生命を救うための手術は善行であるが，その手術痕が患者さんの今後の生活を脅かすことになるのであれば，それは患者さんへの一種の危害ではないだろうか．

　また，Aさんは生きることを望み，手術をすることについては同意したもの

の，もしかしたら手術にまつわる様々な不安が解消できずにいたのかもしれない．手術痕はその象徴であった可能性もある．そのような患者さんの気持ちに，医療チームとして向き合える仕組みが必要であった．

　学生の進言を受けても，主治医はＡさんに再度向き合い，意向を汲むことを避けた．標準的術式を越えた細やかな対応を行うためには，通常以上の労力を割いた情報収集，各部署への調整，根回し等々が必要となる．そのことを煩わしく感じる気持ちもあったのかもしれない．それは主治医個人の人間性に依るところもあるかもしれないが，ひょっとすると医師の過酷な労働環境によるしわ寄せがあらわれていたのかもしれない．また，インフォームド・コンセントのプロセスや，患者さんや関係者（医学生も含むだろう）からの相談を受ける体制が不完全であるか，形骸化している可能性も考えられる．

【認知機能が低下したＢさんに対する術前説明】

　80代のＢさんがある臓器の腫瘍の摘出術を受けることになった．Ｂさんには入院前から若干の認知機能低下が認められていたが，そのことに関しての何らかの診断や認定は受けていなかった．入院後，認知機能は更に低下した．発語や会話も以前に比べて難しくなった．

　この病院における当該疾患の標準的手術方法は開腹によるものであったが，診療部長は今後，腹腔鏡による手術の導入を考えており，本症例で試行することを望んだ．腹腔鏡手術は開腹手術に比べて身体への負担が少ないと言われるものの，経験が浅い術者が行うことには相応のリスクも伴う．

　Ｂさんの認知機能の状況では，本来であれば家族などの同席のもとで，その病院での標準的治療も含めた治療の選択肢を提示すべきであった．標準的治療に関しても，そうではない腹腔鏡手術についても，そのメリットとデメリット，具体的手段，試行的実施に伴うリスク等も説明した上で，治療方針を決定するべきである．しかし診療部長は「この患者は認知症の診断は受けていないので，自己決定能力に問題はない」とし，Ｂさん本人のみへの術前説明の実施を若手の主治医に指示した．主治医は疑問を感じながらも，部長に言われた通りにＢ

さんにのみ説明を行い，同意書にサインを貰った．

　手術当日，慣れない器材の扱いに術者は手間取った．手術は思いの外時間がかかり，出血量等も考慮し途中から開腹手術に切り替えられた．予定されていた箇所の摘出は無事終えたものの，長時間にわたる手術によるＢさんの身体的負担は重く，術後の回復は遅れた．術前には不明瞭ながらも認められていた発語も術後は乏しくなり，表情も生気が乏しくなってしまった．

簡単な考察：

　診療部長が抱く「新しい治療法を習得したい」という気持ちは，彼らが将来診るであろう多くの潜在的な患者さんたちへの善行につながるかもしれない．しかしながら今回は，眼前のＢさんに対する配慮が著しく欠けていた．Ｂさんを丁度よい実験対象とみなし，Ｂさん本人への最善の治療方法の選択の機会と提供を意図的に欠いたのだとすれば，臨床医として極めて不適切な判断であった．仮に臨床上の患者さんではなく「被験者」に対してであったとしても，本人の意思決定能力が疑わしい状況下で不完全なインフォームド・コンセントのプロセスを経て実験を強行したとすれば，医学研究の倫理に悖る．

　このような状況で，若い主治医が医局全体の雰囲気を覆し，「倫理的に正しい行為」を行うことは困難であろう．医局内での自分の立場が脅かされることで個人の生活や今後のキャリアが危機にさらされることを恐れ，やむなく保身に走ることもあるかもしれない．しかしながら，せめて，時系列に沿った関係者の発言や事実の記録をメモに残す等によって，良心を守るべきではないか．

　葛藤を生じるまでもなく，倫理的に「善くない」と断言できる事例であるが，残念ながら稀有であるとは言い切れない．状況打破のために，医療従事者全般が，病院の上層部や外部に対して匿名で告発するルートを確保しておくことも肝要である．その枠組みを整備することは，医療安全の向上のためだけでなく，医師の労務環境の向上にも寄与すると思われる．

4.3.2　産業保健の事例

【加熱式タバコの取り扱いルール】[39]

　K事業所の安全衛生委員会にて，ある委員から「加熱式タバコはどこで吸えばいいのでしょうか？」という質問があった．その方は元々ヘビー・スモーカーだったが，最近「健康のことを考えて」紙巻タバコから加熱式タバコに切り替えた．しかし，せっかく加熱式タバコに変更したのにも関わらず，加熱式タバコ吸引についての業所内ルールが定まっていないため，現在は喫煙所での吸引を余儀なくされており，他人の副流煙を吸い続けている．かといって，執務室で自由に吸うのはいかがなものかと思っているとのことであった．

考察：

　まだ世に出て日が浅いため，加熱式タバコ吸引者，及び周囲の人々の健康への影響の全容はまだ明らかになっていない．加熱式タバコは使用の際にタールや一酸化炭素が発生しないため，おそらく，吸引者が受ける最大の影響は，「ニコチン依存」，「交感神経系を介した心血管系への影響」，「血中コレステロールの酸化」，「血小板凝集抑制因子の生成抑制」，「女性ホルモン分泌低下」，「インスリン分泌への影響」，「胎児の成長異常」等のニコチンによる害[40]に集約されるものと考えられる．

　他者への影響はどうであろうか．加熱式タバコから吸入したニコチンは，全てが吸入者の肺から身体内へ吸収されるのではなく，一定の割合で呼気からも排出され，環境中へ拡散するものと推測される．紙巻タバコの副流煙及び紙巻タバコ喫煙者の呼気からの影響に比すれば，他者危害のリスクは減じられるが，吸引者の呼気から放出されるニコチンによって周囲の人々（仮に受動吸引者とする）の健康への影響は生じる可能性は存する．また，妊婦の喫煙による胎児への影響（ニコチンの影響による子宮内胎児発育遅延，早産，肺発育の低下，中枢神経系の発育低下など）は，加熱式タバコでも解消はできない．

　加熱式タバコに含まれるニコチンの影響で疾病数及び医療費が増加することは，少なくとも日本の場合は国全体の経済的な負担となる．そのため，社会的

な問題として批判の対象になるだろうし，それを許容することは事業所の保険者に対しても不誠実である．ただ，罹患した加熱式タバコ吸引者本人が治療を希望しなければ，彼／彼女の吸引行為は自己責任の範疇で収束し得る可能性はある．

ニコチンの効用としては，パーキンソン病の予防，認知機能改善，抗うつ，短期的な脳血管拡張，長期的な神経成長因子分泌促進，神経保護の作用があることが指摘されている[41]．嗜好品としてのタバコをたしなむことで，作業の種類によっては効率が上がる可能性もあるのかもしれない．

しかしながら，吸引者の周囲の者へのニコチンによる影響も，紙巻タバコに比べるとリスクは低く見積もることができるとはいえ，依然，存在しうる．受動吸引者がニコチン関連疾患に罹患するリスクが，加熱式タバコによって明らかに高まるということが判れば，加熱式タバコ吸引による他者危害を避けるために，「加熱式タバコ吸引所」設置による空間分けの徹底が望まれることになっていくだろう．また，万一，受動吸引者への影響が取るに足らないものであると判明したとしても，妊婦が加熱式タバコを吸引した場合の胎児（という他者）への危害は明らかであるため，これは回避しなければならない．

仮に吸引者が疾病に罹患したとしても，本人が全ての責任を個人の中で引き受けるというのであれば，厳格に設定された吸引所における加熱式タバコ吸引行動は許容され得るかもしれないが，事業を維持するためには，そして保険者との良好な関係性維持のためにも，労働者が疾患に至るような放埓な吸引は制限したいところである．ただし，依存的状況を生み出すシステムを提供している側には，改善を求めていくべきである．また，加熱式タバコ吸引者や販売関係者が，ニコチン未摂取者（加熱式タバコも紙巻タバコも利用しない者）を加熱式タバコ吸引に誘うことは，その者にニコチン関連疾患及びニコチン依存症発症のリスクを負わせることとなり，好ましくない．しかしながら，既存の紙巻タバコ喫煙者が，喫煙による身体への悪影響を軽減することを意図して加熱式タバコに切り替えるのは，喫煙を継続し続けるよりはまだ好ましいことであると言えそうである．

　以上のことを踏まえ，K事業所内の加熱式タバコのルールを以下の4つの視点から検討することとした．

・各個人の義務

・保健医療関係者の義務

・吸引場所の制限

・吸引時間の制限

　検討の結果，結局のところ労働者と来所者の健康を守るため，K事業所は「加熱式タバコも含め敷地内全面禁煙」というルールを策定するに至った．

4.3.3　医師・患者関係モデル[42]

　（治療）方針の決定という行為は，程度の差こそあれ，いずれもクライアント（患者，相談者，住民，労働者等）の生命を左右しうる重みを持つ．それを判断する医師の精神の根幹には，患者の健康や幸福を願う気持ちがある．しかし同時に，決定に基づいて実際に行われる医行為そのものは，必ず何らかの加害を伴う．それらの中には，注射針を刺す，メスで組織・器官を切開するといった直接的なものもあれば，薬の副作用や手術の後遺症といったように，予見が不確実で間接的なものもある．また，身体的侵襲のみにとどまらず，個人の秘密を他人（医療保健スタッフ）に訊き出されるという非日常的状況は，精神的な消耗をもたらしうる．

　また，医師が行う業務上の決定のほとんどは，概ね，患者等といった「他者」の健康や生命に関する事柄であり，その決定の影響の多くは決定主体たる医師本人に対してではなく，主として患者等に及ぶ．この特徴は，環境問題[注10]を例にとって比べてみると，より明らかになるだろう．例えば，ある企業の活動が，近隣の環境破壊や汚染をもたらしてしまった場合，その影響は企業の構成員自身にも及ぶことがある．この場合には，加害者自身も，他の地域住民と同等の害を被りうると考えられる．一方医療現場では，あらゆる活動[注11]の影響のほとんどは患者に反映される．治療の場において，医師が行った治療方針の決定によって，医師自身が命を落とすのは稀である[注12]．

　更に，医師と患者等との関係は，基本的には対面を繰り返すことによって，形成されていくものである．特に入院加療の場合，医師は患者の心身の変化について1日を通して把握できる．また，治療が一旦終了したとしても，治療の契機が存在し，患者が望むのであれば，両者の関係は断続的に続いていく．一般診療等における医師−患者間の関係は，政策決定者−地域住民間や研究者・技術者−消費者間などのそれと比べ，近く，濃く，長きにわたり得る可能性が高い．その関係性の中では，医師−患者は，互いに全くの他人であるとは言い切れなくなってしまうのではないだろうか．すなわち，医師が患者に対して行う判断は，確かに他者に対する決定であるにもかかわらず，医師本人と全く隔絶した他人への決定だとはいえない．言うなれば，二人称的な「近しい他者」である患者への決定を行っている．また，生じうる副次的な影響までをも含めて考慮すると，「患者を中心として形成されたある種の団体」（その構成員として考えられるのは，患者と家族，医師も含めた医療スタッフなど）へ向けての決定として考えることもできる．

　避けられない加害を前提としつつ，「近しい他者」としての患者の生命に直接的影響が生じる決定を行うことは，医師の精神的負担や患者等との関係性の歪みを招く危険性もはらんでおり，とても難しい．それゆえ，医療現場における医師の意思決定や，その基盤となる患者との関係の望ましいあり方が模索されてきた．

　今日までに指摘されてきた医師−患者関係のモデル[注13]としては次のようなものが挙げられる．

・審議（Deliberative）モデル：
　患者の価値判断を伺いつつも，医師自身が奨励する価値観を説明し，指示的な介入によって誘導的な説得を行う
・解釈（Interpretive）モデル：
　医師は非指示的な介入によって，患者の価値観が明確になるように手助けをすることに専念し，自分自身の価値判断を提示することは差し控える
・情報提供（Informative）モデル：
　医師は，自らの専門性に基づいた情報提供を行った上で，患者が自律的に選択する方針に従う

　朝倉は，「思いやり・おまかせ」医療への依存や「察し」のコミュニケーショ
ンの強調といった，患者の自律を損なうようなパターナリスティックな関わり
方が，患者のQOL軽視に至るという側面を持つ反面，逆に患者の自己決定を
極端に強調し過ぎることは，患者に過度の負担をかけることになりかねないと
指摘している[43]．従って，両者が互いに尊重しあい，適切な判断を行うために
は，「パターナリズム」と「自己決定厳守」の間のいずれかの中庸な点に有す
るモデル，あるいはこれとは別の軸上に存在するかもしれない「医師－患者共
同意思決定（Shared Decision Making）モデル」と呼ぶべき手続きを踏む必要
があると考える（**図4.3**）．

　共同意思決定モデルを，医師が提供する専門的な医学的情報と，患者が示す
個人的な意向や状況といった固有の文脈を摺り合わせることによって，限られ
た時間と資源の中における最善の方法を選び取ることを目指す手続きであると
仮定する．医療現場においては，医師の意思決定と患者の自己決定は，「専門
家たる医師である私が，他者である患者のことを，患者本人の意向と関係なく
決める」，または「患者である私が，私自身のことを1人で決める」というよう
にそれぞれが独立して為されることは望ましくない．両者の見解や意向を擦り
合せるための共同作業過程を経た上で，「患者さん（とその周囲）のことを，私た
ち（患者と医師）が決める」という形に至らしめるべきであるかもしれない[注14]．

　また，患者の判断能力が不足しており十分なコミュニケーションをとること
ができないような場合や，患者の生命の危機が差し迫っているような緊急の場
面であっても，「共同作業」にあたる過程を無視するべきではなく，それを担
保するような代替策を講じておくべきである．法やガイドラインを拠り所とし
て患者の利益のために代理決定を行うという「手続き」なども，それに相当す
るだろう．

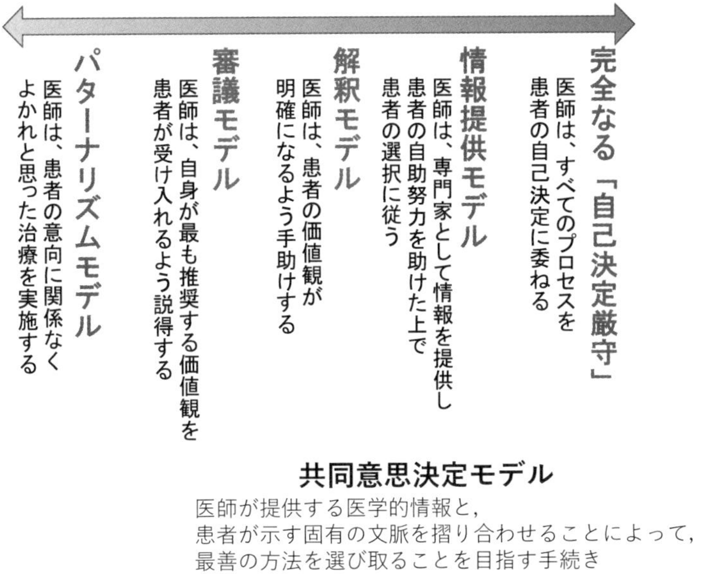

完全なる「自己決定厳守」
医師は、すべてのプロセスを患者の自己決定に委ねる

情報提供モデル
医師は、専門家として情報を提供し患者の自助努力を助けた上で患者の選択に従う

解釈モデル
医師は、患者の価値観が明確になるよう手助けする

審議モデル
医師は、自身が最も推奨する価値観を患者が受け入れるよう説得する

パターナリズムモデル
医師は、患者の意向に関係なくよかれと思った治療を実施する

共同意思決定モデル
医師が提供する医学的情報と、
患者が示す固有の文脈を摺り合わせることによって、
最善の方法を選び取ることを目指す手続き

図4.3　各「医師‐患者関係モデル」の位置関係

おわりに

　医師は，人間として／一医療従事者として，温かみのある共感的態度で誠実に関係者と関わるべきであるということは，あらゆる場面でよく聞かれることである．一方で，筆者の医師としての拙い経験を振り返ると，「医師は断定的な物言いをすることで一般の人々を安心させるべきである」とでもいうか，曖昧な文脈においてでも，何かをパターナリスティックに言い切ることが医師に対して求められていると感じることがままある．一見，相反するような要求が同時に成立するのはなぜだろうか？．

　その答えの手掛かりとして，筆者が以前参加していた「コミュニティ音楽療法」のセッションの参加者に対して行ったアンケート結果を紹介する[44]．アンケートでは，コミュニティ音楽療法の場に音楽療法スタッフとして参加している筆者に対して，医師としての視点や専門性を活かした関わりを持つと同時に，

親しみやすい身近な者として振る舞い続けることを期待する意見が多く寄せられた. そこには,「医療機関という特殊な空間にだけでなく, 心理的・物理的により身近な場所に医師に存在していて欲しい」というニーズがあらわれていた. またここから, 医療機関等に勤務している医師が「身近でない者」として彼らに捉えられているという現状も推測された. 医師が医療機関外の, アクセスしやすい「(人々にとって) 身近な」場所で活動 (アウトリーチ) することは,「公共の益に資する」という専門職の基本的責務に, より忠実な在り方となり得るかもしれない. しかしながら, 医師の役割が専門化・細分化している現状において, また, 資源が限られている中で, 全ての医師に対して画一的にこの役割を担うように要請することは困難である. 従って, それぞれの医師個人に対してではなく, 医師という専門職集団全体に対してこの要請がなされ, それに応じるために, 物理的にも心理的にも身近な距離に存在する医師 (という, 一種の細分化した役割) を成立させるシステムが整備されていくことが望ましいだろう.

　また, ただでさえ不足傾向にある医師は, 仮に実務能力以外の社会人としてのスキルが欠落していても, とまれ医師であるというだけで, 医業の実務をこなす人として重宝されるという状況もこれまではあり得たかもしれない. そのような現況で (全ての医師が一般の人々にとっての「身近な」場所に存在し続けるのが困難であるのと同様), 個人としての各医師全てが高い徳性を持ち, 全方向的に倫理的態度を発揮できるようになるのは残念ながら不可能であろう. そのため, 医師たちは, 医師という専門家集団全体として, あるいは医療チーム全体として,「医師の職業倫理」を保つという機能を担保しようとしているのかもしれない. そうであるならば, 専門職集団として職業倫理を批判的に検討・更新し, 共有するという枠組みを隅々まで確立／維持し続けることもまた, 医師集団の責務であると言える.

　一方で, そうであっても,「人間愛に徹し, 生涯にわたって哲学する医師」[注15]を目指し, 実践し続けることを, 今後も全ての医師に望み, 筆者自身も臨みたいと思う.

注

1 　徳倫理とは，義務や規則，行為の帰結ではなく，行為者の性格，動機の善し悪しを重視する考え方である

2 　Google Books（http://books.google.com/）内検索にて，原著PDF版が入手できる．

3 　WMAのWeb site内（http://dl.med.or.jp/dl-med/wma/geneva1994e.pdf）にてPDF版が入手できる

4 　WMAのWeb site内（http://dl.med.or.jp/dl-med/wma/medical_ethics2006e.pdf）にてPDF版が入手できる

5 　この節の細かい情報は，『メタバイオエシックスの構築へ 生命倫理を問いなおす』に依る

6 　『生命医学倫理』という名で邦訳出版されている．

7 　「共通道徳」は「道徳に関わるすべての人によって共有されている諸規範の集合」であり，あらゆる場所のあらゆる人に適用可能で，その基準に照らしてあらゆる人間の行動を正しく判断するような「普遍道徳（universal morality）」であるとされている．香川は，共通道徳は「対立する倫理学理論の底にあって，それらの諸理論を下支えしているものだ」と説明している

8 　日本語訳をし，日本の生命・医療倫理に導入したのは白浜雅司である

9 　英国王室医学協会産業医学部会（Royal College of Physicians, Faculty of Occupational Medicine：RCPFOM）による「Guidance on Ethics for Occupational Physicians」は，第4版以降を健康開発科学研究会が翻訳，刊行している

10 　別の環境問題の文脈では，首都在住の政策決定者が，地方の自然環境に関する介入を推進した結果，その地方の自然が損なわれてしまうという状況も存在する．この場合，政策決定者は自ら損害を受けることは決してない．この点は，先述したもう1つの環境問題の文脈とは異なっており，寧ろ「医師がおこなった決定の影響が患者に及ぶ」という例と類似している．しかし医師−患者間の場合とは異なり，政策決定者と，損害を被る地方住民との間には，物理的な距離が存在している．遠方にいる政策決定者は，おそらく主に，伝聞によって地方の状況を知るのであるから，地域住民の痛みをリアルタイムで目の当たりにすることはない．両者間の物理的な距離の遠さに応じ，精神的な隔たりも生みだされる．大学や企業の研究者や技術者と，彼らが生み出した技術や製品を使用する末端消費者との関係においても，同様のことがいえるかもしれない

11 　病院等の医療機関においては，治療行為と直接はかかわらない活動（例えば，受付業務や清掃業務など）も，全ては患者の利害関心のためにおこなわれているのだと捉えることもできる

12 　但し，それらの決定に基づいて行為したのちに，医師自身が副次的に不利益を被ること（例えば，望ましくない結果に至り医師が評判を落としたり，医師が患者に訴えられたりするような状況），また，生命の危険に曝されること（例えば，病原体や放射性物質に暴露されること，或いは患者と争いが生じてしまうような場合）はありうる

13 　エマニュエル（Emanuel）らのモデルの解釈については，次の二文献を参照した．福井，浅井，大西（2003）pp.25-32，額賀淑郎「医療従事者・患者関係」（赤林（2005））pp.123-139

14 　「私たち」の自己決定については，小柳正弘（2008）「「自己決定」の系譜と展開」（高橋隆雄，八幡英幸 編『熊本大学生命倫理論集2 自己決定論のゆくえ 哲学・法学・医学の現場から』pp.22-42，九州大学出版会）に詳しい

15 　これは，産業医科大学初代学長の土屋健三郎氏による「産業医科大学建学の使命」に記されている言葉である

引用・参考文献

1）日本医師会ホームページ「医の倫理～その考え方の変遷」
　　https://www.med.or.jp/doctor/rinri/i_rinri/a04.html（R4年11月24日確認）
2）日本医師会ホームページ「医の倫理～その考え方の変遷」
　　https://www.med.or.jp/doctor/rinri/i_rinri/a04.html（R4年11月24日確認）
3）「医師・歯科医師・薬剤師調査の概要」
　　⇒https://www.mhlw.go.jp/toukei/saikin/hw/ishi/18/dl/kekka-1.pdf（R4年11月24日確認）
4）「医師・歯科医師・薬剤師調査の概要」
　　https://www.mhlw.go.jp/toukei/saikin/hw/ishi/18/dl/gaikyo-b1.pdf（R4年11月24日確認）
5）第9回 医師の働き方改革に関する検討会（2018年9月3日）資料4「「医師の勤務実態について」
　　https://www.mhlw.go.jp/content/10800000/000349220.pdf
6）平成13年12月12日 基発第1063号厚生労働省労働基準局長通達「脳血管疾患及び虚血性心疾患等（負傷に起因するものを除く。）の認定基準について」
　　https://www.mhlw.go.jp/new-info/kobetu/roudou/gyousei/rousai/dl/040325-11a.pdf
7）西日本新聞2018年8月02日
　　https://www.nishinippon.co.jp/nnp/national/article/437899/
8）浅井篤, 板井孝壱郎, 大西基喜：超義務(Supererogation)と医の職業倫理(Professional Medical Ethics), 先端倫理研究　2号, pp.13-24, 2007.
9）全国保健所長会ホームページ内「公衆衛生」
　　http://www.phcd.jp/04/
10）一般社団法人　社会医学系専門医協会ホームページ内「社会医学系専門医について」
　　http://shakai-senmon-i.umin.jp/about/
11）中村健一, 西川理恵子, 藤野昭宏, 堀江正知, 新野直明, 佐々木敏雄：産業医の倫理綱領, 産業医学ジャーナル, 21(6), pp.32-41, 1998.
12）産業医科大学｜産業医の仕事と役割
　　https://www.uoeh-u.ac.jp/EntranceExam/aboutCollege/index2/medicine02.html
13）高橋隆雄, 尾原祐三, 広川明編著：工学倫理－応用倫理学の接点－, pp.78-85, 2007.
14）尾高邦雄：職業の倫理, 中央公論社, 1970.
15）『医の倫理の基礎知識 2018年版【医師の基本的責務】』
　　http://www.med.or.jp/doctor/rinri/i_rinri/a06.html
16）今井道夫：生命倫理学入門［第2版］, 産業図書, p.2, 2005.
17）アリストテレス, ニコマコス倫理学（上）, 高田三郎訳, 岩波書店, 1971.
18）赤林朗編：入門・医療倫理Ⅰ, 勁草書房, p.127, 2005.
19）小松美彦, 香川知晶：メタバイオエシックスの構築へ 生命倫理を問いなおす, NTT出版, pp.41-79, 2010.
20）小松美彦, 香川知晶：メタバイオエシックスの構築へ 生命倫理を問いなおす, NTT出版, pp.43, 2010.
21）https://www.ushmm.org/information/exhibitions/online-exhibitions/special-focus/doctors-trial/nuremberg-code(2022年11月27日確認) の英語版より翻訳
22）http://cellbank.nibiohn.go.jp/legacy/information/ethics/refhoshino/hoshino0006.htm
23）小松美彦, 香川知晶：メタバイオエシックスの構築へ 生命倫理を問いなおす, NTT出版, pp.43-44, 2010.

24）小松美彦，香川知晶：メタバイオエシックスの構築へ 生命倫理を問いなおす，NTT出版，pp.44，2010.

25）小松美彦，香川知晶：メタバイオエシックスの構築へ 生命倫理を問いなおす，NTT出版，pp.46，2010.

26）米本昌平：バイオエシックス，講談社，198.5

27）小松美彦，香川知晶：メタバイオエシックスの構築へ 生命倫理を問いなおす，NTT出版，pp.164，2010.

28）世界保健機構：遺伝医学と遺伝サービスにおける倫理的問題についての国際ガイドライン，松田一郎・友枝かえで訳，1997（https://jshg.jp/wp-content/uploads/2017/08/WHOguideline.pdf）

29）小松美彦，香川知晶：メタバイオエシックスの構築へ 生命倫理を問いなおす，NTT出版，pp.163-165，2010.

30）ビーチャム，T.L.・チルドレス，J.F.：生命医学倫理，（永安幸正・立木教夫監訳），成文堂，1997.

31）小松美彦，香川知晶：メタバイオエシックスの構築へ 生命倫理を問いなおす，NTT出版，pp.169，2010.

32）小松美彦，香川知晶：メタバイオエシックスの構築へ 生命倫理を問いなおす，NTT出版，pp.170，2010.

33）1）赤林朗編：入門・医療倫理Ⅰ，勁草書房，p.78，2005.

34）小松美彦，香川知晶：メタバイオエシックスの構築へ 生命倫理を問いなおす，NTT出版，pp.171，2010.

35）小松美彦，香川知晶：メタバイオエシックスの構築へ 生命倫理を問いなおす，NTT出版，pp.172，2010.

36）小松美彦，香川知晶：メタバイオエシックスの構築へ 生命倫理を問いなおす，NTT出版，pp.172-173，2010.

37）今井道夫：生命倫理学入門［第2版］，産業図書，pp.2-3，2005.

38）赤林朗，児玉聡編：入門・医療倫理Ⅲ，勁草書房，pp.19-20，2015.

39）藤井可：電子タバコの規範，人間と医療 第7号，pp.38-47，2017.

40）堀正二，朝日通雄，大津欣也，中山博之，彦惣俊吾，武田理宏，横江俊：喫煙科学の研究－1996年から2005年－，2007.

http://www.srf.or.jp/20nen/pdfs/20nen-data22.pdf

41）堀田晴美：「誌上ディベート 喫煙継続の是非 ニコチン性アセチルコリン受容体の刺激が脳機能に及ぼす影響」『アンチ・エイジング医学－日本抗加齢医学会雑誌』，Vol.10 No.5，pp.76-80.，2014.

42）藤井可：臨床現場における医師の自己決定，先端倫理研究 第4号，pp.12-25，2009.

43）霜田求，樫則章，奈良雅俊，朝倉輝一，佐藤労，黒瀬勉：シリーズ〈人間論の21世紀的課題〉医療と生命，ナカニシヤ出版，2007.

44）藤井可：医療施設以外での音楽療法に於ける医師の役割―「専門職性」という視点を通じての一考察―，九州臨床音楽療法，vol.4，pp.15-55，2010.

45）塚本学：江戸時代人と動物，日本エディタースクール出版部，1995.

46）福井次矢，浅井篤，大西基喜編：臨床倫理学入門，医学書院，2003.

第5章

看護師の職業倫理

はじめに

　本章では，医療現場における看護という職業とは何か，そして看護実践における倫理的問題に対しどのように考察，判断しているのかについて述べていく．

　医療現場で働く看護師の一般的なイメージは，おそらく次の2つの姿を思い描くのではないだろうか．1つは慌ただしく病院内を駆け回り，医師の指示にも迅速かつ効率的に対応している姿である．これは生命の危機的状況にある場面，例えば患者の状態が急変した時や手術の場面，あるいは予期せぬ災害に遭遇した時などは，医療現場の雰囲気は慌ただしくなる．医師や看護師を含むメディカルスタッフらの素早い行動が救命に繋がるからである．このような時に目にする看護師の姿は，医療関係者以外の人たちには慌ただしい職業というイメージがあるのかもしれない．もう1つは患者の側に寄り添って，やさしい笑顔で言葉をかける癒しの存在としての看護師の姿である．しかし実際のところ，看護師は常に笑顔でいるという訳にはいかない．例えば患者や家族が悲しそうにしている時は，その悲しみを少しでも理解しようとする態度で接する．あるいは何かに悩んでいる時や苦しい時など，その人の気持ちや置かれた状況に合わせた態度を看護師はとっている．このような看護師の共感的態度がおそらく優しさ，癒しのイメージとして映っている．もしくは人々の看護師に対する「こうあってほしい」という期待や要望が反映されている姿である．

　では実際の看護師の姿はどうなのか．これは先述した看護師の2つのイメージ，その両方であるといってよいだろう．看護師は働く場の特徴や業務内容，その時の状況に合わせて使い分けているといっても過言ではない．医療職は人

間の健康を目指す職業である．中でも病院などの医療機関で働く看護師は，24時間体制で患者の体調管理や生活を整え，患者との関係性の中で看護を提供している．その人にとっての健康とは何か，患者のみを看護の対象とするのではない．家族や兄弟姉妹，あるいは可愛がっていたペットなど，その人の価値あるものは，その人が健康であるための要因となることもある．そのため看護師は，患者を取り巻くもの全てを視野に入れて看護を考えていく必要がある．患者の身の回りを快適に保ち，患者の声に耳を傾け，可能な限りその欲求を満たすよう諸関連職種や家族との調整役となり，最善の方法を考え支援していくことが重要となる．

　医療職者として職業倫理を理解することは，人間関係の中で業務する私たちにとって重要な意味を持つ．例えば看護師の場合，看護の対象となる人の治療・療養過程の全般を管理・調整するため，同業者を含む様々な人たちの価値観や倫理的問題と向き合うことになる．そのような場面に直面した際に，進むべき方向を見出せるよう「看護倫理」に関する知識と理解が重要となる．このように同じ医療職者として協働する他職種に，どのような倫理的問題が生じるのかについて学ぶことの意義は大きいといえる．

　5.1では，看護師の仕事とは如何なるものであり，どのような法的位置づけにあるのかなど，看護師の仕事の概略を述べる．更に筆者の専門分野である小児を対象とした看護（小児看護学）の特徴を説明する．5.2では，看護における職業倫理（看護倫理）についての説明と，看護師が看護倫理を学ぶ意義について述べていく．5.3では，看護師が経験する倫理的問題の一部を事例として紹介し，看護師はどのように倫理的問題を理解・解釈していくのかを述べる．

5.1 看護師とはいかなる職業か

5.1.1 看護師の法的位置づけと定義

(1) 看護師の基本となる法律「保健師助産師看護師法」

　看護職には看護師のみならず保健師，助産師，准看護師も含まれている．こ

の看護職者にとって保健師助産師看護師法（以下，保助看法）は最も重要な法律である．看護職者はこの法の下で業務に従事するとともに義務を負っている．

　以前は「保健婦規則」「産婆規則」「看護婦規則」と職種に分かれて規則が定められていたが，昭和17年（1942）「国民医療法」において保健師と助産師，看護師を一本化した「保健婦助産婦看護婦令」が公布された．更に昭和23年（1948）に「国民医療法」が廃止となり，医療行政の基本法である「医療法」が新たに制定されたため，「保健婦助産婦看護婦令」の内容は「保健師助産師看護師法」（昭和23年（1948）制定）に引き継がれた．

　また，長い間「保健婦・助産婦・看護婦」という名称であったが，平成13年（2001）に（法律第百五十三号）「保健師・助産師・看護師」と改正された．名称改正は遠い過去の話ではないが，現在はこの名称でほぼ定着しているといってよいだろう．

　保助看法の目的は「この法律は，保健師，助産師及び看護師の資質を向上し，もつて医療及び公衆衛生の普及向上を図ることを目的とする（保助看法第一条）」と記されている．

(2)　看護職の法律上の定義

　看護職にはそれぞれに法律上の定義があり，何を業とするのか，次のように定められている．

【保健師の定義】

第二条　この法律において「保健師」とは，厚生労働大臣の免許を受けて，保健師の名称を用いて，保健指導に従事することを業とする者をいう．

【助産師の定義】

第三条　この法律において「助産師」とは，厚生労働大臣の免許を受けて，助産又は妊婦，じよく婦若しくは新生児の保健指導を行うことを業とする女子をいう．

第四条　削除

【看護師の定義】

第五条　この法律において「看護師」とは，厚生労働大臣の免許を受けて，傷病者若しくはじよく婦に対する療養上の世話又は診療の補助を行うことを業とする者をいう．

【准看護師の定義】

第六条　この法律において「准看護師」とは，都道府県知事の免許を受けて，医師，歯科医師又は看護師の指示を受けて，前条に規定することを行うことを業とする者をいう．

　医療はキュア（Cure）とケア（Care）の要素で構成されている[1]．看護師の業務は保助看法第五条において，医師の指示に基づき行う「診療の補助（キュア）」と，看護師の主体的な判断と技術をもって行う，看護師の本来的な業務といえる「療養上の世話（ケア）」が定められている．

　「療養上の世話」という用語は抽象的な枠組みであり，いかなる業務が該当するかはその時々で変化し得る．我が国では「療養上の世話」の具体的内容について法律上の定義はない．一般的に「療養上の世話」とは，患者の状態の観察，環境整備，食事の世話，清拭及び排泄の介助，生活指導など，このような日常生活における援助行為を指す（一部のみを表す）．

　一方で「診療の補助」とは，身体的侵襲が比較的軽度な医療行為の一部について補助するものであり，採血，静脈注射，点滴，医療機器の操作，処置など多岐にわたる．医療行為とは医師法十七条にあるように，高度な医学的知識，経験，技術を有する医師自身が行わなければならない行為（絶対的医行為）である．しかし，医師の指示に基づいて看護師などの医療従事者が委ねられる医療行為（相対的医行為）があり，これは看護師の業務における「診療の補助（キュア）」となる．

　看護師の業務である「療養上の世話（ケア）」と，「診療の補助（キュア）」，

この2つはそれぞれが特有のものであり，独自の機能がある．そのため筆者が本章の冒頭部分で，看護師のイメージには2つあるが，これら両方が実際の姿であると述べた理由はここにある．しかしながら「療養上の世話」と「診療の補助」の二面性は明確に区別できない難しさがある．例えば，診療の補助を行いながらも医療行為が不安や苦痛とならないように相手の気持ちを優先した言葉がけや体位の工夫，更には家族や付添人への配慮などのケアを同時に行っている．従ってこの二面性は区別するよりも，重なり合っていると理解するほうが妥当である．

　看護実践活動，看護教育・研究を支える専門職団体である国際的組織「国際看護師協会（International Council of Nurses：ICN）」は，看護師の定義について以下のように示している．「看護師とは，基礎的で総合的な看護教育の課程を修了し，自国で看護を実践するよう適切な統制機関から権限を与えられている者である．［中略］看護師とは以下のことを行うよう養成され，権限を与えられている．(1)健康の増進，疾病の予防，そしてあらゆる年齢およびあらゆるヘルスケアの場および地域社会における，身体的，精神的に健康でない人々および障害のある人々へのケアを含めた全体的な看護実践領域に従事すること(2)ヘルスケアの指導を行うこと(3)ヘルスケア・チームの一員として十分に参加すること(4)看護およびヘルスケア補助者を監督し，訓練すること(5)研究に従事すること」[2]．

　更に日本看護系大学協会は「看護職者（看護師・保健師・助産師）は，新しい命が誕生する瞬間や，人が元気に過ごせるように，また病気の予防を行うこと，病気の人を看護したり，また，時には死を迎える看護を行うことを仕事としている」と示している[3]．

(3)　看護職の業務に関する法律と特定行為

　保助看法三十七条に，「保健師，助産師，看護師又は准看護師は，主治の医師又は歯科医師の指示があつた場合を除く他，診療機械を使用し，医薬品を授与し，医薬品について指示し，その他医師又は歯科医師が行うのでなければ衛

生上危害を生ずるおそれのある行為をしてはならない．ただし，臨時応急の手当をし，又は助産師がへその緒を切り，浣腸を施しその他助産師の業務に当然に付随する行為をする場合は，この限りでない」とあるように，医療行為については特別の場合を除いて基本的には医師の指示によって業務する．しかし「保健師助産師看護師法第三十七条の二第2項第一号に規定する特定行為及び同項第四号に規定する特定行為研修に関する省令」（平成27年厚生労働省令第三十三号）（以下，特定行為研修）により看護師が特定の医療行為を実施できるようになり，その特定行為[注1]を行う看護師には特定行為研修が義務付けられている．

　この新たな研修制度が設けられた背景には，2025年問題[注2]という我が国の将来的な健康・介護問題を講じた政府の対策と備えにある．厚生労働省は，重度の要介護状態となっても，可能な限り住み慣れた地域で療養できるよう在宅医療を推進している．そのため看護師は病院などの医療機関（特に急性期医療）から在宅医療への移行を速やかに対応できる能力が求められる．こういった中，看護師の業務における診療の補助のうち一定の行為を特定行為として規定し，この特定行為を医師が予め作成した手順書（指示）によって適時，適切に実施する看護師を養成する「特定行為研修制度」が創設された（**表5-1**）．

　先に「療養上の世話」と「診療の補助」の重なり合う二面性について述べたが，この特定行為はまさにこの2つの業務が重なり合う部分を行為の一部として明確化されたものといえる．

表5-1　看護職の業務に関する法律

看護職	業務に関する内容
保健師	保健師でなければ，保健師または類似する名称を用いてはならない（**名称独占**）．しかし，業務独占資格ではないため，保健師または類似の名称を用いらなければ，保健師でなくても医師，歯科医師，助産師，看護師，准看護師などが適切な保健指導を行う場合，法的に問題はない

看護職	業務に関する内容
助産師	助産師でなければ，助産または妊婦・褥婦・新生児の保健指導を業とすることはできない（**業務独占**）．ただし，医師法（昭和23年法律第201号）の規定に基づいて行う場合は，この限りでない．また，助産師でない者は助産師又はこれに紛らわしい名称を使用してはならない（**名称独占**）
看護師	看護師でなければ，疾病者または褥婦に療養上の世話，または診療の補助を行うことはできない（**業務独占**）．ただし，医師法又は歯科医師法（昭和23年法律第202号）の規定に基づいて行う場合は，この限りでない．また，看護師でない者は，看護師又はこれに紛らわしい名称を使用してはならない（**名称独占**）
准看護師	准看護師でなければ，医師，歯科医師又は看護師の指示を受けて，疾病者または褥婦に療養上の世話，または診療の補助を行うことはできない（**業務独占**）．また，准看護師でない者は，看護師又はこれに紛らわしい名称を使用してはならない（**名称独占**）

(4) **看護師免許**について

看護師免許取得に関して以下のような規定がある（看護師に関する部分のみを取り上げる）．

第七条

3　看護師になろうとする者は，看護師国家試験に合格し，厚生労働大臣の免許を受けなければならない．

第九条　次の各号のいずれかに該当する者には，前二条の規定による免許（以下「免許」という．）を与えないことがある．

一　罰金以上の刑に処せられた者

二　前号に該当する者を除くほか，保健師，助産師，看護師又は准看護師の業務に関し犯罪又は不正の行為があつた者

三　心身の障害により保健師，助産師，看護師又は准看護師の業務を適正に行うことができない者として厚生労働省令で定めるもの

四　麻薬，大麻又はあへんの中毒者

また，以下のような欠格事由に該当すると，看護職の免許が付与されない．

【欠格事由】

第一条　保健師助産師看護師法（昭和二十三年法律第二百三号）第九条第三号の厚
　　　　生労働省令で定める者は，視覚，聴覚，音声機能若しくは言語機能又は精
　　　　神の機能の障害により保健師，助産師，看護師又は准看護師の業務を適正
　　　　に行うに当たつて必要な認知，判断及び意思疎通を適切に行うことができ
　　　　ない者とする．

(5)　看護職者の法的責任

　看護職者は業務上の事故などによる過失があった場合，次の３つの法的責任
が問われる．

1．刑事責任：重大な過失によって患者を死傷させた場合，「業務上過失致死
　　罪（第二百十一条一項）」として，あるいは保健師助産師看護師法に違反し
　　た時は「保健師助産師看護師法違反」として責任を問われる．刑事責任は刑
　　法により，加害者が刑罰（罰金・禁固・懲役など）として責任を負わなけれ
　　ばならない．過失は注意義務違反の有無で判断されるため，看護師は自身が
　　実施する看護が患者にどういう結果をもたらすかについて予測して実施する
　　義務（結果予見義務），あるいは予見に基づいて結果（事故）の発生を回避
　　する義務（結果回避義務），これらをよく理解したうえで看護を実施するこ
　　とが重要となる

2．民事責任：診療契約に基づく安全な医療・看護を提供する責任が果たせな
　　かったことにより，患者に生命・身体などに損害を与えた場合「不法行為（民
　　法第七百九条）」「債務不履行（民法第四百十五条）」に基づき，その損害を
　　金銭に換算して賠償する

3．行政上の責任：簡単にいうと看護師免許に対する処分のことである．看護
　　師等が，罰金以上の刑に処された場合，業務に関する不正の行為があった場
　　合，看護師等として品位を損なうような行為があった場合などに，看護倫理
　　の観点からその適正等を問い，厚生労働大臣がその免許を取り消し，または
　　期間を決めてその業務の停止などの行政処分が課せられる

(6) 看護師個人情報保護と守秘義務

　看護師のみならず医療従事者は，患者の秘密を守るという義務（守秘義務）がある．現代社会は，個人情報保護に関して様々な組織や企業において教育がされており，また，メディアの報道等に多く取り上げられていることからも個人情報の取り扱いの厳しさは承知のことだろう．この情報保護については，約120年前に「近代看護教育の母」ともいわれているフローレンス・ナイチンゲール（Florence Nightingale）への敬意をこめて名称がつけられた「ナイチンゲール誓詞」[注3]（看護における誓い）の一節にも既に明記されていた．その一文を以下に示す．

「わが任務にありて，取り扱える人々の私事のすべて，わが知りえたる一家の内示のすべて，われは人にもらさざるべし」

　個人情報の保護は，2003年に「個人情報の保護に関する法律」（個人情報保護法）によって明記されている．また，保助看法第四十二条の二の規定に違反して，業務上知り得た人の秘密を漏らした者は，6月以下の懲役又は10万円以下の罰金に処する（同法第四十四の三）とある．他の医療職である理学療法士，作業療法士には罰金は科せられても懲役は科せられない．それだけ看護職は患者の診療・治療だけでなく，生活の全般について幅広く個人の情報を知り得る立場であることから，その責任は大きいことがわかる．

5.1.2　看護の資格認定制度

　どの職種でも共通することだが，看護師はある程度の経験を積み上げていくことによって，更なるキャリアアップを目指せる職業の1つである．
　資格認定制度は，1987年（昭和62年）4月　厚生省（現 厚生労働省）「看護制度検討会報告書（21世紀に向けての看護制度のあり方）」において，専門看護婦，看護管理者の育成が提言されたことを契機として，日本看護協会が1987年に委員会を設置し，資格認定制度の創設について検討を開始した．1994年に

専門看護師制度，1995年に認定看護師制度，1998年に認定看護管理者制度が発足された．これらの詳細について以下に示す．

⑴　専門看護師（Certified Nurse Specialist：CNS）

専門看護師とは，水準の高い看護ケアを効率よく提供するための，特定の専門看護分野の知識・技術を深めた卓越した看護を実践できると認められた看護師のことを指す．患者・家族に起きている問題を総合的に捉えて判断する力と広い視野を持って，専門看護分野の専門性を発揮しながら専門看護師の6つの役割「実践・相談・調整・倫理調整・教育・研究」を果たすことによって，保健医療福祉の発展と看護学の向上に貢献している．現在は以下の13分野が専門看護分野として特定されている（**表5.2**）（2022年10月現在）．

表5-2　現行の専門看護分野（13分野）

がん看護　精神看護　地域看護　老人看護　小児看護　母性看護　慢性疾患看護
急性・重症患者看護　感染症看護　家族支援　在宅看護　遺伝看護　災害看護

専門看護師になるためには，日本国の看護師の免許を有し，① 看護系大学院修士課程修了者で日本看護系大学協議会が定める専門看護師教育課程基準の所定の単位（総計26単位または38単位）を取得していること② 実務研修が通算5年以上あり，うち3年間以上は専門看護分野の実務研修であること，これらの条件のもと認定審査が行われる．専門看護師総数は2,901名（2022年10月時点）となる[4]．

⑵　認定看護師（Certified Nurse）

認定看護師とは，特定の看護分野において熟練した看護技術と知識を用いて，あらゆる場で看護を必要とする対象に水準の高い看護実践ができると認められた看護師のことを指す．患者・家族によりよい看護を提供できるよう，認定看

護分野ごとの専門性を発揮しながら認定看護師の3つの役割「実践・指導・相談」を果たすことによって，看護現場における看護ケアの広がりと質の向上を図ることに貢献している．現在は21分野が認定看護分野として特定されているが，2020年度より新たな看護分野として教育が開始された（19分野：B課程認定看護師教育機関）（**表5-3**）．現行の認定看護分野（21分野：A課程認定看護師教育機関）（**表5-4**）は，2026年度をもって教育が終了する．制度改正の大きな柱は，特定行為研修を組み込んだ新たな認定看護師教育の開始と，認定看護分野の再編である．制度改正の理由として，我が国は高齢化が進み，疾病構造が変化し，医療提供体制も従来の病院完結型から，医療・ケアと生活が一体化した地域完結型への転換が図られてきた．そのため，これからの認定看護師には急性期から在宅医療まで幅広く活躍することが期待される．認定看護師教育に特定行為研修を組み込むことで，認定看護分野に特化した知識・技術に加えて臨床推論力や病態判断力が強化でき，また，各分野に必要な特定行為をタイムリーに実施できるようになり，認定看護師のケアの質の向上と活動範囲の拡大ができると考えられたからである（特定行為については第1項を参照）．認定看護師総数は22,577人（2021年12月現在）となる[注4]．

表5-3　新たな認定看護分野一覧（19分野）

感染管理　　がん放射線療法看護　　がん薬物療法看護　　緩和ケア
クリティカルケア　　呼吸器疾患看護　　在宅ケア　　手術看護
小児プライマリケア　　新生児集中ケア　　心不全看護　　腎不全看護
生殖看護　　摂食嚥下障害看護　　糖尿病看護　　乳がん看護　　認知症看護
脳卒中看護　　皮膚・排泄ケア

表5-4　現行の認定看護分野一覧（21分野）

救急看護	皮膚・排泄ケア	集中ケア	緩和ケア	がん化学療法看護
がん性疼痛看護	訪問看護	感染管理	糖尿病看護	不妊症看護
新生児集中ケア	透析看護	手術看護	乳がん看護	摂食・嚥下障害看護
小児救急看護	認知症看護	脳卒中リハビリテーション看護		
がん放射線療法看護	慢性呼吸器疾患看護	慢性心不全看護		

　認定看護師になるためには，日本国の看護師の免許を有し，① 看護師免許取得後，実務研修が通算5年以上あること（うち3年以上は認定看護分野の実務研修）② 認定看護師教育機関（課程）に入学して修了すること，これらの条件のもと認定審査が行われる．

　日本看護協会は，専門看護師と認定看護師をスペシャリストと位置付けている．また，日本看護協会におけるジェネラリストとスペシャリストの用語の使用方法について，以下のように示している[6]．

・ジェネラリスト：領域を特定せずに知識や技術を発揮できる者，という意味で使用
・スペシャリスト：その専門性を発揮し，期待される役割の中で成果を出し，評価される者，という意味で使用

(3)　認定看護管理者（Certified Nurse Administrator：CNA）

　認定看護管理者とは，自身が管理する組織の管理者として優れた資質を持ち，創造的に組織を発展させることができる能力を有する看護師のことを指す．組織の課題を明らかにし，組織内の様々な部署や人に働きかけて組織全体のサービス提供体制の向上への取り組みや，保健医療福祉に貢献している．また，地域の組織間の連携を図るなど地域全体の医療・看護の質の向上にも寄与している．活躍の場としては，病院や介護老人保健施設の副院長・看護部長をはじめとする管理者，訪問看護ステーションの所長等となる．認定看護管理者数は

4,468人（2022年10月現在）となる[7].

　認定看護管理者になるためには，① 日本国の看護師免許を有し② 看護師免許を取得後，実務経験が通算5年以上あること．そのうち通算3年以上は看護師長相当以上の看護管理の経験があること③ 日本看護協会が定める510時間以上の認定看護管理者教育を修めるか，看護管理に関連する学問領域の修士以上の学位を取得した後に認定審査を受けることができる．

　米国等の諸外国では，医師の指示を受けずに一定レベルの診断や治療などを行うことができる「Nurse Practitioner（ナース・プラクティショナー：以下，NP)」という看護の資格がある．しかし，我が国においては保助看法に定められているように，看護職は医師の指示を受けなければ医行為を行うことはできない．また，診断や処方を行うこともできず，米国等のNPに相当する資格は現在のところない．しかし，超高齢社会を向かえる我が国は今後，病気を抱えながら生活する人々が増加すると予測される．そのため日本看護協会は，看護の基盤をもちながら医師の指示を受けずに一定レベルの診断や治療などを行う，米国等のようなNPの資格を我が国においても新たに創設し，急増する医療ニーズに応えていくことが必要だと考え，制度の構築に取り組んでいる．現在はNP教育課程が設置され，2021年4月の時点で14校まで増加しており，修了者も572名に上る[8]．NPの資格が認められると，これまでの看護業務であった傷病者，じょく婦に対する療養上の世話，診療の補助に加えて一定の範囲の診断・治療を業とすることができる．我が国における「診療看護師（NP)」の制度化に向けた取組みがなされている．

5.1.3　看護とは何か

　看護という文字をみると「看：みる」と「護：まもる」で構成されている．「看」の文字の他にも「みる」と読む文字は「見る」「観る」「診る」などが使われる．例えば，何かを知覚する意味の「見る」，風景など周囲を見渡したり映画やスポーツなど鑑賞したりする場合の「観る」，医者が診察する際や脈など測り病状や健康状態を調べる際に使う「診る」など，私たちは意味を理解し使い分けてい

る．「看」の文字は「よく見る」「見まもる」「訪問する」「みとる」とある（『新漢語辞典』2014）．また，「看」の文字には人の体の部位である「手」と「目」で構成されている．このように看護には誰かに対して「手をかざしてよく見る」ことであり，そうすることでその人を「護る」という意味が含まれている．看護師は自分の五感全てを鋭敏に機能させて援助に繋げているのである．

(1)　看護の定義について

看護とは何か，この問いは広い概念であるとともに様々な定義が存在する．例えば，志自岐康子は「人々が健康的な生活を営み，その人らしく生きることを支援すること」[9]と定義する．また，森山幹夫は「人間の自然治癒力を引き出し，生きる希望と力をつくり，生涯にわたり尊厳をもって輝く人生を送れるように支援すること」[10]と定義するように，一律した定義は存在しない．しかし，どの定義においても共通するのは，看護は患者の身の回りを世話することである．これは看護の独自の機能であるとともに本来的業務でもある．

看護実践活動，看護教育・研究を支える専門職団体のうち，ここでは国際的組織として「国際看護師協会（ICN)」，「アメリカ看護師協会（ANA)」，そして国内の代表的な看護組織である「日本看護協会」，これらの3団体の定める看護の定義を以下に示す．

(a)　ICN 看護の定義（簡約版）

「看護とは，あらゆる場であらゆる年代の個人および家族,集団,コミュニティを対象に，対象がどのような健康状態であっても，独自にまたは他と協働して行われるケアの総体である．看護には，健康増進および疾病予防，病気や障害を有する人々あるいは死に臨む人々のケアが含まれる．また，アドボカシーや環境安全の促進，研究，教育，健康政策策定への参画，患者・保健医療システムのマネージメントへの参与も，看護が果たすべき重要な役割である」[11]．

(b)　日本看護協会の定義

看護とは，広義には人々の生活の中で営まれるケア，すなわち家庭や近隣に

おける乳幼児，傷病者，高齢者や虚弱者等への世話等を含むものをいう．狭義には保健師助産師看護師法に定められるところに則り，免許交付を受けた看護職による保健医療福祉の様々な場で行われる実践をいう[2]．

(c)　アメリカ看護師協会（American Nurses Association：ANA）の看護の定義

「看護とは実在または潜在する健康問題に対する人間の反応を診断し治療することである」[13]

(2)　様々な看護理論家による看護の定義

これまでに多くの看護理論家たちが，際限がない問いともいえる「看護とは何か」について懸命に探求し，「看護」の独自性を証明するために努力してきた．そして看護師は，この「看護師とは何か」「看護師とは何をする職業なのか」について，自分の言葉で伝えられるようになることが求められている．この問いに対する答えの手がかりとなるのが看護理論である．看護理論家たちが看護をどのように見ているのかについて知ることは，看護の質を高めることになるとともに，実践の基礎となる[14]．

「看護とは何か」，この問いについて論じている理論家たちを簡略ではあるがいくつか紹介する．

(a)　フローレンス・ナイチンゲール（Florence Nightingale）

ナイチンゲールの著書『看護覚え書き』では，患者を取り巻く環境が人間に与える影響について論じられており，その序章の中で看護について次のように述べている．「看護とは，新鮮な空気，陽光，暖かさ，清潔さ，静けさを適切に保ち，食事を適切に選択し管理すること―こういったことのすべてを，患者の生命力の消耗を最小にするように整えることを意味すべきである」[15]．病気と健康について，「病気は健康を妨げている条件を除去しようとする自然な働きである．それは癒そうとする自然の試みである．[中略]健康とは良い状態を指すだけでなく，我々が持てる力を十分に活用できている状態である」[16]とし，

157

その中で看護について，自然が病気や疾病を予防したり癒したりするのに最も望ましい条件に生命をおくことであり，また，その大部分が看護師の働きにかかっている，と指摘している．また，看護と医師との違いは病気ではなく病人を看護することだとしている．これは「診療の補助」と「療養上の世話」を区別するものであり，看護の特性を示している．

(b)　ヴァージニア・A・ヘンダーソン（Virginia Avenel Henderson）

　ヘンダーソンは著書『看護の基本となるもの』において，「看護とは」ではなく「看護の独自の機能」という表現をしていることから，看護の概念について定義していない．「看護婦の独自の機能は，病人であれ健康人であれ各人が，健康あるいは健康の回復（あるいは平和な死）に資するような行動をするのを援助することである．その人が必要なだけの体力と意思力と知識とをもっていれば，これらの行動は他者の援助を得なくても可能であろう．この援助は，その人ができるだけ早く自立できるようにしむけるやり方で行う」[17]．そして14項目からなる人間の基本的ニードを挙げ，その1つ1つを，どのような側面が看護師の援助を必要とするのかを関連させ，基本的看護の構成要素を示した．

　ヘンダーソンは患者が自立して生活できるように援助することが看護の前提であり，健康や死についても含め，その人にとっての固有の見方やその人にとっての意味を理解しようと努めることが重要だと述べている．更に「人間には共通の欲求があることを知ることは重要であるが，それらの欲求がふたつとして同じもののない無限に多様な生活様式によって満たされているということも知らねばならない」[18]と個人のニードを完全に満たすことの限界についても記している．

(c)　アイダ・ジーン・オーランド（Ida Jean Orlando）

　オーランドは看護の専門職としての独自性について論じており，著書『看護の探求』で「看護とは何か」について「全体にしろ，部分的にしろ，自分ではまだ負いきれない，あるいは，自力ではもう負いきれなくなってきたいろいろ

な心身両面の問題を，代わって背負ってあげる，あるいは援助してあげる行為が，すなわち看護である」[19]と定義している．また，オーランドは看護の目的について「患者のニードを満たすために，患者が求める助けを与えることである．看護婦は患者の当面のニードを知り，そのニードを直接，間接に満たす活動にたずさわることにより，その目的を達することができる」[20]と述べるように，看護は患者と看護師が互いに影響し合う関係の中で行われるものだと強調している．

(d) ジョイス・トラベルビー（Joyce Travelbee）

　米国の看護学者であり精神科看護の教育者でもあるトラベルビーの看護理論は，看護師と患者の相互作用に焦点を当てている．トラベルビーの著書『人間対人間の看護』において，看護を次のように定義している．「看護とは，対人関係のプロセスであり，それによって専門実務看護婦は，病気や苦難の体験を予防したりあるいはそれに立ち向かうように，そして必要なときにはいつでも，それらの体験のなかに意味を見つけ出すように，個人や家族，あるいは地域社会を援助するのである」[21]．トラベルビーは「患者」も「看護師」も共に立場の異なる1人の人間として知覚し，「人間対人間」としての関係を築き上げていくプロセスの中に「看護」がある．この「人間対人間の関係」を築き上げることが，看護師としての責任そして能力であることを論じている．

5.1.4　看護における専門性 ─────────────

　「看護とは何か」を理解するためには，まず看護における専門性について述べておく必要がある．だが，本稿は専門職研究の動向や動勢を問うものではないため，ここでは看護の専門性についてのみに限局する．

　看護における専門性については，看護という職業全体としての専門性と，具体的な看護師の実践としての専門性とに分けて考えていく．

　前者については，看護が完全なる専門職であるということに対して批判的な考えもある．しかし，「世界の看護倫理の母」と称され，看護倫理の世界的第

一人者であるアン・J・デービス（Anne. J. Davis）は，専門職であるための6つの基準（**表5-5**）を看護は満たしているため，1つの専門職として確立していると明言している[22]．

表5-5　専門職としての基準

1．科学的基盤を持っていること	4．専門職組織があること
2．サービス指向であること	5．研究を実施すること
3．倫理規定があること	6．自律性を有すること

　後者について柴田は，看護職に求められている専門性とは，看護実践能力[注5]であり，これは患者への看護ケアの決定に繋がり，また，看護職の自立性への関心が専門性の追求の証になると述べている[23]．看護の実践において看護師は，患者の訴えや要望，付き添う家族や面会者への対応，診療の補助を，限られた時間の中で対応している．これはその場やその時に素早く判断・行動し，その結果に対して責任を持つ．また，結果を予測して危険回避しなければならない．こうした自律性を看護師は求められる．看護師の自律性の重要性は多くの研究者たちが指摘しているが，中でも朝倉は，専門職の成立要件を3つにまとめており，その中の1つに自律性を挙げている．しかし，看護師の自律性にはマイナス要因があり，その1つとして，保助看法の第三十七条を挙げ，「看護師の独占業務とされている診療の補助業務は実質的に看護師の自律的な判断では行えないことになっている」と指摘する．また，看護師の自律性の発揮についての評価は難しく，その理由を次の4つを挙げている．① 患者の個々のニーズに応じて看護を展開するため，傍から自律性が見えにくい② 主体（患者）と主体（他職種）の間を調整するため，傍から見えにくい③ 日常生活の援助＝女の仕事のイメージがある④ 医師に「指示」を確認しなければならない，という構造的限界がある[24]．

　この④の構造的限界に関しては，1973年に法社会学者の石村も，看護の専門職化を達成するためには，医師が行う診断・治療とは区別して，看護師が診断・

治療の技術が備わるべきだと強く主張していた[25]. 現在は, 先述した看護師の業務における診療の補助のうち一定の行為を特定行為として規定されたことから, 看護師の自律性については一歩ずつ前進しているといえる.

5.1.5 看護職の協働について

　入院中の患者への看護ケアは限られた人数の看護師が, 24時間を交代制で看護を提供している. その中で効率的かつ患者の安全・安楽を提供できる体制が必要となる. これを「看護ケア提供システム」または「看護方式」と呼ばれている. 看護ケアを提供するためのシステム（方式）[注6]は医療施設によって異なる. 現在, 我が国において取り入れられている看護ケア提供システムは以下の通りである（表5-6）.

表5-6　看護ケア提供システムの比較

	プライマリーナーシングシステム	チームナーシングシステム	患者受持ち方式	機能別看護方式
特徴	1人の看護師（プライマリーナース）が, 患者の入院から退院までを一貫して担当し, 担当患者の看護ケアのすべてに責任をもつ	1看護単位が1つのチームリーダーのもとに患者の看護ケアを行う	1人の看護師（受持ち看護師）が1人または特定の患者を受持ち, その日（その勤務帯）の受持ち患者の看護ケアを行う	患者の看護ケアに必要な仕事を, 検温, 処置, 与薬, 注射, などの係を決めて業務を中心に看護師を割り当て, 看護ケアを行う

参考：上泉和子ら『系統看護学講座 統合分野 看護の統合と実践 ［1］看護管理』p.47　一部改編

　上記以外にも新看護方式と言われるパートナーシップナーシングシステム（Partnership Nursing System：以下, PNS）がある. これは, 2009年に福井大学医学部附属病院の看護部が開発したシステムである. 2人の看護師が対等な立場で互いの特性を活かし, 補完・協力し合って, 毎日の看護ケア及び看護組織としての活動や業務まで, 1年を通じて活動し, その成果と責任を共有する看護体制である. また, 看護師への負担を減らし, 看護技術の向上や安全性

の確保など目指したシステムである[26].現在ではいくつもの病院が導入している.

5.1.6　小児看護について

　ここで筆者が専門とする小児看護学の分野における,小児看護の対象と特徴について少しだけ触れておく.なぜなら,5.3で小児看護における倫理的問題の事例を示しているため,その理解が容易になると考えるからである.

　小児看護は成人や高齢者とは異なり,子どもの特徴や発達段階を理解した上で看護実践へと結びつけることが求められる.

(1)　小児看護とは

　看護学はそれぞれの専門性（Specialty）によって構成されており,① 機能別専門性② 教育・研究分野別の専門性③ 職種別専門性④ 専門領域別専門性に区別される[27].小児看護学とは② 教育・研究分野別の専門性の区分となる.

(2)　小児看護の対象

　小児とは何歳までの子どもを指すのか.これについては,小児に対する見方や立場によってやや異なる.しかし近年,小児医療では受精の時点から医療の対象として捉えるようになり,また,慢性的な経過をたどる病気や障がいをもつ小児が増加したことにより,思春期・青年期も医療の対象となる.従って看護も同様に幅広い年齢層を対象とする.発達（段階）の視点からの区分でいうと,胎児期・新生児期・乳児期・幼児期・学童期・思春期・青年期が看護の対象となる.また,小児に影響を与える存在である家族（親・兄弟姉妹・養育者など）だけでなく,学校などを含む地域社会も小児看護の対象に含まれる.

(3)　小児看護の特徴

　子どもは単に大人を小型にしたのではなく,生理機能や精神発達が未熟であるため,大人とは異なる特徴を持つ.そのため小児看護では,小児の特徴と生活及び発達の特徴を正しく理解し,それぞれの発達段階に応じた援助が重要となる.小児の特徴を以下に示す.

・成長・発達の途上である

・健康・不健康を問わず，養護を必要とする

・発達の途上にあるため，周りの影響を受けやすい

・様々な諸機能が未熟であるため，急変など変化が著しい

・発達には個人差が大きい

5.2 看護師の職業倫理

医療は生命の尊厳と個人の尊厳の保持を旨とし，医療者と患者等との信頼関係に基づき，患者等の心身の状態に合わせた最適な医療を提供することを責務とする．そして患者等との関係だけでなく，様々な医療従事者同士の良好な人間関係を築くことも重要となる．従って看護師，医師，薬剤師，栄養士，介護福祉士などがそれぞれの社会的役割を遂行できるように，各職能団体が職業の特徴に即した倫理に関する綱領や規定を定め，明文化している．人間としての尊厳・権利擁護，守秘義務の遵守，学問及び自己研鑽，これらの内容は全ての医療従事者の倫理に関する綱領や規定に共通する部分となる．

看護職においては，日本看護協会が2003年に「看護者の倫理綱領」を制定した．さらに，2021年に見直され，「看護職の倫理綱領」として公表された．看護職が専門職としてより質の高い看護を提供するためには，深い知識と確実な看護技術だけでなく高い倫理性が不可欠であるとして，看護職が専門職として自らの行動を律することを目的に定められた．「看護職の倫理綱領」は前文と十六条文，そして各条文の解説から構成されている．ここでは簡潔に構成のみを示す．まずは① 看護提供に際して，守られるべき価値と義務（一条〜六条），次に② 責任を果たすために求められる努力（七条〜十一条），そして③ 土台としての個人徳性と組織的取組み（十二条〜十六条）となる．これらには倫理綱領に含まれる３つの要素である「価値」「義務」「徳」が組み込まれている．これはマニュアルではなく，臨床の場で直面する倫理的問題を検討・判断するために活用する指針となるものである．

　看護師の基本的責任について，ICNの「看護倫理綱領」前文に次のように示されている．「看護師には4つの基本的責任がある．すなわち健康を増進し，疾病を予防し，健康を回復し，苦痛を緩和することである．看護のニーズはあらゆる人々に普遍的である」[28)]．我が国でも同様に考えられており，看護師はこのような人間の普遍的なニーズに応え，良質な看護を提供することが求められる．その良質な看護の基盤となるのが「法律（保助看法）」「倫理綱領（看護倫理綱領）」「看護業務基準」などである．

5.2.1　看護倫理とは

　近代看護の時代は，医師に従順であり，寡黙で献身的な自己犠牲を徳とすることが良い女性であり，良い看護師とされてきた．しかし，医学の進歩や人権意識の高まりにより第二次世界大戦後は，徳の倫理では解決できない倫理的判断の拠り所とする原則の必要性に迫られた．そのため，行為そのものに焦点を置く原則倫理が求められるようになった．

　看護は人間を対象とし，その人の生命，生活，人生と深く関わりながら，現在の患者が目指す健康のために，何が最も良いかを判断して働きかけていく．そのため看護行為と倫理を切り離すことはできない．そういった看護ケア，及び臨床場面での判断やコミュニケーションにおける倫理的な諸問題についての研究領域，もしくは学問分野を「看護倫理」という．

5.2.2　看護倫理を学ぶ意義

　「看護倫理を学ぶということは，すなわちよりよい看護とはなにかを追求することである」[29)]と言われるように，看護倫理の学びは倫理的な看護実践につながる．そのため看護師にとって不可欠な学習の1つとなる．具体的な学習の意義は以下の通りである[30)]．

1）倫理的感受性を養うことができる：まずは看護実践において倫理的な意味や倫理的問題に気づくことができる

２）専門職の倫理を理解することができる：倫理原則や生命倫理などの知識を基に，状況に適用し問題解決方法への応用ができる．また，専門職として相応しい行動やその根拠について考察できる

３）看護倫理の実践力をつけることができる：倫理的問題が生じた時，それを解決し，患者の人権をまもるための力をつけることができる

5.2.3　ケアの倫理

　看護師が行う患者への援助を一般的に「看護ケア」という言葉が使われる．ケアにおける倫理，すなわちケアの倫理とは，ケアという具体的行為を通しての人と人との具体的な人間関係を指す．これは規範倫理学の学説の１つであり，20世紀後半にかけてフェミニストたちの手により発展した．他の理論が「何が正しいか」と問う一方で，ケアの倫理は「どのように応じるか」という問いを立てるという違いがある．基準や不偏性を重視するのではなく，責任の重要性を強調する．従ってケアの倫理は実践に即した倫理として，看護倫理とは異なった視点を与えている[31]．

5.2.4　ケアリング

　看護においてケアとケアリングが明確に区別されずに使われていることがある．それはケアとケアリングの定義について様々な見解があるためである．ここでは用語の説明のみを示す．日本看護協会は次のように解説をしている．

　「ケアリングとは① 対象者との相互的な関係性，関わり合い，② 対象者の尊厳を守り大切にしようとする看護職の理想・理念・倫理的態度，③ 気づかいや配慮，が看護職の援助行動に示され，対象者に伝わり，それが対象者にとって何らかの意味（安らかさ，癒し，内省の促し，成長発達，危険の回避，健康状態の改善等）を持つという意味合いを含む．また，ケアされる人とケアする人の双方の人間的成長をもたらすことが強調されている用語である」[32]．ケアリングは倫理的な看護実践に不可欠なものである．

5.2.5　看護実践におけるジレンマ —————————————

　看護師は様々な人間関係の中で看護業務を実践しており，その中で道徳的に優れた振舞いや感情コントロールすることを求められる．ダニエル・チャンブリス（Daniel Chambliss）は，看護師の臨床で直面している困難を道徳性という視点から分析している．その中で看護に特有で，看護師の3つの困難，かつ時に矛盾する使命を課せられていることを次のように指摘する．「① 思いやりのある（caring）人間であり，② 専門的職業であり，③ 組織内では比較的従属的な立場であのメンバーである，ということを同時に満たすことを期待されているし，たいていは本人もそうあるべきだと思っている」[33]．また，その後に「仕事上の実務的な要求—議論はあるが，看護はやはり基本的に給料をもらう仕事である—と，専門職としてのモラルとの間にこれほど大きな対立がみられる職業は他にはないだろう．おそらくこのようなジレンマは「世話をする」職業につきものの，あるいは女性が圧倒的に多い職業を象徴するものではないだろうか」[34]と述べている．

　看護は長い間「女性的」職業であると見なされてきた歴史がある．しかし，現在は我が国でも男性看護師も一定の割合で存在してきたため，「女性的」職業という見方は随分と払拭されている．これまで多くの研究者たちがフェミニズムに関連する議論をしてきたが，この議論について本章では詳しく触れず，看護実践における倫理的問題にのみ焦点を当てる．

5.2.6　看護実践における倫理的問題へのアプローチ —————————

　看護実践において，いくつかの倫理的な意思決定や問題解決に向けたアプローチ法が考案されている．実際の医療現場における倫理的問題の判断を個別状況に応用できる症例検討シートを開発した「Jonsenらの四分割法」や，意思決定に関して，結論ではなくむしろそのプロセスにこそ倫理的問題へのアプローチの重要な点があるとした「トンプソン＆トンプソン（Joyce E. Thompson＆Henry O. Thompson）の意思決定のための10ステップモデル」，価値を中心に置いた方法で提示された4つの課題を，ステップを踏んで倫理的

問題を分析, 検討する. サラ.T.フライ (Sara T. Fry) の「倫理的分析と意思決定のためのモデル」などがある.

他にもいくつかのモデルは存在するが, ここでは代表的なものとして, フライの「倫理的分析と意思決定のためのモデル」の分析の視点を以下に示す[35].

① 価値の対立の背景にある事情とは何か?
② 状況に含まれている価値の重要性は何か?
③ 関係する人それぞれにとって対立の意味するものは何か?
④ 何をすべきか?

この4つの課題に応える形で症例を捉えなおして分析することによって, 関係している人々の価値が対立している出来事は何か, それによって何がもたらされているのかを考え, 患者・家族へのケアリングや信頼関係, 医療者間の信頼関係をもとに, ある程度合理的な対処法を話し合うことを提示する.

問題解決に向けたアプローチ法は他にも存在するが, 注意が必要なのは意思決定には多くの要因が関連するため, どれか1つのモデルを使用したからといって, 全てが解決に向かうものではないことを念頭に置くことである.

5.2.7 看護業務

看護業務とは「看護の提供者が主体で,「何を」「どのように」すべきかを提示することをいい,「看護ケア」や「看護実践」と比較すると「看護」を管理的な視点から捉えた様式や方法を示すものである」と定義される[36].

看護師は法律により規定された範囲内でかつ看護倫理に基づいて看護業務を実践する. 看護業務は基本的に「保健師助産師看護師法」に規定された範囲内で看護業務を行うが, 実際には患者や状況によって変化し得るため明確でない場合がある. そのため日本看護協会では「看護業務基準」を作成し, 看護師が看護を実践するための行動指針や実践を評価できるよう枠組みを示している.

5.3　看護師が経験する職業倫理問題

5.3.1　小児看護における倫理的問題

(1)　子どもの権利

　我が国では，第二次世界大戦までは“子どもは親や家の付属物”という考え
が根付いており，幼い時から労働力となっていた．戦争中では子どもは戦力と
して尊ばれ“国の宝”などとも呼ばれていた．第二次世界大戦以降になってよ
うやく本格的に子どもを1人の人格を持つ人間として認めるようになった[37]．

　子どもの権利とは，世界中の全ての子どもが，心身ともに健康に，自分らし
く育つための権利である．「児童の権利に関する条約」（以下，子どもの権利条
約）は，子どもの基本的人権を国際的に保障するために定められた条約であり，
1989年の第44回国連総会において採択され，1990年に発効，日本は1994年に批
准した．これまで子どもは保護されるという認識の対象であったが，大人と同
様1人の人間としての人権を認めるとともに，成長・発達の途上であるため，
子どもならではの固有の権利として定められた．前文と本文五十四条からなり，
子どもの生存，発達，保護，参加という包括的な権利を実現・確保するために
必要となる具体的な事項を規定している．概要について以下に示す[38]．

- 生きる権利とは，健康に生まれ，防げる病気などで命をうばわれないこと．病気
  やケガをした際は治療を受けられること．人間らしく生きていくための生活水準
  が守られること　など
- 育つ権利とは，自分の名前や国籍を持ち，親や家族と共に生活することができる．
  教育を受け，休んだり遊んだりできること．考えや信条の自由が守られ，自分ら
  しく育つことができる　など
- 守られる権利とは，あらゆる種類の虐待や放任，搾取，有害労働などから守られ
  ること．障がいのある子どもや少数民族の子どもなどは特に守られること．戦争
  から守られ，犠牲になった子どもの心や身体が守られること　など
- 参加する権利とは，自由に意見を表したり，集まってグループをつくったり，自

由な活動が行えること，プライバシーや名誉が守られること，成長に必要となる
情報が提供され，子どもにとって不利益となる情報から守られること など

「子どもの権利条約」において，子どもは権利行使の主体であり，「最善の利
益」を確保するため第十二条に「意見表明権」が保障されている．しかし子ど
もの言語・認知能力は発達の途上であることから合理的な判断は難しく，また，
その子の年齢や成熟度及び事柄の難易度によって意見の表明が可能かどうか変
わってくる．子どもは「権利行使の主体」であることに変わりないが，言語・
認知能力が未熟と判断された子どもの場合，法的には親や養育者が本人に代わ
る意思決定として重視される（アドボケイト）[注7]．看護師は，親や養育者の意
思は「子どもの最善の利益」を保障されているか，このことを判断して支援す
る必要がある．

　大廻さやこは，事柄によって子どもの判断が認められるとされる年齢の法的
規定はバラバラであり（**表5-7**），大人の「〜であろう」「〜あるべき」「〜であっ
てほしい」という判断で法規定されていると指摘している．ある一定の年齢に
達したからといって，自己の意見を形成する能力が認められるということでは決

表5-7　子どもの同意能力の法規定

＜民法の規定＞	
女性の婚姻適齢期	満18歳（民法七百三十一条）
遺言能力が認められる	満15歳（民法九百六十一条）
養子縁組，親の同意なしに決定できる	満15歳以上（民法七百九十七条一項）
＜刑法の規定＞	
刑法犯罪の責任能力	満14歳以上（刑法四十一条）
原動機付き自転車の運転免許取得	満16歳から（道路交通法八十八条）
＜その他＞	
義務教育	中学３年生まで（学校教育法二十二条一項）

大廻さやこ（2005）「未成年者の医療上の決定能力」をもとに筆者が作成

してない，ということを医療者は理解して意思決定の問題に関わる必要がある．

特にインフォームド・コンセントに関して子どもの場合，医療者の説明を理解し，選択肢を選択，決定し，その決定に対して責任を持つことは難しい．そのため学童期以下の子どもに関してはインフォームド・アセント[注8]が適切となる[39]．子どもの理解は大人とは異なり，単に言葉で説明されただけでは理解ができない．しかし5.1でも述べたように，発達段階に合わせた適切な方法で説明を受けることで，子どもなりに状況を受け止め対処することは可能となる．単に了解を得ることを目的とするのではなく，これから起こり得ることも含めて子どもが理解できるように説明し，子どもが自分の事として捉え，その判断に納得できたかどうかを重要視しなければならない．また，その子の自己決定を大人と同様に適用することもまた，子どもの権利の侵害になる．そのため，自己決定権を行使できるよう，子どもの理解力にあわせた情報提供とその反応を確認していくことが重要になる．

自己決定するためには意思決定能力があって，はじめて自己決定の権利が保障される．そのためには次の4つの構成要素を満たす必要がある．1．選択の表明　2．情報の表明　3．状況の認識　4．論理的思考 である[40]．

フライは文献にみられるアドボカシーの解釈は3通りあるとして，「看護師アドボカシーのモデル」を示している．ここでは3つの解釈の視点だけを以下に示す[41]．

① 権利擁護モデル：看護師は患者の権利の擁護者
② 価値決定モデル：看護師は患者がニーズ，関心，選択を話せるように援助する
③ 人として尊重するモデル：看護師は患者の人間としての基本的特性（尊厳，プライバシー，福利）を尊重する

(2) 小児看護の日常的な臨床場面での倫理的問題

　日本小児看護学会は，小児看護の日常的な臨床場面における様々な倫理的問題について，日本看護協会が示している「臨床倫理委員会の設置とその活用に関する指針」を参考に，臨床倫理問題を14カテゴリーに整理している．更に各々のカテゴリーに含まれる倫理的問題の例（創作例）を示しまとめている．ここでは14カテゴリーと倫理的問題例の見出しのみを紹介する（**表5-8**）．

　実際に小児看護において起こり得る事例から何が問題で，どう問題に取り組み，何が最善かを考えることが重要であり，予めシミュレーションを行うことで予期せぬ倫理的問題が生じた際の対応の手がかりとなる．

表5-8　臨床場面における小児看護の倫理的問題の例

1．十分なケアを提供することができないこと	ケアの優先順位を決定する難しさ
	看護師のマンパワー不足・能力不足がケアの質に直接影響を及ぼすこと
	成長発達を促す・教育を受けるという権利が制限される環境
2-1）医師の治療方針に関すること	医師の治療方針に納得できないが指示を受けなければならないこと
2-2）看護チームの方針に関すること	よりよいケアを提供してもチームに受け入れてもらえないこと
3．終末期医療に関すること	終末期の子どもにとって最善のケアを判断する難しさ
4．患者の権利と尊厳に関すること	子どもを大事にすること
5．インフォームド・アセント，インフォームド・コンセントに関すること	子どもに必要な説明の内容と方法の選択
	説明を受ける子どもと家族へのタイミングのよいケア提供
	遺伝についての説明の難しさ
6-1）患者の事故決定に関すること	子どもの意思・交渉を受け止めること
	子どもより家族の意向を重視すること
	家族のケア参加への希望を医療者の都合で断ること
6-2）家族の意思決定に関すること	家族の意向を尊重するということ
	家族の意思決定のプロセスに寄り添うことの難しさ
7．守秘義務に関すること	守秘義務やプライバシー保護に対する意識の低さ
8．安全確保と拘束のジレンマに関すること	鎮静剤使用が看護師の業務によって決定されることへの疑問

9.　家族の支援に関すること	家族の基本的欲求を満たすことへの支援ができないこと
	家族の欲求や権利の主張をどこまで受け入れるのかの判断の難しさ
10-1)　医師との関係に関すること	医師に対して意見が言えないこと
10-2)　看護師との関係に関すること	先輩看護師に対して意見が言えないこと
10-3)　その他の職種との関係に関すること	保育士との役割分担，共同がうまくできないこと
11.　医療従事者の態度や発言に関すること	子どもを呼び捨てにする，あだ名で呼ぶこと
12.　臓器移植，治験，臨床研究などの先進医療に関すること	治験の説明が公平・正確でないと感じること
13.　組織の管理に関すること	変革する力が弱い組織
14.　施設の運営方針や設備を含む組織の管理に関すること	いつでも家族に会える権利が保障されていないこと
	平等な医療を受ける権利が保障されていないこと
	子どもが入院するのに適した物理的・人的環境ではないこと

日本小児看護学会（2010）「小児看護の日常的な臨床場面での倫理的課題に関する指針」を一部改編

　ここからは看護学生が小児看護実習中に遭遇した，小児看護の臨床における倫理的問題の事例を紹介する．

(3)　事例紹介①：　子どもの自己決定に関して

＜患者紹介＞

・A児（女児）8歳　疾患名：多発性硬化症，在宅では内服薬，皮下注射の薬物治療を受けていた

・今回は，症状出現が強く見られたため治療目的の入院となる．入院中は母親が付き添っている

・右上下肢に麻痺がある

・元来，認知機能の発達に遅延があり，歴年齢による発達区分は学童期だが，実際の発達段階は幼児期と評価されている．ゆっくりした口調だが意思の疎通可能である

・内服薬の苦さや疼痛があると，看護師や母親の髪をひっぱる，顔を叩く，薬

を叩いておとそうとする，といった行動がみられる

＜治療経過とA児の様子＞

・炎症反応が著明のため，入院後すぐに内服薬による治療（ステロイド療法）が開始されたが，治療効果が十分に得られず，数日後より血漿交換療法[注9]を開始するという治療計画が立てられた

・A児は認知機能の発達に遅延があるため，視界に入ったルートを引っ張るあるいは刺入部の違和感が気になってしまい，手で触れて固定が外れてしまうなどの事態が予測された．そのため血栓形成や感染の危険性があり，輸液管理は難しい状況だった．血漿交換となると一般的には頸部や大腿部の太い静脈にカテーテルを挿入することになる．検討した結果，A児の場合は右内頸静脈にカテーテルを留置する方針となった

・治療開始後より「怒りっぽくなった，人を叩くようになった」と母親は気になっている

＜A児の性格・好きなこと・価値＞

・アニメが好きで特に長い髪のプリンセスが大のお気に入りである．最近はよく「髪を伸ばして私もプリンセスになりたい」と言っている．現在，髪の長さは肩にかかる程度であるが，頭部の刺激に敏感で，髪を触れられることや洗髪をとても嫌がっていた

＜学生が遭遇した倫理的問題の概要＞

　A児は髪を結うことを嫌っていたため，いつも首に髪がまとわりついていた．しかし今後は血漿交換療法が開始されるため，右内頸静脈にカテーテルを留置（右心房内固定）するにあたり，このままでは髪の毛からの感染リスクが高いと判断された．医師の指示により，看護師はA児の散髪をA児本人と母親に提案した．母親からは「是非（髪を）切ってください．子どもには私から説得します」と散髪について積極的に合意した．しかしA児は「絶対に嫌．私プリンセスになるの」というと，大声で泣き出し全身で拒む姿勢をとった．

　それでもA児の納得が得られないまま散髪は進められた．学生は"A児はあんなに嫌がって自分の大切にしているものを伝えていたにも関わらず，合意な

く医療を優先させた判断は本当に良かったのだろうか"と疑問を抱いた.

　結果的に散髪後に看護師が「似合っているね」と声をかけるとA児は上機嫌になっていた.

　このケースは，A児の自己決定を尊重するという「自律尊重の原則」と，医療者のA児への最善の医療の提供に伴い予測される危険を回避するための「無危害原則」との対立となる.

　まずはこのケースの事実関係を整理するために，5.2.6で述べたように，倫理的な意思決定や問題解決に向けたアプローチ法などを用いて正しく事実の整理し理解していくことが重要となる.

　ここでは医学的事実と倫理的価値判断について考察する.

(a)　医学的事実の考察

　多発性硬化症の症状に対して，入院当初は内服治療を優先的に行っていたが，炎症反応が強く現れていたため早期に治療を開始する必要があった.

　カテーテル留置血管の選択としては，右内径静脈は心房までの距離が短く直線的であり最も適しているといえる．それに加えA児から視界に入らない頸部であり，また，右上下肢に麻痺があることから右側を選択したことは，A児がカテーテルを触れないよう十分に考慮されている．他の部位ではかなり感染や抜去の危険度は高く，カテーテルに関連した感染や血栓形成は生命に影響を及ぼすため防止することが重要となる.

(b)　本人及び家族の意思

　A児が「髪を切りたくない」と意見を述べたが，本当に治療に対する自己決定能力はあったのだろうか．A児の発達年齢からすると認知能力は未成熟である．先述した自己決定の権利が保障されるための4つの構成要素のうち，A児の場合，1．選択の表明は可能だったが，その他の2．情報の表明，3．状況の認識，4．論理的思考　については満たしていたとはいえない．しかし認知能力が未熟だからといって全くできないのではなく，A児の理解能力に合わせて何がどこまで理解できているのかを確認し，可能な限り本人の意向を尊重することが重要となる.

また，A児に意思決定能力がない場合，母親の代理決定が認められる．このケースの場合，母親は積極的に散髪するという意思を示している．この判断を単に母親の独断のみで決定するのではなく，医療者は母子の関係性を理解したうえで，よく議論して母親の決断を代理決定と認める必要がある．

A児にとって髪を伸ばすことは目標であり，プリンセスになりたいという願望があるように，髪の長さに価値をおいている．

また，A児の母親はA児の今回の疾患や発達に遅延があることから，自責の念や親としての責任感など複雑な思いを抱きつつ，様々な重要な決断を迫られてきたであろう．看護師はこのことを察し，決断を母親1人に負わせるのでなく医療者全てが母親の支えとなることを伝える必要がある．

(4) 事例紹介②： 爪ケア事件[42]

ここでは事件発生当時，多くの看護師たちに衝撃を与えた「爪ケア事件」の事例を示す．これは看護師が患者へ行った爪切りが傷害罪として起訴されたものの，控訴審では正当業務行為として違法性が阻却され，無罪となった事件である．この控訴審判決では，看護行為の正当業務行為性の判断枠組みとして① 看護の目的② 看護行為としての必要性，及び手段と方法の妥当性③ 患者本人又はその保護者の承諾又は推定的承諾の必要[注10]，という要件が出された．

＜事件の概要＞

2007年（平成19年）6月，北九州市所在の病院で看護師が高齢者2人に対し爪を剥す虐待があったと誤認され，傷害罪で逮捕された事件である．看護師は爪切り用ニッパーを用いて高齢の入院患者の肥厚・変形した爪の爪床から浮いている部分の爪甲を切除したところ，その行為が傷害罪として起訴されるに至った．福岡地裁小倉支部は，第一審判決で看護師の行った爪切り等を有罪（懲役6月執行猶予3年）とした．しかし控訴審で福岡高裁は，一審には明らかな事実誤認があるとして無罪が言い渡され，その無罪判決が確定した．

＜看護行為の正当業務行為性の判断枠組み＞

本件を通して問題となる行為の客観的な意義を重視する基準が以下の通り示

された.

　① 看護の目的でなされ，② 看護行為として必要であり，手段，方法においても相当な行為であれば，正当業務行為として適法である（②の要件を満たす場合，特段の事情がない限り①の要件を満たすと考えられる）．更に，③ 患者本人，又はその保護者の承諾又は推定的承諾が必要だったとして，インフォームド・コンセントの重要性を指摘している.

　しかし「一般に入院患者の場合は，入院時に示される入院診療計画書を患者本人又は患者家族が承認することによって，爪ケアも含めて包括的に承諾しているものとみる」とし，本件は具体的な行為の個別的な承諾は不要と判断された.

　この事件には更に看護師の経験から得た実践知による判断の正当性や，実際に行われた爪切りケアを看護ケアと判断できる能力を持つ人物の存在の有無など，事件が解決するまでにはかなり複雑な背景が隠れている．この部分の詳細な説明は省くが，看護師として考えるべき重要なポイントは，① 情報とケアをチームで共有すること② 専門的なケアを記録として残すこと③ 患者家族への説明や同意④ 一般的に必要な看護の着実な実践と効果の確認，この4点であり，これらはその後の看護における課題となった.

＜看護行為の正当業務行為性を判断するために＞

　看護師は患者にとっての最善（善行）を考えて爪切りを行ったはずが，患者を傷つけてしまい，無危害の原則に反する結果となった．爪切りは一般家庭でも行われる日常的ケアだが，当該患者の爪の状態は「保助看法」における看護師の知識と技術をもって主体的に判断できる「療養上の世話」にあたるのか，あるいは医師の指示を必要とする「診療の補助」にあたるのかの判断は難しい．また，この2つが重なり合う場合もある．保助看法違反が直ちに刑法上の違反行為を招くものではないとの見解もあるが[43]，いずれにしても看護行為によって患者を傷つけてしまった責任は大きい．如何なる場合でも，看護師のみならず医療者の行為は患者にとって有益でなければならない．看護行為が例え日常的ケアであったとしても，目的・方法・判断を誤ると危害を加えることに繋が

ることもある．また，看護師の仕事は日常生活全般にわたるため，関係する様々な医療者や家族も含めて情報を共有し，それぞれの意見を取り入れ，よく議論してケアの有益性を検討していくことが重要となる．そして何よりも，看護の仕事は1人で成し得るものではないことを自覚し，謙虚な姿勢でいることが肝要である．

おわりに

看護職は看護師だけでなく保健師，助産師，准看護師も含まれるが，本章は看護師にのみ焦点を当てた．しかし実際には他の看護職の各々が抱える倫理的問題は多分にあり，看護師も同じ看護職者として，ともに考えていかなければならない．

本章の目的である「看護と何か」「看護師の職業的倫理」を理解するための必要最小限の内容を示してきたつもりである．紙幅の都合上，詳細な内容が示されていない部分もあるが，そこはその内容に限定して書かれた専門書に当たっていただきたい．

注

1　特定行為とは，診療の補助であって，看護師が手順書により行う場合には，実践的な理解力，思考力及び判断力並びに高度かつ専門的な知識及び技能が特に必要とされるものとして21区分38行為が挙げられる．

2　団塊の世代が75歳以上の後期高齢者になる時代に起こる問題を指す．今後，日本の人口は15歳から64歳の生産年齢人口が7,000万人ほどまでに減少することが予想されている．その一方で全人口に占める高齢者の割合は増加を続け，2025年には75歳以上の高齢者の割合は全人口の18％以上，65歳上の高齢者の割合は30％を超えるという，超高齢社会に直面する．

3　ナイチンゲール誓詞とは，ナイチンゲールの偉業をたたえ，その教えを基として1893年，アメリカのファランド（Farand）看護学校の校長グレッタ（L.E.Gletter）が「ヒポクラテスの誓い」にならってつくったものである．

4　認定看護師総数は，A課程合計人数とB課程合計人数を合わせた人数となる．2020年までに資格を取得した現行の認定看護師（A課程認定看護師）は，特定行為研修を修了した上で移行手続きを行うことで新たな認定看護師（B課程認定看護師）へ移行できる．新たな認定看護師は「特定認定看護師」と名乗ることができる．

5　看護実践とは，「看護職が対象に働きかける行為であり，看護業務の主要な部分を成すもの」であ

る（日本看護協会 2007）.

6　医療施設によっては，看護体制ともいう.

7　アドボケイト（advocate）とは，アドボカシー（advocacy）を実践する者のことを指す. 看護実践において，看護師は子どもやその親（養育者）のアドボケイトとして，子どもらの人間としての尊厳やプライバシー等を尊重する必要がある.

8　インフォームド・アセント：1995年に米国小児科学会の生命倫理委員会は，15歳以上をインフォームド・コンセントの対象とし，考える力を持つと判断される7歳以上15歳未満にはインフォームド・アセントという考え方を採用した. 基本的にインフォームド・コンセントと発想は同じだが，法的に義務付けられた行為ではない.

9　遠心分離機・半透膜などで血液から血漿を分離し，血漿中の有害物質を取り除いてから体内に戻す治療法

10　推定的承諾とは，推定的同意と同義とされている. 塩谷毅によれば「推定的同意とは，行為時点で被害者が意識不明であったりその場にいなかったりしたので被害者の現実の同意は得られなかったが，もしその時被害者が事情を認識していて意思表示することができたならば同意したであろう，と推定される場合である」としている（塩谷毅（2009）「被害者の仮定的同意について」，『立命館法學』，立命館大学法学会 編，p.1804）

引用・参考文献

1）石井トク：看護の倫理学，丸善株式会社，p.20，2002年.

2）日本看護協会編：看護に活かす基準・指針・ガイドライン集2020，日本看護協会出版会，p.71，2020年.

3）日本看護系大学協議会HP：「看護職とは」
www.janpu.or.jp/kango/k01.html（2019年2月13日アクセス）

4）日本看護協会HP：専門看護師「分野別都道府県別登録者数一覧」
https://nintei.nurse.or.jp/nursing/qualification/cns（2019年2月14日アクセス）

5）日本看護協会HP：認定看護師「認定看護師数推移」
https://nintei.nurse.or.jp/nursing/qualification/cn（2019年2月14日アクセス）

6）日本看護協会編：看護に活かす基準・指針・ガイドライン集2020，日本看護協会出版会，pp.47-9．2020年.

7）日本看護協会HP：認定看護管理者「都道府県別登録者数一覧」
https://nintei.nurse.or.jp/nursing/qualification/cna（2019年2月14日アクセス）

8）草間朋子：日本創傷・オストミー・失禁管理学会誌　日本における診療看護師（NP：ナース・プラクティショナー）の現状，25巻3号，pp.499-505，2021年.

9）志自岐康子：ナーシング・グラフィカ 基礎看護論① 看護学概論，メディカ出版，p.16，2013年.

10）森山幹夫：系統看護学講座　専門基礎分野　健康支援と社会保障［4］　看護関係法令，医学書院，p.20，2017年.

11）日本看護協会編：看護に活かす基準・指針・ガイドライン集2020，日本看護協会出版会，p.32，2020.

12）日本看護協会編：『看護に活かす基準・指針・ガイドライン集2020』，日本看護協会出版会，2020年，p.32

13）川村佐和子，志自岐康子，松尾ミヨ子編：ナーシンググラフィカ 基礎看護学①　看護学概論，メディカ出版，p.15，2013年.

14）黒田裕子編著：やさしく学ぶ看護理論　改訂第4版，日総研出版，p.30，2016年.

15）ナイチンゲール・F（（湯槇ます，他訳）：看護覚え書き　改訂第6版，pp.2-3，現代社，2000年.

16）ナイチンゲール・F（（薄井坦子，他訳）：ナイチンゲール著作集第二巻，現代社，p.128，1976年.

17）ヘンダーソン・V（湯槇ます，小玉香津子訳）：看護の基本となるもの，日本看護協会出版会，p.11，1995年.

18）ヘンダーソン・V（湯槇ます，小玉香津子訳）：看護の基本となるもの，日本看護協会出版会，p.18，1995年.

19）オーランド・I（稲田八重子訳）：看護の探究，メヂカルフレンド社，p.14，1982年.

20）オーランド・I（稲田八重子訳）：看護の探究，メヂカルフレンド社，p.19，1982年.

21）トラベルビー・J（長谷川浩，藤枝知子訳）：人間対人間の看護，医学書院，p.3，1974年.

22）デービス・A：看護とは何か―看護の原点と看護倫理，照林社，p.13，2004年.

23）柴田恵子：桜美林大学院大学アドミニストレーション研究　日本における看護職の専門職化―半専門的職業から専門職へ―，第7号，p.53，2017年.

24）朝倉京子：保健医療社会学集　看護師の専門職化はどう評価できるのか，第25巻2号，p.3，2015年.

25）石村善助：病院　看護の専門職化，vol.32，No.5，p.26，1973年.

26）福井大学医学部附属病院看護部HP
https://www.hosp.u-fukui.ac.jp/kango/pns/（2019年2月8日アクセス）

27）杉森みど里，舟島なをみ：看護教育学，医学書院，p.11，2010年.

28）日本看護協会：「ICN看護師の倫理綱領（2021年版）」
https://www.nurse.or.jp/nursing/international/icn/index.html（2022年10月17日アクセス）

29）石原逸子：系統看護学講座　看護倫理　看護倫理とは何か，医学書院，p.96，2018年.

30）石原逸子：系統看護学講座　看護倫理，pp.96-97，2018年.

31）小林道太郎：日本看護倫理学会誌　ケア倫理は看護倫理にどう貢献しうるのか：ケアの諸局面の倫理的要素から，VOL.6，NO.1，p.20，2014年.

32）日本看護協会編：看護に活かす基準・指針・ガイドライン集2020，日本看護協会出版会，p.37，2020年.

33）チャンブリス・D：ケアの向こう側，日本看護協会出版会，p.84，2002年.

34）チャンブリス・D：ケアの向こう側，日本看護協会出版会，p.85，2002年.

35）フライ・S，ジョンストン・M：看護実践の倫理　第3版，日本看護協会出版，p.79，2018年.

36）日本看護協会編：看護に活かす基準・指針・ガイドライン集2020，日本看護協会出版会，p.38，2020

37）二宮啓子，他編：小児看護学I　小児看護学概論・小児看護技術　改訂第4版，南江堂，pp.10-1，2022年.

38）日本こども支援協会HP：オンライン里親会「ONE LOVE」，「ガイドブック」，「法律」「子どもの権利条約とは
https://one-love.jp/guidebook/law/20220624-03.html（2022年11月29日アクセス）

39）筒井真優美監修，江本リナ，川名るり編：小児看護学　子どもと家族の示す行動への判断とケア，日総研出版，p.14，2016年.

40）成本　迅：日本小児科学会倫理委員会公開フォーラム報告「医療上の意思決定支援（実践と課題）」，日本小児科学会雑誌，第122巻第5号，p.974，2018.

41）フライ・S　ジョンストン・M：看護実践の倫理　第3版　倫理的意思決定のためのガイド，日本看護協会出版，p.50，2018.

42）日本看護協会HP：「爪のケアに関する刑事裁判判決をうけて」

www.nurse.or.jp/nursing/practice/rinri/.../tumecare.pdf（2019年 7 月30日アクセス）
43）古川原明子：現代法学　看護行為の正当業務行為性—福岡高判平成22年 9 月16日（爪ケア事件）—，
　　第21号，pp.131-154，2012年．

第6章

言語聴覚士の職業倫理

はじめに

　本章では言語聴覚士の職業倫理について広く考えることを通じて，現在の狭義の言語聴覚障害領域や，単に業としての言語聴覚士業務だけでなく，今後の職域拡大を含めた職業のあり方も含め検討を行うきっかけになればと思う．そのためには，社会における潜在的ニーズ，すなわち現在必要とされている，もしくは今後必要とされる可能性のある事柄にも焦点を当て，今後言語聴覚士が対象児者に支援を行える余地が多くあることを示したい．

　なお本章においては，言語聴覚士の職業倫理について考える際に必要となる最低限の言語聴覚士業務の内容について触れるが，詳細については省略する．また，現在諸領域で活躍する言語聴覚療法について検討するため，関連する方々についての記載が，患者，対象者等々その文脈に応じて異なることについて了承いただきたい．

6.1　言語聴覚士とはいかなる職業か

　言語聴覚士とは，簡単に説明をすると聞こえや言葉に障害を持つ人たちに対する支援や援助を行う専門職である．言語はここに記すまでもなく，人間同士のコミュニケーションに重要な役割を果たす．更に摂食・嚥下障害も言語聴覚士が深く関わる障害である．昨今では特に摂食・嚥下障害に対する支援ニーズがますます高まっている．

　我が国では，1999年に第1回の言語聴覚士国家試験が実施され，現認者を含

む4,003名の言語聴覚士が誕生して以来，現在までに約34,000名余（2021年1月現在）の言語聴覚士国家資格取得者が誕生している．国家資格制度ができてから20年余り経つが，その間，社会状況や医療情勢の影響もあり，言語聴覚士に対する職業ニーズも変遷してきている．

　言語聴覚士と国内で名乗れるのは国家資格を持った者であるが，職業人としてその名称を使用する場合，名称独占資格業務と呼ばれ，職能を意味している．

　医療系国家資格としては公認心理師についで新しい国家資格であり，日本言語聴覚士協会も職能団体としては新しい．国家資格になる前から現場で言語療法士等として働いていた方々もいるが，養成校は国家資格ができた後から増え始めたため，年齢構成としてはピラミッド状となっており，いわゆるベテランよりも若い世代の言語聴覚士が多い．そのため，日本言語聴覚士会や各都道府県の職能団体，あるいは各職場において卒後研修等が試みられているが，限られたマンパワーの中で，比較的広い領域に関する研修の実施を当該団体のみで完結することは実質的に困難であり，他の専門職種と手を携えながら卒後教育を含む後進の育成に力を注ぐ必要がある．このような中で，臨床倫理を含む職業倫理について学ぶ機会は重要である．もちろん卒前の教育の中で学ぶ機会は重要であるが，むしろ現場に出て様々な経験を積む中で，多くの方々が種々の倫理的ジレンマを経験することが多い．特にそれが「倫理的ジレンマ」であるならば俯瞰的にみる力を養い，そこから解決に向けて歩き出さねばならない．そのプロセスの中で，私たちが言語聴覚士として倫理的判断を行ったり，日常的な臨床業務に照らして，場合によっては，倫理綱領を見直したりすることも視野に入れていく必要がある．

　さて言語聴覚療法を改めて考えてみた際に，医療や保健・福祉，あるいは教育の領域同様，主体は患者さんあるいは障害等を有する当事者の方々である．私たちは治る力を支援する，子供であれば育つ力を支援する，ということがこの職業のそもそもの本質である．もう1つ大きなテーマとして，障害や病気を抱えて生活していく方々の意思決定を支援していくことも，大きな役割である．

当然，対象者の家族や周囲の方々に対する働きかけもこれに含まれる．この「働きかけ」は対象児者あるいはその家族たちにとっては，言語的か非言語的かによらず，私たち専門職種の立ち居振舞い，発言，その全てから，対象児者をどのようにみているかについてのメッセージを受け取ることになる．

　言語は行為であり[1]，社会との関係性を構築する極めて有効なツールである．私たちは，歩いて相手のところまで移動しなくても，声を出して呼びかけることで，相手に働きかけることもできる．また電話やインターネットなどのツールを使うことで，古代の人間が言語に期待していた役割を拡大し，他者との関係性を構築することを拡大している．一方で言語活動が社会における役割を大きく果たせば果たすようになるほど，その行為に容易にアクセスできない人は，社会的不利益を被りやすい．言語障害があることは，一般的に，そうでない状態に比し，社会へのアクセスの阻害要因になる．

　一方でインターネットが普及し，様々なアクセシビリティ機能を併用することで，以前に比し，重度の障害者も，メールやSNSの機能を使って他者とのやりとりが可能になってきている．コミュニケーションの手段や方法も，コミュニティのあり方も変化している．国の施策や昨今の社会状況も後押しとなった在宅ワークの広がり等で，様々な仕事のあり方が変わってきている．また通信教育等をはじめとして学び方も多様化しており，高等教育を含め，多くの学びの場が障害の有無に拘わらず開かれるようになってきている．このような背景を就労支援などの支援に生かすためには，自身の知識も常にアップデートする必要が求められ，そのスピードも加速度を増している．特に最近では様々な情報の入手先や手段があり，そのため専門職に限らず，患者や家族自身が専門的な知識にアクセスすることが以前に比べ容易になってきている．場合によっては，家族が海外の先端研究の結果にアクセスし，その知識をもって支援者に対して疑問を投げかけたり，治療方針について質問をしたり，場合によってはセカンドオピニオンを求めるべく，他の治療機関を訪れるということも増えている．言語聴覚療法の分野も例外でない．

　職域について考えてみると，言語聴覚療法の対象者は，以前は概して聴覚障

害の支援や失語症などの脳血管障害の後遺障害に対する機能回復訓練を中心に社会的な役割が大きかったが，昨今では摂食・嚥下障害に対する支援ニードが高まっている．また，支援の提供を行う場所として，以前は，医療機関や療育機関が主であったが，在宅支援を含め，言語聴覚療法のサービスの内容や様態も社会的のニーズに合わせる形で様々になってきている．そのため，具体的な職務内容を定義するのはなかなか難しい．仮に，「聞こえや言葉，嚥下に障害があり支援のニーズがある方」と規定するにしても，それは時代や居住地域，文化的背景によってもその範囲は異なってくると考えられる．特にコミュニケーションは他者との関係性の間で成立する極めて社会的な営みであり，一般的にはコミュニケーションは個人単独で成立しないからである．全ての言語行為は何らかの（自分自身に対する内省的振替りであったとしても，他者を想定した振り返りとみなすこともできるため）他者を含む人を対象にしているという点で，語彙や統語の側面だけでなく，語用論的側面が重要になってくる．

　昨今では保健・医療・福祉あるいは教育の分野で，他の専門職種と協働しながら支援が必要な方々への直接的／間接的な支援を行う一方で，医療機関のみに限らず，介護領域，訪問療育等の様々な領域においても，その職域が拡大しつつある．特に最近では発達障害児者の支援についてその注目が集まっており，コミュニケーション障害を支援の対象とする言語聴覚士についても，その支援ニードは高まっている．一般的には医療職として位置付けられることが多いが，臓器別の診療科と異なり，「言語」や「コミュニケーション」という実態として定義することがより難しいものを対象とするという意味で，極めて特異な分野である．心理学も人間の「心」という極めて抽象的なものを対象とするが，「言語」も発話された音声などは，ある程度音声波形や文字言語としての実態を持っているが，その産生の過程や，言葉に先立つ他者との関係性や，発話における分脈など，ある種「目に見えない」事象も対象として含むという視点で考えると，医療の中でも特異な位置にある領域である．

言語聴覚士の職業倫理

　この章では，言語聴覚士の職業倫理に関する事項について幾つかのキーワードとともに考える．ここに挙げるキーワードは筆者が臨床現場において遭遇する倫理的局面において，様々な決定の際に特に"よりどころ"としているもので，抽象度が高いと考えられるものを紹介していく．各キーワードについて深く学びたい場合には，それぞれの成書に当たられたい．

　倫理学という学問は古いが，言語聴覚学という学問分野は，少なくとも我が国では新しい．また，倫理学の中でも職業倫理は応用倫理の1つと考えられており，言語聴覚学も医療や福祉，保健，教育などの複合領域であることから，そのクロスポイントとして考えていくことになる．しかし人間を対象とする学問領域であるため，広く人間の諸科学との関連から独立して行える営みではないため，広くそして深く学んでいくことが大切である．さて，言語聴覚士の職業倫理は「どこに存在するのか」，あるいは「どこで学ぶのか」という問いに対しては，「哲学をするに一番ふさわしい場所は自分がいま置かれている環境」であるという言葉に習い，「日々の臨床の中」あるいは，「対象児者の生活と共に」，にあるのではないかと考える．更に頭の中の概念図として存在するわけではなく，実践の中に存在するという筆者なりの考えを最初に述べておきたい．

6.2.1　言語聴覚士の職業倫理－フロネーシス＝思慮深さについて－

　「倫理」という言葉は，一般的には「法的な規制」や「社会的なルール」「道徳」と同義に考えられている印象がある．つまり日常的に「倫理」という言葉は聞くけれど，それが日々の生活，特に職業生活においてどのような役割や機能を持っているのか，という点について深く考えること機会は一般的に少ないのかもしれない．アリストテレスは知的能力をソフィアとフロネーシスに分けて考えた．ソフィアは「学問能力」，フロネーシスは，「行為にかかわる思慮深さ」であり，アリストテレスは，「これ（フロネーシス）を倫理的能力とした」[2]．また，「よりよい選択のための営みである」から，アリストテレスは，「これに

ついて過度な厳密さを求めるべきではない」とも語っている．更にどちらも「一人の人間が備えるべき知的能力」と考えていた．言語聴覚士の職業倫理をこれに照らしてみると，個人的には言語聴覚士業務を行う上で必要となる知識や技術はソフィアに関係し，フロネーシスは言語聴覚療法を思慮深く行うための知的能力のことを指すと考える．

　ここでなぜ倫理について学ぶ必要性があるのか，ということについて考えてみる．アリストテレスによれば倫理は行為の選択に関わるものであるとのことであるが，桑子は「倫理とは，人間の行為の選択を帰省する内面化された規範である．規範が内面化されるためには，社会規範や社会において認められている価値が習得される必要がある．しつけや教育によって規範は内面化されたものであるという点では，主観的である．このような点で，倫理的価値観も多様」であり，「価値観の違いが人びとの間に意見の違いを生み，対立，紛争に至ることもある」と述べている[3]．私たちの職業はチームで行うことがほとんどであり，更に関わる人たちは患者・家族，リハビリテーションスタッフ，地域社会の住人，と無限に広がっていく．事例のところでもふれるが，多くの倫理的なジレンマは，他者あるいは社会との関係性の中で起こる．言語聴覚療法は対象児者を中心としたある種のプロジェクトマネジメントであり，大小無数の意思決定や合意形成で成り立つ職業だからである．

　言語聴覚士の国家資格制度ができてから20年余，言語聴覚療法を行う人の数も増え教科書の類も増えてきた．職域も拡がり，職種としての認知度もある程度上がってきている．言語聴覚士の認知度が高まれば，活躍の場は増えていく．そのような中で，新たな倫理的な諸問題を経験する人もいるだろう．また，医療専門職として他の職種と共通の問題もあれば，言語聴覚士だからこそ経験する職種特有の倫理的問題もあるだろう．「専門職」の場合，「語ること」「振る舞うこと」がある種の権威や力を持ってしまうことを忘れてはならない．「持ってしまう」と記載したのは，本人が意識しようがしまいが，また意図しようがしまいが，その可能性があるということを意味する．このことに関していうと，言葉やコミュニケーションが日常的に誰にとっても身近な事柄であればあるこ

そ, その影響の範囲は大きい. 特別な治療器具や場所がなくとも,「言葉やコミュ
ニケーションに関する障害や病気」に影響を与える行為や振舞いに影響を与え
ることはできる. 本来はそれだけ日常的な事柄に関係した「専門職」であると
言える.

6.2.2 職業倫理と医療倫理との関係性－プロフェッショナリズムの観点 から－

　職業としての言語聴覚士をプロフェッショナリズムの観点から考えてみる.
「～士」という名称は職能を意味する. その職能を社会に提供することで当該
職能団体や, そのライセンスを発行している団体（国家資格の場合は国家）に
対して一定の社会的役割や責任を果たすことが義務付けられている.

　言語聴覚士は開業権を有さないため, 多くの場合何らかの機関や施設等に所
属して業を行っている. 雇い先について利益をもたらすことが重要だが, 一方
で「利益を追求しない」という医療の原則からすると, 矛盾が生ずる. 筆者自
身は, 医療と教育は市場化してはいけないと考えるが, 一方で, 我が国の国民
皆保険制度の見直しなどを提言する立場もあり, 議論は必要である. また, ど
の職域であってもチームで行うことが基本となるため, 言語聴覚士単独で成立
しうるプロフェッショナリズムは存在し得ない. 大生は「チーム医療や患者中
心の医療を行う現代では, もはや医師単独で『医師のプロフェッショナリズム』
を考えることはできない. 社会の視点や医療を遂行する多くの職種との相互作
用の中で考えて行くことが必須となる」と述べているが[4], 言語聴覚士も他の
職種も同様のことが言える.

　言語聴覚士も社会の中で役割を持つ仕事であることを考えれば, 他の一般的
な職業倫理の原則と共通する点も多い.

　では医療倫理の領域ではどうであろうか（一般的な医療に関する原理・原則
は第1章を参照されたい）. 医療の基本原則としてすぐに思い浮かぶのは, ヒ
ポクラテスの誓い, 守秘義務, インフォームド・コンセントといった用語に代
表されるような事項であろうか.

187

　職業倫理と生命倫理は重なる部分も多いが，当然異なる部分も多い．よって，医療現場における職業倫理を考える際には，命を支える医療という視点から生命倫理の原則を参考に言語聴覚士の職業倫理について考えてみたい．生命倫理の原則として自律尊重，無危害，善行，正義の4つが代表的である[5]．ただ，国による違いもあり先述の四原則に対し，欧州型では自律性，尊厳，不可侵性，弱さの4つ[6]というように生命倫理の諸原則自体も各国で異なる．後述するが，倫理も文化や時代の影響を受けるもので一定不変のものでは決してない．更に重要なことは，これらの一般的な各々の倫理原則は容易に相反するのである．例えば障害に配慮した生命倫理学（Disability-Conscious Bioethics）の重要性を述べる研究者もいる[7]．種々の立場からみた倫理的視点があることは，そこにジレンマを生じさせる原因にもなりうる．一般的な職業倫理の原則としては，正直さの原則，他者危害回避の原則，忠実さの原則，自律の原則，守秘義務の原則，合法性の原則といったものが挙げられている．[8]

　比較的臨床経験年数の少ない言語聴覚士に，臨床現場で感じる倫理的問題について尋ねてみると，各人がそれに関連した悩みを抱えていることがわかる．一方で，彼ら・彼女らはそれがいわゆる「倫理的なジレンマ」であるとは捉えていないようである．全ての事象において「問い」の立て方に，問題解決の緒であったり，問題解決の方法であったり，あるいは，そこまでいかなくとも問題自体を整理して考えていくことに繋がったりすることも少なくないが，そもそも「倫理的な問題」として捉えられていることは少ない．その背景には，職業倫理を系統的に学ぶ機会が少ないことも関係しているかもしれない．倫理に関する知識がなければ，その認識が生まれないからである．その結果，現場における倫理的諸問題を倫理的問題として取り上げ，解決に至るということができず，悩み続けることが多いのかもしれない．

　さて，言語聴覚療法も広義のサービス業であり，ある種の「感情労働」を伴っている．自身が精神的に安定して業を行えることは，すなわち対象者の益にも直結するし，逆もまた然りである．自分を大切にすることができる人間が，相手を大切にすることができる．自身の気持ちや立ち位置についても，客観的に

みれる視点を養うことは，先に述べた倫理的ジレンマを俯瞰することと同様，職業人として重要なことである．昨今，世界的な感染症の脅威に際しても各自が様々な葛藤状況におかれ，それぞれの意思決定において難しい局面が幾度となくあったが，いずれもプロフェッショナルとして振る舞うことが求められ続けている．

ここまでプロフェッショナリズムについて幾つかのキーワードと共に考えてきたが，医療技術の進歩や制度の変遷等々，私たちを取り巻く周囲の環境の変化が早い．そのためマニュアルのように様々なことを規定しても，実際の現場では無意味なことになってしまう．特に遺伝子治療や出生前診断や生殖医療技術の進展などにより，これまで私たちが経験してこなかったような倫理的な課題を突きつけられている．これまで想定できなかった事象に対しても，何らかの「倫理的判断」を行い，日常の業務を行なっていくことが求められる．そのため，これ以降の節でもなるべく根源的，かつ普遍的な事項を書くことで，それぞれの立場にあった対応や判断の材料につなげてほしい．

6.2.3 言行一致の原則－倫理綱領に照らして－

倫理で重要なのは「言行一致」の原則である，と言われることがある．倫理を追求する者は常にそこを求められる．体制や制度，既存の知識に対しても疑問を投げかけ，時代の問題と格闘することが求められることも当然あるはずである．様々な状況の中で，倫理的振舞いにおいては「正しく考え，正しく行為する」ことが大切であるが，これを支えるのが「言行一致」の原則である．

例えば，医療経済的な視点を持つことは「職業人」としては求められるかもしれないが，対象者の益を優先するという文脈の中では，例えば現行体制に対しても異議を唱える必要が生じることもある．特にコミュニケーションに障害を抱えた方々を支援する職種であることを考えると，その当該対象者の代理人を請け負うことが少なからずあることについても，ある種必然であるように個人的には考えている．

また言行一致の原則は,当然,現在の倫理綱領に沿う形で言語聴覚療法を行っ

ていくことが求められる．下記に示すのは日本言語聴覚士協会が制定した倫理綱領である（平成20年3月4日制定）．

　言語聴覚士は，自らの責任を自覚し，人類愛の精神のもと，全ての人々に奉仕する．

倫理規定

1．言語聴覚士に関する倫理

①言語聴覚士は，関係する分野の知識と技術の習得に努めるとともに，その進歩・発展に尽くす．

②言語聴覚士は，この職業の専門性と責任を自覚し，教養を深め，人格を高めるよう心掛ける．

③言語聴覚士は，職務を実践するにあたって，営利を目的とせず，何よりも訓練・指導・援助等を受ける人々の有益性を第一に優先する

2．訓練指導援助を受ける人々に関する倫理

④言語聴覚士は，訓練・指導・援助を受ける人々の人格を尊重し，真摯な態度で接するとともに，訓練・指導・援助等の内容について，適切に説明し，信頼が得られるよう努める．

3．同職種間関連職種間の関係性に関する倫理

⑤言語聴覚士は，互いに尊敬の念を抱き，関連職種関係者と協力し，自らの責務を果たすとともに，後進の育成に尽くす．

4．言語聴覚士と社会との関係に関する倫理

⑥言語聴覚士は，言語聴覚士法に定める職務の実践を通して，社会の発展に尽くすとともに，法規範の遵守及び法秩序の構築に努める．

　最初に述べた通り，時代その他の変化に応じて「倫理」は変化する．職能集団に対する社会的ニーズの変遷に対応できるように，倫理綱領の見直しを求められる可能性もある．我々は常に自身の職能集団の倫理綱領が様々な視点から見て妥当性，合理性を担保しているかどうかについても，振り返る姿勢を持ち続ける必要がある．

　一方で倫理綱領以外の専門用語についても同様のことが言える．「リハビリ」や「療育」などのキーワードも人口に膾炙するようになったことは望ましい面もあるが，本来の意味とはややかけ離れた意味に使用されている趣もある．一方でそれは，専門職側の問題を一部反映しているのかもしれない．例えば療育という用語1つとってみても，「療育は情念であり思想であり科学でありシステムである．」という言葉は[9]，現在でも全く古さを感じさせないが，養育者は「お遊び」とほぼ同義と捉えている様子をみて愕然としたことが幾度となくある．それは実際に行っていることが「お遊び」でないことについて，養育者らにその介入の目的や内容等をしっかり説明することも重要なのである．また医療機関などで「リハに行ってきます」と患者さんに声をかけられた際に「いや，リハとはシステムのことだから」と一々説明することは現実的でないが，専門職として用語を使用する際には，その用語の本来の意味を念頭におきながら，使用することが求められる．もちろん，言葉の意味は時代とともに変遷していくが，本質の部分については専門職として誇りをもって使用することを心がけたい．

　また専門職と対象児者，あるいは職場内での職員同士の呼び方についても，考えておく必要がある．対象者の方を「患者さん」と呼ぶところ，あるいは「患者様」，「お客様」と呼ぶ施設もある．これらの呼び名は，主客の関係性を明示するものであるが，どの呼び方がよいのかという議論は紙面の都合上ここでは避けるが，少なくとも呼び方そのものに関係性が含まれているということは意識する必要がある．言行一致の原則はここにも適用されるのである．なお筆者は，相互に「〜さん」と呼び合うことを好ましく思っている．

6.2.4　様々なニーズに対応できるだけの倫理的価値判断能力の涵養の必要性

　超高齢化社会においては，人生の最終段階におけるQOLの確保，出生前診断技術の進化に対応し，出生前カウンセリングや出生前から支援を開始するなど，医療技術の発展に伴い，支援ニーズや社会的役割も相対的に変遷している．

今後はロボットを使った支援ニーズや遺伝子治療等，これまで人類が経験してこなかった医療の様態が出てきて，旧来のケーススタディでは対応できないような事例や検討案件が出てくるだろう．特に言語聴覚士の養成校で学ぶわずかな期間では，これらに対応できるだけの十分な学びを得る期間がない．卒後の系統的な研修や，自己研鑽，学び直し，いわゆるリカレント教育などを通じて，常に学びを得る機会を自ら持ち続けなければ取り残されてしまう可能性が高い．この「取り残される」とは，本来の意味でいうサービス業であることから，ニーズがないところにその職業としての必要性はなくなるという意味である．1例を挙げると，言語聴覚士が資格制度を整える前後に比し，現在では摂食嚥下障害に対する支援ニーズは高い．これは言うまでもなく，高齢者の誤嚥性肺炎対策とも関連が深い．対象者の早期離床や栄養手段の選択に関係した退院等に影響を与えるいわゆる「ベッドコントロール」と一般に呼ばれるような視点に関与する事柄も多く，概して対象患者のQOLを第一義的にのみ考える視点のみでは事が運ばない現実もある．このような社会状況を背景にしたニーズや，医療経済的側面を反映した制度上の要因は，時代と共に状況は変化する．

　また最近では，専門的な知識にアクセスできるのは専門職のみに限定されず，当事者やその家族たちも容易に専門的な知識や周辺情報にアクセスしやすくなった．もはや，専門に関する情報は専門職のみに拓かれた時代ではない．一方で情報の取捨選択，情報へのアクセスの仕方，得た情報の理解や咀嚼能力については，新たに専門職として教育的な関わりが求められる．情報が増えれば増えるほど，その活用の方法には専門職としての力量が求められるからである．

　グローバル化が進み，世界中の人・モノが移動しやすくなった現代において，我が国でも在留外国人の増加や，対象となる方々の国籍や文化的背景が多様化することも必至であり，また，後進国への国際協力に限らず我が国以外の地域で言語聴覚療法を必要とする人の支援を行うことも増えてきている．言語やコミュニケーションは文化と密接な関わりを持つ．元来，言語聴覚障害を持つ人たちの支援は異文化コミュニケーションであるとみる考え方もある．これに様々な国籍や文化的背景が関係することを想定すれば，私たちはより広い意味

での人間についての科学を学んでいくことが重要である．特に倫理観にはそれぞれの人間が持つ文化的な背景も影響を受ける．また死生観を含め，宗教に大きな影響を受けることも少なからずある．

　倫理的な判断を行う「自分」の立場，そして「対象者」の立場，それぞれの立場や視座を了解することからスタートする必要がある．そのため，当然ながら海外の先行事例に関する倫理的判断がそのまま適応されないケースもある．また国籍に限らず，ジェンダーや地理的な意味とは異なる多様な「コミュニティ」に属している方々を支援することを想定して，それに対応できるだけの力を涵養すべく日々の研鑽を積み重ねていくことが求められる．

6.2.5 無危害の原則

(1) 研究倫理　－ヘルシンキ宣言に照らして－

　研究倫理が重要なのは，患者が弱い立場であることや，搾取の対称にならないようにするためである．研究協力の際に，多くの場合，最適と思われる訓練や治療を行い，もう1つを対照グループとして，当該の支援や介入を行わないということが倫理的でないという判断されることが多い．言語聴覚療法において，Evidence Based Medicine（EBM）がないという指摘をしばしば受ける理由はこのことにも関係している．更に，言語やコミュニケーションというものは，個別性が高く，そもそものベースラインを統制しにくい．このようなことが，自然科学的な視点で考えた際に，エビデンスに乏しいということが言われる所以ではないかと考える．しかしながら，科学的という言葉は必ずしも，自然科学的手法，あるいは実験的手法において得られた成果や効果のみを指すわけでない．様々な研究デザインがあるわけなので，真の意味で科学的手法を用いて支援を必要とする人たちや，広く社会に貢献していくという視点を持つことが重要である．必ずしも全ての研究を自然科学的手法で捉える必要はない．

(2) 測ることの意味

　言語聴覚療法を行う際，多くの場合「検査」を行う．言語機能や認知機能に

関するものも多いが，その中でも特に正常かどうかを判断する根拠となる数値を出す検査も多い．「なぜ検査するのか，検査の目的は」という問いに対しては「よい支援につなげるため」という答えが返ってくることが多い．一方で「検査することの意味」を問うと，様々な答えが返ってきたりあるいは返ってこなかったりする．我が国では幼少期より集団で「テストを受ける」ことは日常的であり，あまり違和感がない人も多いのかもしれない．元々，Testの語源は錬金術師が錬金術に使えるかどうかを試すために使っていた道具の壺＝TESTUM（ラテン語）とのことであるが，その原語の意味は今でも残っているように思う．多くの人は「自分が試される」ことは好まない．自ら「力を測る」ことは望む人も多いかもしれないが，心理テストの歴史をみれば「心理測定」が何らかの権力と結びついて考案されてきたものである[10]．検査とテストは異なるという人はいるかもしれないが，ここでは名称よりもその行為やその結果が個人や社会に与える影響について考えてみたい．昨今IQという言葉は比較的一般の人たちも知られるようになった．例えばこの数値は療育手帳の取得など，社会的サービスなどに繋げるという目的に寄与できる一方で，ある種の「レッテル」を貼ることに繋がっていると感じる人がいることも意識する必要がある．

　上記に関する1例を挙げる．昨今，発達障害についての社会的認知が得られつつある．支援が必要な対象児者に公的なサービスが提供されることは望ましいことである．一方で，サービスを目的に診断がつけられることが結果的に社会的なレッテルに繋がる事になり，養育者が我が子の療育に関してネガティブな対応を行うという事例を複数経験した．これらは非常に表面に出にくく，デリケートな問題を孕む．診断に対するイメージや解釈は，専門職とそうでない立場では大きく異なることも事実であり，この点を踏まえた上で言語病理学的診断に関する対応を行うことが重要である．また，専門職は比較的その職種の性質上「できないこと，足りない部分」を見つけることは得意である．そして，それを支援することを「業」としている．しかしながら平均や正常という用語の使用においては，専門職と当事者や家族とに乖離があることも事実である．

特に将来的な予後について専門職はある程度見立てができるが，当事者家族は知識を持たない場合もある．いわゆるインフォームド・コンセントにおいては，どの範囲まで説明するのか，という点において，「障害の軽減」や「発達の促進」，あるいは「社会参加に与える可能性」についてもある程度，話をする責務があると個人的には考える．

　更に誤解を恐れずにいうと，一般的には身体の障害に比し，知能や認知機能の障害は「社会的なレッテル」が貼られやすいと感じている．「・・・の障害はあるが知的障害はない」という表現を見聞きすることが多いが，失語症の説明，高次脳機能障害，聴覚障害等々の説明でもこのように記載されていることが多い．それだけ一般社会において「知的機能」が何らかの特別の価値を有すると捉えられているということではないだろうか．

6.3 言語聴覚士が経験する職業倫理的問題 (事例を含めて)

　本節では幾つかの事例を紹介しながら，言語聴覚士が経験する倫理的問題について考えてみたい．ここに挙げる事例の多くは筆者自身が直接あるいは間接的に関わったことがあるものが多いが，検討しやすくするため等の理由で多少は変更している．また，倫理的側面に的を絞るために，一般的な症例報告とは様式が異なっており理解しづらいかもしれない．また事例に加え，トピックスとして事例とは別に職業倫理的視点で職業や職域というものを考える際に示唆を与えてくれる事項を紹介する．その上で筆者自身が試みている倫理的ジレンマを解決に至るための心構え，あるいは実践についても一部記載することを試みる．

6.3.1 嚥下障害者の経口摂取開始に関する倫理的判断 ─────

（事例1） COPD（Chronic Obstructive Pulmonary Disease：慢性閉塞性肺疾患）やCVA（Cerebral Vascular Accident：脳血管障害）など複数の既往歴を持つ肺炎入院した高齢男性の経口摂取再開に関する倫理的判断

（事例1の補足説明）

　89歳男性．足の悪い88歳の妻と2人暮らし．肺炎にて自宅にほど近い当院に救急搬送された．既往歴に多発性脳梗塞，COPDあり．過去に肺炎を繰り返しており，体重減少が顕著，アルブミン値も低い．難聴及び中等度の認知機能低下を呈している．食への意欲は高い．自宅では量は少なくなっていたとのことであるが，常食を自力摂取していたとのこと．検査結果，肺炎の診断で，主治医は絶食を指示．入院3日目となる本日もまだ輸液のみである．解熱し炎症反応の数値も正常範囲になったことから，摂食開始についてのコンサル（処方）が内科主治医より直接あった．入院による環境の変化，絶食による生活リズムの単調化，足が悪いため妻が頻回に病院に来ることもできず刺激が少ないこと等により認知機能の低下が進んでいる印象もある．当該医療機関では嚥下造影検査を行う設備がない．

　まずはベッドサイドに行き，患者とラポール形成を行った後簡易的に施行可能な反復水飲みテストや，口腔相の観察を行った．口腔相には問題なく，喉頭挙上も良好で，反復水飲みテストを施行した際にはむせもみられず，酸素飽和度の低下もなかった．当該医師に上記を報告・相談の上，ゼリーを使ったフードテストを行い観察上むせもみられないことから，摂食開始を提案し昼食のみゼリー食を開始したところ，2日後に発熱し，肺炎増悪の所見が得られた．内科医師は胃ろうを検討すると言っている．さて，このような時あなたならどのような対応を提案するであろうか．

　このケースに類似の場面を経験した方は多いのではないだろうか．「肺炎を繰り返していること」「COPD」「高齢」等のファクターから予測されるのは機能面に置いて著しい改善の可能性が低いということが経験のある者にはわかるであろう．一方で改善の可能性が低く，例えば「胃ろう」にしてしまうと，高齢の妻と2人暮らしであることから退院が難しくなるかもしれない．また「胃ろう」だと受け入れられる後方病院や施設に制限が出てくる可能性もありうる．何より，遠方の施設に転院することで今より妻と会うことが困難になるかもしれない．このようなストーリーに気づいているのはチーム内では誰か，という

メタ的視点に立つことも重要である.

　近隣に連携機関があれば嚥下造影検査を依頼し，結果をみて検討するのが良いと考えるが，勤務先医療機関は忙しく，外来受診の段取りをつけることや高齢の本人・妻への説明の煩雑さを思い浮かべると，医師に言い出すことが躊躇される．仮に上記により一時的に経口摂取ができるようになったとしても，短期間でしかない可能性もある．また受診したとしても「摂食不可」の判断を確認するのみの受診になってしまうかもしれない．そうであっても上記を言い出すべきであろうか.

　実質的にこのケースのこの判断を考える際には，常日頃からの担当医師との関係性，他の医療機関との連携の状況，等々様々な要因が関係して来る．これを倫理的な視点から見ると，患者は認知機能の低下があるが「食べたい」と意思表示しており，患者のQOLを考えるとなるべく「食べさせてあげたい」と考える．一方で生命維持の観点からすると，「胃ろう」栄養が安全な栄養確保になる．しかしながら妻が胃ろう栄養を自宅介護の中で行うことはできないと言っている．そうすると実質的に自宅復帰は困難になり，それが一時的なことではない可能性が出て来る.

　筆者の場合，このような場合にはMSW（Medical Social Worker：医療ソーシャルワーカー）やリハビリテーション科の医師などに相談し，ケースマネジメントについてチームで検討する場を設け，可能な限り本人や家族も同席の上，方針を決定するということがベストかと考え支援を行っていた．しかしながらこのようなチームの形態がない医療機関ほど，個人が抱えるジレンマは大きい．つまり倫理的判断を行う際には，プロジェクトチームの形成のあり方や支援技術，設備，支援のシステムなどが有機的に機能しているかどうかも大いに関与している．一事が万事というように，1つの判断を行う際には，このようなことが全て関わってくる.

　多くの場合は，上記が倫理的ジレンマに関係するものである，という分析ができていない人ほど自身で悩みを抱え込んでしまっているようにも感じる．まずはケースヒストリーを医学モデルのみに固執せず個人の生活の流れの中で捉えつ

つ，社会モデルで捉えるためにICF（International Classification of Functioning, Disability and Health：国際生活機能分類）等の概念も参照しつつ，最終的にはチームで合理的な判断を行っていくということしかない．

　当たり前のことを当たり前に行うことは，最も大切でしかも難しいことでもある．

　また章末にも記載するが，在宅医療などを中心に看取りに関する意思決定のあり方は，見直されつつあり，私たちはこういった点においても研鑽を積んでいく必要がある．

6.3.2　聴覚障害（ろう）児に第一言語を選択する際の倫理的判断について

（事例2）　ろう者である両親に生まれた児がろうであった場合の第一言語の選択に関わる倫理的判断

　聴覚障害児に補聴器や人工内耳を装用し聴能訓練を行う，あるいは手話を第一言語として育てる，等々の言語やコミュニケーション様式の選択についての倫理的判断について考えてみる．聴者は現在のところ，マジョリティであり，聴者を中心にして様々なことが規格され，社会も構成されている．「聴こえる」ことが前提になっているので，聴者側から考えると「聴こえる側で生きていけるように支援」することが最も「良い」ことのように考えられるかもしれない．一方で，例えば両親がろう者である場合，そして，ろう文化に誇りを持っている両親に対し，十分な話し合いもなしに日本語を第一言語とする療育を推奨することはないと思われるが，ここで改めて確認をしていく必要がある．両親がともにろう者である場合に，自身が苦労したので自分たちの子供たちには「聞こえる世界・話ができる世界で」生活を送らせてあげたいので，熱心に児を聴能訓練に通わせる親に会ったこともある．一方で，ろうは文化であり，ろう者の両親とろうの児は手話でコミュニケーションを取ることが一番幸せである，と考える親にも出会ったことがある．重要なのは，聴者側の一元的な価値判断基準にのみ基づいた決定を一方的に行ってはならないということである．また，

両親ともに聴者であるが，聴能訓練に通う施設があまりに遠かったため，潔く「手話で育てます」ときっぱり言い切った親にも出会ったことがある．その児の聴力レベルであれば，補聴器をつけてある程度密な聴能訓練を行えば，補聴は良好なレベルになるだろうと思われたが，実際のところ，当時では訓練に通うのには時間と費用がかなりかかることもあり，総合的に考えると合理的判断であると感じた．

読者の中には，いずれのケースも親の判断で子供の第一言語が決まるという状況について，様々な意見が思いつかれるかもしれない．しかしながら，科学的な論文の中では「聴覚障害の発見」という表現で示されることも多い．このような表現下では「ろうは文化である」というような考えは排除されている．

専門職も1人の人間であるからには，何らかの価値観を持っている．常日頃，障害者や病気の人たちに対してどのように考えているか，ということは，当該の方々に接する時に伝わるものである．憐れみの目で見るのか，チャレンジドと表現されるような立場として捉えるのか，また，彼らからみた自身の関係性が，訓練士であるのか，伴走者であるのか，コーチであるのか，様々な立ち位置を取っている．私たちはどの立場を取っても，何らかの立場を選ばなかったということになる．どの立場も絶対的ではあり得ず，そして，絶対的に正しいということはない．また，児の聴力を最大限活かすことが専門職からすれば善であり，「善行原則」に叶うもののように見えるかもしれない．しかし一方で初期のコミュニケーションの獲得においては，養育者との関係性を良好に持つことや，他者とのコミュニケーションが楽しいものであり，他者に対する興味関心を持たせることも大切なことである．水がしみるように手話言語を獲得する児に対して，専門職の視点で「良い」と考えることを一方的に押し付けてはならない．それは「尊厳」に関わることだからである．このように1つの事例の中にも相反する倫理原則が混在しうるが，それぞれの視点を十分に持ちつつも「誰にとって，何が，どのように善」であるのか，あるいはそのように「思われるのか」ということについて，ある程度俯瞰して考えられる視点は重要である．一方で，レストランのメニューを提示するように見立てを並べ立て，選

んでもらうことも専門職としては力量不足と言われかねない.

　児の権利, 親の価値観や尊厳, 親子関係で起こり得ること, 将来の学習環境へのイメージなど, 必要と考えられる情報を提示しつつ専門職としての意見を述べるという手順は, どの対象疾患や障害においても重要だと考える. 障害を個性と捉える立場もあり, もしくは, ハンディキャップと捉える立場もある. 健常者と呼ばれる人たちから見れば「障害」と捉えられる部分が本人にとって「アイデンティティ」となっていることもある. 実際に「アイデンティティを失いたくないから」という理由で, 効果が期待できる「治療」を拒否する方にお会いしたこともある.

　この事例において考えられることは, 障害を医療の文脈で一元的に捉えるのではなく, 社会的, 文化人類学的, 様々な文脈において考える幅広い知識の必要性ではないだろうか. 障害を捉える時に狭義の医学的知識だけでなく, 心理社会的な視点や本人の尊厳, その他諸々を多角的に考えられる視点を養うことで, 専門職として見えてくる抽象度の高さが変化し, 現場での意思決定支援も自ずと変わってくるのではないかと考える.

6.3.3　ALS（Amyotrophic lateral sclerosis：筋萎縮性側索硬化症）の方の意思決定支援

（事例3）　精査が続いていてALSと診断が（まだ）ついていないが, 明らかにその兆候がある方への意思伝達装置の使用を含めた介入支援の在り方について

　私の周囲には, 健康であれば長生きしたい, というような世間話をする人がいる. 全て言葉通りに受け取ることはできないが, この背景には「重たい病気をして, 体の自由が利かないのであれば, そこまで長生きしなくてよい」, という意見を含んでいる.

　障害を持つことに対するネガティブな意見の中で, できることが少なくなるから, ということがある. 中途障害の場合, 例えば, 脳血管障害により身体に麻痺が残り, 言語障害を有するようになった方々さんからよく聞いたのは,「退職して, 旅行に行ったりするなど楽しいことも含め, 老後のことも色々考えて

いたけど，そういうこともできないんじゃ，もう生きていても意味がない」というようなことである．ここでは端折って記載するが，「では，旅行など含め，ご自身が想定していたようなことが何不自由なくできるとすると，そこまで悲観されなくても良いわけですか？」というような話をし，旅行や趣味の話などに繋げていくことで，対象者の方々の支援に繋げていくことがよくあった．筆者自身も，比較的重度の障害児者の方々と旅行に行ったり，様々なアクティビティを一緒に行ったりしている．

　実際ALSの方々の支援に関して考えた時，何らかの不調を訴え，諸々の検査や評価を施行する中で，それがALSの兆候である可能性が高いということに最初に気がつく職種がSTであることも少なくない．球麻痺の症状や特徴的な発話の症状は軽度の段階でも気づくことが多いからである．また，コミュニケーションの障害に限らず，嚥下障害も進行していく．嚥下造影検査を含め嚥下機能検査を継続的に行っていく中で，食形態の変更や，徐々に摂食量が減っていく中で，楽しみとしての食事をいつまで続けられるだろうかという点について，主治医や担当医らチームで協議しながら，QOLの確保について最大限の支援を行っていくことが求められる．

　筆者の経験では，入院中の摂食・嚥下のフォローを行う中で，意思疎通の方法や今後の代替コミュニケーションの導入等について，本人・家族と継続的に日常的な会話の中で話をしていくことが多かった．特に嚥下障害が進行していくと，少量のゼリーなどの摂取においても時間がかかる．時に吸引をしながら，休憩を入れながら，ごく少量のゼリーを1時間かけて食すことも少なくない．意思疎通支援において難しいのは，確定診断及び告知のタイミングと，本人・家族の疾患に対する理解の問題もある．この場合の理解（敢えて受容と記さないが）も段階的に進められるものであるし，実際になってみないとわからない状態の説明を事前に行うことの難しさもある．またALSに限らないが，進行性の神経筋疾患の場合，当事者団体がそのサポートにおいては重要な位置を占めるが，比較的進行した状態の当事者に出会うことに対する心理的葛藤や躊躇がないかどうかなど，当時者や家族の心理的な状況を見ながら勧めることも多

い．当事者団体側にもその旨を事前に伝え，当該担当患者・家族の了解を得た
上で，当事者団体への紹介に先立ち，事前情報を提供しておくことも有効であ
る．当事者団体の定例会は週末に開催されることも多く，比較的参加がしやす
い日程の場合は，まずはご家族のみ先に参加していただいて，患者ご本人の参
加について検討してもらうのも一案だ．ALSについては，一般財団法人日本
ALS協会がある．治療その他の情報が入手できることはもちろんであるが，
定期的に機関誌が発行されており，そこには毎号，ALSと共に生きる当事者
及び家族の生活の様子が写真付きで紹介されている．非常に感銘を受ける機関
紙だから継続しているという部分が大きいかもしれない．最近でこそ，インター
ネットその他のメディアによって，ALS等が取り上げられる機会も増えて，
比較的多くの方々がこのような情報にアクセスしやすくなった．ALS協会の
機関紙に掲載されている多くの写真は，ご家族や支援者の方々に囲まれて生活
を送る様子が紹介されている．写真の伝える力は大きいと思うが，筆者はこの
ような機関紙もピアサポートの一助になると考え，言語聴覚障害児者の支援に
活用している．書籍等は見たくなった時に開けば良いため，心の準備ができた
時に主体的にアクセスできるという点で，人的なピアサポートよりも良い場合
もある．いずれにしても，様々なサポートのあり方やある程度制度についても
精通しておくことが望ましい．

　進行性の疾患における代替コミュニケーション支援については，「早期に予
測される次の段階のサポートの準備を行うことが有効である」が，その導入に
際しては，「予測される次の段階でどのような状況になるのかという説明を行
う」ことが前提条件となる．気管切開をし，上肢機能が低下し筆談ができなく
なった場合，代替機器の使用が必要になった際，これらの段階的な機器の導入
に際し，補装具等の制度の利用も必要になってくる．また上記の「状況」に関
しては，対象者本人の身体機能に限らず，様々な情報が入手されることによる
ご家族を含めた心理的変化などを含む．実は，ALS患者の中で，適応がある
にも拘らず意思伝達装置の使用（給付実績）をしているのはわずかに20％以下
という調査結果もある[11]．もちろん，機器以外の方法によりコミュニケーショ

ンを確保している当事者がいることは想定されるが，気管切開などによる音声喪失の状態にありながら，意思疎通の手段を持たずに生活を送る ALS 患者の数が多いことに驚く．もちろん，進行のスピードがあまりにも早く，機器の導入などが行えないケースもある．筆者自身も検査・診断からあっという間に，亡くなってしまわれた方も担当したこともある．機器の申請など，間に合わない方の意思疎通が短期間でも，費用をかけずに使用できる機器類の開発や簡易的に申請できる制度の整備が進むことが必要である．

高齢のため，機器の導入が難しいと思われた対象者でも，比較的容易に意思伝達装置の導入がうまくいった事例もある．一方で，認知機能障害の併存により，高度な操作が必要な機器は導入が困難なケースもあり，このあたりの適応と限界については，適宜評価を行う必要がある．しかし，これも病気の進行とともに，明らかになってくる事実も多いため，評価を行いながら，各々の時点で意思疎通に関する可能性や制度利用等についても，担当医や MSW を含むチーム全体で共有していく必要がある．

高度な機器の導入が難しいケースでも，ナースコールの改造等により人を呼ぶことができることで，意思を伝えることも可能な場合がある．変性疾患のタイプによっては，前頭葉の機能障害などにより，運動遂行にも影響が出ることがあるが，一部の合目的的な動作の遂行のみは残存することがある．進行に伴い機能が段階的に失われるケースでも，その段階に応じた機器やツールの仕様や，その使用に関する評価を病棟スタッフと共有することは，作業療法士などと協力しながら行っていくことが大切である．筆者が担当していた若年の運動ニューロン疾患患者は，最後に頭部の回旋のみが随意的な動きとしては残された．側頭部にスイッチを設置し，ナースコールと繋げることで夜間でも人を呼ぶ手段が確保され，本人の安心感に繋がった様子だった．なお，当該患者さんは当初，気管切開はしないという意思表示をしていたが，進行していく段階で意思確認を繰り返す中で，最終的には気管切開の希望を表明された．徐々に機器の使用も困難になり，転院先でお亡くなりになったというご報告を聞いた．

進行性の疾患に限らないが，生きるということについて，ただ生きるのでは

203

なく，「生きて何をしたいのか」ということ，そしてそれを支える「何が実現可能なのか」ということに，「生き続けたいか」ということが影響されうる．その意思確認や確認の手段を確保できるかどうかは，意思決定支援にも影響を与えるということを意識して，初期の段階から関わることが重要と考える．

6.3.4　出生前診断と支援

（事例４）　口蓋裂やダウン症の出生前診断の支援−命の始まりの支援について−

　出生前診断で障害が発見された場合に，言語聴覚士としてどのように関わることが大切であろうか．北九州市立総合療育センターでは，ダウン症や口唇口蓋裂児の出生前カウンセリングにおいて，言語聴覚士を含めた療育チームが母親らに包括的な支援を行うことで，出生後の療育に良い影響を与えているという報告をしている[12]．

　養育者に対して行った出生前診断及び告知に関するアンケートにおいて，出生後の家族カウンセリングを受け，療育チームの支援を受けた家族では，肯定的な回答が得られていた．カウンセリングで役に立った内容は，言語発達や言語訓練が上位に挙げられており，言語聴覚士（言語治療士）が家族カウンセリングに参加する意義が大きいことが示唆されていた．まとめの中で，口唇口蓋裂児の療育を支えるものとして，「人間への深い愛情，科学的な論理性，そして前者の２つを活かす注意深いシステムの３つ」とした上で，これらのシステムが各地に広がるためには，医療機関の連携の形成とともに，医療者には危機的状況の両親に対するカウンセラー的対応が求められており，出生前診断が普及する今日ますます重要な医療の課題であると結んでいる．

　出生前カウンセリングに，療育のスタッフが参加することで，出生後の早期支援について母親を中心とする養育者らが，正しい知識を得ることができ，具体的な質問に答える中で，正確な医療や療育に関する情報を得ることが前向きな育児につながることが期待できる．昨今，多くの情報にアクセスしやすくなった分，情報に振り回される養育者も多いことが推察される．

　この事例やその前のALSの事例にも関係するが，学生諸氏に授業の中で「言

語聴覚士は命に関係する仕事だと思うか．そうだとすると，どのような場面がそう考えられるか」という質問に，多くの学生は嚥下障害のマネジメントについて思い浮かべることが多いようである．実際にはLIFEという英単語が複数の意味を持つのと同様，「生きる」ことの支援はすなわち「命」を選ぶことにつながる支援でもある．

遺伝子診断技術の進展に伴い，今後私たちが現場で遭遇する出生前診断に関係する倫理的ジレンマは大きくなる．技術はどんどん進んでいくが，それに対する倫理的価値判断については，ガイドラインやマニュアルがいつも用意されているわけではない．過去の例を紐解けばわかるように，人類はこれまで技術が進めば，やってみるということを繰り返してきた．今後もそれは変わらないだろう．それを前提に，マニュアルにはない価値判断を行えるような倫理的な基礎力を培っておく必要性を切に感じる．

6.3.5 医療的ケア児の発達支援－功利主義の観点から－

（事例5）　重度重複障害を有する医療的ケア児の発達支援上の諸問題

筆者は脊髄性筋萎縮症（Spinal Muscular Atrophy：SMA）家族の会のアドバイザーをしている関係上，医療的ケアの必要な重症児を持つ養育者の相談に応じることが多い．その中でよく医療資源の配分について，心ない言葉（これは本人たちがどうすることもできない内容について，非難されるという点でこのように表現した）を浴びせられ傷ついたという話を聞く．これらには，優生思想に繋がる極めて倫理的に問題がある発言なのであるが，言っている当の本人たちは，この点について無知であったり無意識であったりする．これは非常に憂慮すべき事態であると筆者は考える．それも全く関係のない他者ではなく，児たちの支援を担当している医療関係者であることもしばしばで，更には行政関係者からも同様の発言を聞いたことがある．本来はその発言自体が人権問題であるにも拘らず，自覚がないのである．

養育者の方々からの相談の中で，他から言われて落ち込んだ言葉は例えば次のようなものがある．

① 　SMA I 型児は高度医療が必要で，社会経済的な負担が大きい．そのような子供達を支援することで，社会に対する負担がますます大きくなるのではないか

② 　通常学校に行くと先生の負担が大きいから訪問教育にすべきだ．また呼吸器をつけた子が訪問教育を受けるのは当然だ

　①についていうと，例えば，人工呼吸器やその他の高度医療機器が必要であったり，在宅でのサービスなどを量的に多く使ったりすることを述べているのだと思われる．これらは，多くの場合知識不足や安易な判断が元になっていることが多い．仮に事実だったとして（事実と言えないことは後述するが），これを語ることで，養育者の養育に関するモチベーションを著しく低下させるなど，「無危害」の原則に抵触する．筆者に向けても同様の言葉を発する医療福祉や行政の担当者にも会ったことがあるが，その際は極めて論理的に話をすることで，概ねご理解いただけている（と思っている）．知識の不足により患者や家族たちの自律（自立）的な活動を妨げることは無益であり，一方で，それらの情報の活用の方法については，ある一定の意見を求められる可能性もある．そのためには日々新しい情報に触れ，知識や技術に関する研鑽を重ねることは当然として，また，それらの情報におけるリスクや問題点についても専門的な立場からコメントを求められることも多い．

　1 人の子供が成長して行く際に，いくらの経済的コストがかかっているか正確に算定することは難しい．他の疾病や障害者にかかるコストの計算も同様である．そのようなデータが仮にあったとしても，その比較が本質的に重要なわけでない．人工呼吸器をつけ，重度の肢体不自由があるため外見上で目につきやすいが，そのように印象だけで話をするのは非常に危険である．最近ではインクルーシブ教育に関する内容を道徳教育の場に変え，児童・生徒の情操教育に役立てている学校もある．共に学ぶ経験が，差別のない社会を創生するための教育に繋がるのである．実際，当該児が通っている学校の担当教員に話を聞くと，これらの児の存在が「児童たちの優しい気持ちを育ててくれる」という肯定的な発言を多く聞く．筆者が先に述べた通り医療と教育の市場化に反対な

のは，こういった優生思想の温床を作るからに他ならない．本人が学校に行き学ぶ機会を得る権利があることと，学校側が教員の負担を含め，準備体制を整えることは別の話である．十分な教育を施す体制が整っていないのであれば，広く制度等を見直すなどして整えるべきであり，障害者差別解消法，その他法的な視点からも明らかである．昨今では，行政側が率先して教育委員会と連携して体制を整えている自治体も増えている．さらに②について述べると，訪問教育の場合，多くの自治体では週3回程度の授業で時間も短く，十分な学習を受けられないという点において，義務教育違反であるという声もあがっている．何より同年齢の児たちと交流する時間も少ない．スクーリング自体の数も少なく，継続的に同年代の児と交流の時間を持つことができないケースがほとんどである．

　最近でこそ，医療的ケア児という用語も耳に馴染みが出るようになったが，筆者がアドバイザーを依頼された当初（2009年前後）は，こういった児に対する社会の認知度が低く，養育者らも情報もなく，我が子の療育に関して思い悩んでいる状況が多かった．幾分かでも解決できればという思いから，コミュニケーション発達支援については養育者の希望に沿う形で進めてきたが，養育者らのケア等の負担が多く実質的なコーディネートやICTを活用したAAC（拡大・代替コミュニケーション支援）についても養育者自身が行う必要があることが多いため，過度な負担にならないようにという配慮を行う必要があった．しかし一方で，児らがコミュニケーション獲得に至るためには，このような支援が必須であり，子ども自身の権利擁護という視点を忘れてはならない．

　さらに養育者らからは，医療や福祉，教育に係る専門職が，児らの療育に関する意思決定の場面においてその場にさえ同席できないこと，つまり当事者不在の意思決定が多くなされていることに加え，専門的な療育を望む一方で「愛護的関わり」に終始していることに対して残念に思っているという話を聞く．このような声に真摯に耳を傾け，重症児に対して専門家としてどのような支援を提供できるのかということについて日々研鑽を重ねていく必要がある．

6.3.6　治療から生活者の支援へ－プロボノ活動の意義－ ─────

　プロボノのルーツは法曹に関係する専門職種の活動が元であるが，昨今では医療や福祉の専門職もそれぞれ行っている．特に医療福祉の専門職を目指す人には，社会貢献に関する意識やモチベーションが高く，世のため・人のために貢献したいと考えて職業を選択する人も多い．ある種のプロボノ活動は，それ自体が職業人としての社会貢献に当たる．加えて地域社会における支援活動は言語聴覚療法を単なる医療での支援のみに留めず，生活者としての言語聴覚障害児者の支援を行う機会を増やし，専門職として考えた際には職域を拡大するという点を含め二重の意味で貢献できるのではないか，と考える．ここでは2つの例を挙げる．

　失語症会話パートナーの活動は，カナダの言語病理学者オーラ・ケーガンが始め，日本では東京の地域ST連絡会の有志数名が最初の活動を開始し，全国に活動が広がっている．筆者も福岡県のST有志で構成されている「失語症会話パートナー養成あんど」という団体の立ち上げから関わり，現在は遠隔会員として籍を置いている．専門職として会話パートナー養成を行うことは，医療機関等で失語症者の支援が終わった後の受け皿等としての役割を果たし，結果的に地域での啓発活動にも繋げている団体も多い．また近年この活動は意思疎通支援事業として制度化されたことで，より広い対象者への利益にも繋がってきている．失語症者の支援を個室内で終わらせず，地域での社会参加に繋げていく一歩に関わることも，失語症者の医療での支援が一段落した後の生活支援について知る機会となる．またその経験が，医療機関内の言語聴覚療法のあり方についても活かされるという点で良いサイクルを構成していると感じている．

　もう1点，言語聴覚障害児者を含む災害弱者に関する減災活動である．災害弱者と呼ばれる方々は，そうでない方々に比べより困難な状況に置かれることが多い．2011年の東日本大震災の時の障害者の死亡率は，そうでない人たちの2倍であった[13]．また，2016年に起きた熊本地震の際にも，余震が続き，多くの長期にわたる帰宅困難者が避難所で長期間過ごしたが，言語聴覚障害児者や彼らを支える支援者も非常に大変な思いをした．言語聴覚障害児者らへの施策

に関して，障害特性等に応じた支援が行き届くような啓発を行うのは，STの役割の1つである．例えば，防災教育のツールであるクロスロードゲームを行うことを通じて，災害時における合意形成の難しさを体験してもらうことも効果的である．葛藤状況における合意形成はとても難しい．会に出て自分と異なる立場の人たちと意見を交換し，何らかの意思決定を行う場合に，相手は自分と異なる意見を持っているかもしれない．その際にどのように合意に導いたり，方針を決定していったりするか，ということを学ぶ機会は重要である．

　2022年現在，熊本市内の他の2大学と連携して，減災型地域社会のリーダー養成プログラムを行っている．筆者もキャラバン講師として他大学に趣き，東日本大震災や熊本地震での専門家派遣等での経験を踏まえ，言語聴覚障害児者を含む災害弱者が災害時にどのような困難に遭遇し，平時から地域を作る上でどのようなことが大切なのか，ということを伝えるようにしている．災害弱者を支えるために地域の紐帯を強くしていくこと自体が，地域を変える力に繋がっていくという意味でプロフェッショナリズムの観点から重要な役割を担っている．

　以上2つの活動を例に示し，職能としてはやや周辺とも考えられる活動について紹介した．周辺と記載したが，役割としてはいずれも重要であり，こういった支援をいかに「日常の支援」の中に組み込んでいくのかという点において高い専門性が求められる．リハビリテーションの専門職は単に病気や障害を有する当事者のみならず，地域社会に働きかけていくことが重要であり，そのことが結果的に職業上の倫理的課題を解決する糸口になったり，支援の核を検討していくきっかけになる．

◾️ おわりに

　事例1で取り上げたのは「嚥下障害者の経口摂取開始に関する倫理的判断」」である．現在我が国においては，一般の医療機関に勤務する言語聴覚士が多い．また介護領域で働く言語聴覚士の数もそれなりに増加傾向にあり，対象者

の高齢化や障害の重複化に伴い，種々の倫理的ジレンマを抱えている言語聴覚士が多い.実際，特に臨床経験の少ない言語聴覚士がこのような判断を求められて，どのように振る舞ったら良いのか困る，という相談や悩みを聞く機会が多い.全ての医療機関に嚥下障害のリハビリテーションに詳しい医師がいるわけではなく，嚥下造影検査を行う設備が整っていない医療機関もある.その一方で言語聴覚士に対する嚥下障害患者のマネジメントを期待している医療機関は増えているように思う.一方で，我が国でも特に在宅医療等において，「自然に看取る」ことをアドバンス・ディレクティブ（事前指示）などで意思表示してそれに従うという流れも増えてきつつある.

　事例2から4までは，先端医療や高度医療等が，個人の意思決定に影響を与えうるということに関係している.高度医療やテクノロジーの力で，生命の維持や機能の向上について，以前とは比較にならないほど選択肢が増えてきている.対象となる方々への向き合い方が，意思決定に繋がっていく.その意思決定の1つ1つに関与する重要な役割を担う職種であることを常に忘れてはならないと思う.

　事例5では功利主義の観点から，医療的ケア児の療育について考えてみた.最大多数の最大幸福という言葉はジェレミー・ベンサムの言葉として有名であるが，彼の意図とは異なる意味として使用されることが多い印象である.また，病院の原型はパノプティコン（一望監視システム）であると言われているが，医療全体にはこういった監視や抑制に向かいやすいという点については，すでに多くの人が指摘するところである.安全管理という言葉のもとに，日常生活においても，社会参加上の様々な点が抑制や禁止に働くことが多いということを，医療的ケア児を例に挙げ示した.

　ここまで数例を挙げて言語聴覚士が経験する職業倫理的問題を扱ってきた.読者によっては，やや身近に感じにくい事例もあったかもしれない.一方で，事の本質は2節で書いたように倫理的課題を明らかにする視点である.どのような倫理的課題が内包されているのかを俯瞰して捉え，自身の力で解決につながる道を模索できる力を持つことは，言語聴覚障害児者やその家族らのQOLに

貢献しうるのみならず，自身の成長にも繋がっていく＊．

　言語や認知機能は私たち人類が社会生活を送っていく上で重要な役割を果た
す．言語聴覚士は言語聴覚障害を有する方々に対し，出生前診断からターミナ
ルケア，そしてグリーフケアにいたるまで，更には減災や防災を通じて地域社
会への変容に寄与することができうる専門職であり，言語聴覚障害等を抱えな
がら生活する方々に対する直接的，間接的支援を通じて，彼らと共に未来を拓
いていく存在であるということを常に念頭におく必要がある．

（注釈）

　＊一般的な文脈では，訓練，助言，介入，教育等を含め支援という用語を充てる．

（引用・参考文献）

1）J.Lオースティン（坂本百大訳）：言語と行為，大修館書店，1978．

2）桑子俊雄：環境と生命の合意形成マネジメント，東信堂，pp.8 - 10，2017．

3）桑子俊雄：社会的合意形成のプロジェクトマネジメント，コロナ社，pp.128-129，2016．

4）大生定義：京府医大誌(6)，pp.395-402，2011．

5）宮坂道夫：医療倫理学の方法　第2版，医学書院，p.44，2011．

6）宮坂道夫：医療倫理学の方法　第3版，医学書院，p.47，2016．

7）アリシア・ウーレット（安藤泰至・児玉真美訳）：生命倫理学と障害学の対話，生活書院，p.293，2014．

8）レイモンド・S・ファイファー，ラルフ・P・フォースバーグ：48のケースで学ぶ職業倫理，センゲージラーニング，pp.27 - 33，2014．

9）高松鶴吉：療育とはなにか，ぶどう社，p.7，1999．

10）才津芳昭：測ることと試すこと　心理テストの誕生，現代思想，青土社，vol.21，No.12，1993．

11）井村保：重度障害者用意思伝達装置支給状況の地域比較とその考察　井村保/音声言語機能変化を有する進行性難病等に対するコミュニケーション機器の支給体制の整備に関する研究　２５－身体・知的――一般－００４報告書，2014年，p14

12）武田康男，竹辺千恵美，野中歩，他：口唇口蓋裂児の早期療育に求められるもの，小児歯科学雑誌，公益社団法人　日本小児歯科学会，34(5)，pp.1089～1098，1996．

13）藤井克徳：東日本大震災と被災障害者～高い死亡率の背景に何が～JDFによる支援活動の中間まとめと提言，障害保健福祉研究情報サービスHP
https://www.dinf.ne.jp/doc/japanese/resource/bf/jdf_201303/jdf_1-1-01.html　（2021年1月15日アクセス）

14）アーヴィング・ゴッフマン：スティグマの社会学，せりか書房，2009年．

15）江口重幸，斎藤清二，野村直樹編：ナラティブと医療，金剛出版，2006．

16）相良亨：日本人の心，東京大学出版会，1984．

17）島薗進：いのちをつくってもいいですか？，NHK出版，2016．p213

18）岡部由紀子責任編集：熊本保健科学大学ブックレット04「言葉を生きる」，2011.

19）笹野紋瑞紗，永溝桃花，佐々木千穂他：リハビリテーション・ケア合同研究会久留米抄録集，2017.

20）木村晴美・小薗江聡：現代思想30(2)，青土社，2001.

21）中村裕子：言語聴覚学研究，第 2 巻第1号，pp37-40，2005.

22）Tom L.Beauchamp,JamesF. Childress:Principles of Biomedical Ethics, Oxford University Press, 2019.

23）JamesL.Bernat（中村裕子監訳）：臨床家のための生命倫理学，共同医書出版社，2007.

24）斉藤吉人：音声言語医学，49：196-201，2008.

25）A・R・ホックシールド：管理される心，世界思想社，2000.

26）大森荘蔵：知の構築とその呪縛，筑摩書房，1994.

27）中村雄二郎：臨床の知とは何か，岩波新書，1992.

28）長瀬修：生命倫理　VOL.7　No.1，1997.

29）鈴木理子・佐々木倫子：桜美林言語教育論叢 8，桜美林大学言語教育研究所，71-83，2012.

30）田村正徳：重篤な疾患を持つ新生児の家族と医療スタッフの話し合いのガイドライン，厚生労働省・成育医療研究事業「重症障害新生児医療のガイドライン及びハイリスク新生児の診断システムに関する総合的研究」平成16年報告書，2004.

31）マイケル・J・サンデル：完全な人間を目指さなくてもよい理由　遺伝子操作とエンハンスメントの倫理，ナカニシヤ出版，2010.

32）Albert R.Jonsen,Mark Siegler,William J.Winslade：臨床倫理学　第 5 版，新興医学出版社，2006.

33）トニー・ホープ：医療倫理，岩波書店，2007.

34）David Azul ,Lal Zimman ：Innovation in speech-language pathology research and writing ： Transdisciplinary theoretical and ethical perspectives on cultural responsiveness, International Journal of Speech-Language Pathology International Journal of Speech-Language Pathology, 2022; Early Online: 1-12

35）佐々木千穂：コミュニケーション支援の本質を求めて　差異の体系を共に生きつつ，未来を拓くために，日本難病看護学会誌26(2)155-160，2021.

36）佐々木千穂：医療的ケアを必要とする重症難病児の発達支援に関する合意形成における諸問題についての研究-養育者へのインタビューを通じて-，日本難病医療ネットワーク機関誌8(2)，28-36，2022年10月18日.

37）髙橋隆雄：「共災」の論理，九州大学出版，2013.

38）日本看護協会編：看護に活かす基準・指針・ガイドライン集2020，日本看護協会出版会，p.32，2020.

第7章

理学療法士の職業倫理

7.1 理学療法士とはいかなる職業か

　近年のリハビリテーション・医療の進展は，心身の機能に発生した多様な障害をできるだけ改善するために，医師を中心に看護師，作業療法士，言語聴覚士，義肢装具士，臨床工学技士，医療ソーシャルワーカー，理学療法士など多くの医療関連職種が連携するチーム医療を必須としてきた.

　理学療法士（Physical Therapist：PT）はチームの一員として，身体に障害のある者，また，障害の発生が予測される者に対し，その基本的動作（寝返りや起き上がりなどの起居動作，立ち上がり，歩行など）能力の回復や心身機能の維持・向上を図るため，治療体操などの運動療法を指導，実施し，物理療法（電気刺激，光線，温熱水治など物理的手段を治療目的に利用するもの）などを用いて，自立した日常生活が送れるよう支援する医学的リハビリテーションの専門職である.

　日本における理学療法士の歴史は1965年に「理学療法士及び作業療法士法」が制定されたところから始まり，1966年第1回国家試験合格者から有資格者となった. 先達がスタートした道が続く中で，最近では毎年1万人近くの新人理学療法士が誕生し，累計約20万人（2022年4月末 現在）におよぶまでの国家資格となった.

　元々，理学療法とは何らかの原因で運動機能が低下した者を主な対象としていた. しかし医学の進歩や社会保障情勢の変化によりその対象は多様化し，昨今では負傷・病気後のリハビリや障害者（児）に対する療法にとどまらず，運動機能低下が予想される高齢者や生活習慣病への予防対策，スポーツ障害やパ

フォーマンス向上への介入，がん患者への緩和医療への関与なども求められるようになった．また併せて福祉用具や住環境への助言・相談など，理学療法士の役割は幅広いものとなっている．本来，理学療法士を一言でいうなら"動作の専門家"である．対象者について医学的・社会的視点から身体機能や痛み，生活環境等を十分に評価・分析をした上で，それぞれの目標に向けた適切なプログラムを作成し，関節可動域の拡大，筋力強化，麻痺の回復，痛みの軽減など運動機能に直接働きかける治療法から，動作練習，歩行練習などの能力向上を目指す治療法まで，動作改善に必要な技術を用いて，可能な限り日常生活の自立を目指す役割を担っている．更に理学療法士の専門性をリハビリテーション医療の視点から表すと，科学的根拠をもとに主に変調・疾病による損傷・機能不全に起因する活動制限に直接的に働きかけることで（治療介入），対象者個人の生活レベルの機能的制限や活動制限・参加制約を軽減して，生活機能の向上及び社会参加を支援する（**図7-1**）役割を担っている[1]．理学療法士が主に関わる疾患は以下のように挙げられ，疾患状況に応じて理学療法が施行される．

○中枢神経疾患

脳卒中，脊髄損傷，脳外傷，中枢神経変性疾患，腫瘍，脳血管異常，脳炎，小児発達障害など

○整形外科疾患（運動器の障害）

手足，脊椎の骨折，腰痛，頚部痛，肩関節周囲炎，退行変性疾患，腰椎椎間板ヘルニア，靭帯損傷，変形性関節症，四肢の切断，様々な運動器由来の疼痛など

○呼吸器疾患

慢性閉塞性肺疾患，肺炎，結核後遺症，喘息，全身麻酔術後の肺機能低下など

○心疾患

心筋梗塞，狭心症など

○内科的疾患，筋力低下

糖尿病，高齢，術後体力低下，近い将来運動機能の低下により介護を要す状

態になることが予想される高齢者，メタボリックシンドロームによる運動指導対象者など

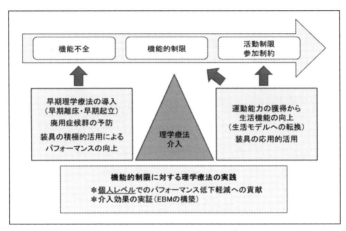

図7-1 理学療法の専門性[1]

公益社団法人（以下，（公社））日本理学療法士協会は，理学療法が求められる領域を21の認定並びに13の専門分野（**表7-1**）に分類し，専門性を向上させるための研修会や学会，認定・専門分野試験を行い，継続的な研鑽を積めるシステムをとっている．理学療法士は，疾患に限らず多岐にわたる知識と技術を要する専門職である．

理学療法は医療行為に位置付けられるため，医師の指示の下に行われるのが前提となっている．つまり医師の指示を受けたことにより，理学療法士は医療行為の一部を担っていることになる．医師が対象者の訴えを医学的見地から解釈分析するように，理学療法士も専門職として対象者の訴え及び医師の指示を，知識・技術・経験をもとに理学療法学的立場から解釈分析し，対象者のニードを把握しつつ，自ら行う理学療法の基盤を見出し施行している．

社会の高齢化が進み，介護保険制度の施行後からはリハビリテーションの需要も高まってきたことで，理学療法士の活動の場は医療機関以外の分野にも拡

表7-1　理学療法士の専門分野[2)]

認定分野（21分野）			専門分野（13分野）	
脳卒中	徒手理学療法	補装具	基礎理学療法	糖尿病理学療法
神経筋障害	循環	物理療法	神経理学療法	地域理学療法
脊髄障害	呼吸	褥瘡・創傷ケア	小児理学療法	予防理学療法
発達障害	代謝	疼痛管理	運動器理学療法	支援工学理学療法
運動器	地域理学療法	臨床教育	スポーツ理学療法	物理療法
切断	健康増進・参加	管理・運営	心血管理学療法	理学療法教育
スポーツ理学療法	介護予防	学校教育	呼吸理学療法	

表7-2　理学療法士の活動の場

医療施設	総合病院・療養型病院・診療所などの医療機関，リハビリ専門病院 など
介護・福祉施設	介護関連施設，身体障害者福祉施設，児童福祉施設 など
その他	保健所，プロ・アマスポーツクラブ（チーム）など

大してきている（**表7-2**）.

　以上を踏まえると，理学療法士は人が生まれてから死ぬまでの人生全てに関わり，医療・保健・福祉の面をサポートする職業である．また最近では，震災や水害などの災害に際して，被災者の活動性の低下による身体機能低下を予防するために現地に赴き，助言や指導を行うなどの活動にも従事している.

7.2　理学療法士の職業倫理

　理学療法士の職業倫理は，「理学療法士としての使命と職責を自覚し，常に自らを修め，律する基準」（初版，前文より）として，1978年に（公社）日本理学療法士協会が「倫理規定」を定めたことが始まりである．倫理規定は,「基本精神」「遵守事項」の項目について述べられ，1997年及び2012年に一部改正を行いながら，理学療法士のあるべき姿・目標とされてきた．また2006年には，この「倫理規定」を基本精神とし，患者及び対象者には公平に接し，かつその

権利を尊重しつつ理性ある判断の上，責任をもって理学療法行為を行うことを前提とした「理学療法士の職業倫理ガイドライン」を発表した．その後，2018年には「倫理規定」を「倫理綱領」と変更し，(**表7-3**) のように制定している[3]．

　近年，専門職をプロフェッショナルという言葉で言い換えることは一般化している．プロフェッショナル（Professional）の語源はラテン語のProfessからなっており，「宣言する・公言する」という意味を有する．医に携わる者の倫理のルーツとして有名なのは「ヒポクラテスの誓い」であるが，医学の祖たるヒポクラテスが医師の倫理・任務について世に「宣言・公言（Profess）」したものとされている（諸説ある）．またProfessionalの集合体としても表すProfessionは，いわゆる「専門職能団体」を意味し，Professionと社会との間には一般に互恵関係と理解できる契約が成り立っている．野村は，その関係を

表7-3　（公社）日本理学療法士協会　倫理綱領[3]

「倫理綱領」

　公益社団法人 日本理学療法士協会（以下，「本会」という．）は，会員が社会において信頼される人間となること，さらには，それを基盤として職業団体としての本会が公益に資することを目的として，「倫理綱領」を定めた．会員と本会が相互の役割を果たす中で一体となって，より良い社会づくりに貢献することを願うものである．

一．理学療法士は，全ての人の尊厳と権利を尊重する．

一．理学療法士は，国籍，人種，民族，宗教，文化，思想，信条，家柄，社会的地位，年齢，性別などにかかわらず，全ての人に平等に接する．

一．理学療法士は，対象者に接する際には誠意と謙虚さを備え，責任をもって最善を尽くす．

一．理学療法士は，業務上知り得た個人情報についての秘密を遵守し，情報の発信や公開には細心の注意を払う．

一．理学療法士は，専門職として生涯にわたり研鑽を重ね，関係職種とも連携して質の高い理学療法を提供する．

一．理学療法士は，後進の育成，理学療法の発展ならびに普及・啓発に寄与する．

一．理学療法士は，不当な要求・収受は行わない．

一．理学療法士は，国際社会の保健・医療・福祉の向上ために，自己の知識・技術・経験を可能な限り提供する．

一．理学療法士は，国の動向や国際情勢を鑑み，関係機関とも連携して理学療法の適用に務める．

令和元年7月7日施行

「社会からprofessionに対して独占権，自律権，経済的・精神的報酬が与えられる一方，professionは社会に対し，自分たちが提供するサービスの質の保証，利他的な奉仕，道徳心・誠実さ，説明責任の履行を約束する」[4]と述べている（図7-2）．こうした行為や精神が転じて，専門職＝Professionalになったことを理解すれば，専門職たる理学療法士もその総意としての「倫理規定」・「倫理綱領」を社会に「宣言・公言」することは必要であった．また田中は，「専門職」とは，「専門的な知識や技術を持ち，その職務や地位に関して高度の自由と自律性を兼ね備えた職業を指す．これらの職業は，専門職集団を形成し，独自の倫理綱領を持つというところに特徴がある．そして，専門職に就くものは，－公的にも私的にも－社会から高い倫理性を要求されてきた」と述べ[5]，理学療法士が専門職として「倫理綱領」等を持つ必要性を明確にしている．

　では，この倫理綱領は何のためにあるのか？それは法的責任よりも更に踏み込んだ，専門職として社会に対する責任の宣言であり，倫理的問題について考え，話し合う際の道標としての役割も持つ．また，いわゆる職能団体に属する

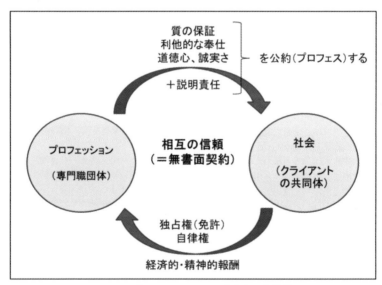

図7-2　プロフェッションと社会との契約[4]

メンバーが受け入れ可能な共通の価値観や基準を明確にするためのものであり，理学療法士としての役割と責任を全うするために必要な行動規範といえる．よって，本節では，理学療法士の職業倫理について（公社）日本理学療法士協会の「理学療法士の職業倫理ガイドライン」をもとに，現場での状況を踏まえた補足・解説を行い，専門職としての倫理観を具体的に認識してほしい．

7.2.1 守秘義務

① 「理学療法士および作業療法士法第16条」および「刑法第134条」に則り，患者および対象者の秘密を正当な理由なしに第三者に漏らしてはならない．

② 秘密とは診療や相談指導の過程で知り得た患者および対象者の秘密であり，心身の障害や病状には限らず，その事項が他人に知られないことが本人の利益である限り秘密であることを認識する．

③ 診療録やパソコン・データ，メモ，および会話などについて，漏示の防止に努めなければならない．

　守秘義務は，職業倫理の上で最もポピュラーな課題である．当然のことながら，私たち理学療法士は職務上知り得た患者（対象者）やその家族の情報に関して，第三者に漏らしてはならないという守秘義務があり，この義務は誰もがよく理解し，概ね守られていると思われる．しかし，どのような場面でどうするとプライバシーの侵害に当たるかは，必ずしも明確ではない．果たして，職場以外の場所で自身の家族や同僚と，患者の情報となる事を何気なく話したりはしていないだろうか．また患者（対象者）の部屋が個室でない場合，カーテン越しに知らず知らずのうちに情報を撒き散らしてはないだろうか，など留意すべき点がある．昨今，患者（対象者）情報を記録したUSBフラッシュメモリの紛失など，電子媒体に関連した個人情報の紛失・流出のニュースを見聞きする．情報機器の進化に応じた危機管理意識は充分に働いているだろうか．出入り自由な部屋のパソコンにUSBフラッシュメモリが差し込まれたまま，もしくは机上に放置，などといったことないだろうか．

　このような手緩い管理状態にならぬよう，守秘すべき情報に関して医療者間で共有することが重要であり，理学療法士も情報漏えい防止に対する厳しい自己管理の意識が要求される．

7.2.2　個人情報保護

① 　高度情報社会にあって，守秘義務と合わせて，プライバシー保護の観点から個人情報および個人に関する情報が公になることを防がねばならない．

② 　患者や対象者に関する，氏名や生年月日および住所などの個人情報は，漏洩の無いように保護しなければならい．

③ 　患者や対象者の病状・患者評価・治療プログラム・治療の効果と治癒状況などに関する情報など，患者や対象者の個人に関する情報は，漏洩の無いように保護しなければならない．

④ 　施設の職員に関する，氏名や生年月日などの個人情報は，漏洩の無いように保護しなければならない．

⑤ 　施設の職員の，身体的特徴や性格など個人に関する情報は，漏洩の無いように保護しなければならない．

　2003年の「個人情報の保護に関する法律」成立，2004年には厚生労働省の「医療・介護関係事業者における個人情報の適切な取扱いのためのガイドライン」によって，個人情報の適切な取得と取り扱いの範囲，安全管理（情報漏えい等の防止），開示についての重要性が示された．2015年に上記法律が改正されたため，2017年には「医療・介護関係事業者における個人情報の適切な取扱いのためのガイダンス」[6]と名称も含め改正されている．個人情報保護法の視点からみると主体は「患者（対象者）」であり，守秘義務に「患者の同意」という概念を加えたものである．そのため，患者の病状を家族に説明する場合においても，本来は予め患者本人がそれを望んでいるかどうかの確認が必要となる．

　勉強会や講演等の場合，事例を踏まえ出来るだけリアルで具体的な話題を提供する方が良いと言えるが，名前を伏せたとしても真実をありのまま語ってし

まえば，やはり個人が特定されることもあり，漏えいになりかねない．そのため，事例報告等でもあるように，患者（対象者）に説明と同意を得ることと併せて，どこまで情報を開示しても良いか，事前に話し合っておくと互いに安心が得られるだろう．

7.2.3　応召義務

① 医師の指示の下に理学療法を行う限りにおいては，医師法第19条に従い，患者および対象者が診療や相談指導に訪れたとき，依頼があったものとして，これを引き受ける義務がある．

② 診療や相談指導において，患者および対象者に，協力を求めることができる．

医師法第十九条には「診療に従事する医師は，診察治療の求があつた場合には，正当な事由がなければ，これを拒んではならない」とあり，医師は診療報酬が不払いであっても，診療時間や場所以外であっても，正当な事由が無い限りは拒めないことが前提とされている．ゆえに医師の指示の下で診療を行う理学療法士も同様の考えが生じる．応召義務に値する状況において，患者（対象者）の持つ最大限の能力を引き出し，助けとなることは，理学療法士の本来の職務といえる．応召義務とは，医師法に基づき医師が国に対して負担する公法上の義務である．しかし刑事罰は規定されておらず，行政処分の実例も確認されていない，いわゆる職業倫理・規範として機能し，社会的要請や国民の期待を受け止めてきたものである．よって理学療法士も，理学療法が必要な状況において正当な事由がない限りは，患者及び対象者へ診療や指導に対して協力を得ながら共に進めていく姿勢を取っていくべきだろう．

7.2.4　診療（指導）契約

① 医療も契約行為であり，患者および対象者が参加しての，相互参加型でなければならない．

② 患者および対象者の診療（指導）依頼があって，これを引き受けたときは，承諾したものとして，診療（指導）契約が成り立つ．

③ 診療や相談指導は，診療（指導）契約に従って履行されなければならない．

医療・介護共に医師の指示が記載されたリハビリテーション実施計画書もしくは指示書をもとに患者（対象者）への説明がなされ同意を得る（インフォームド・コンセント）ことで，診療（指導）依頼に対する契約が成り立つ．当然ながらこの契約は，理学療法士が一方的に診療（指導）を行うものでは無く，患者（対象者）が主体的にリハビリに取り組めるよう理学療法士は様々な工夫を凝らし，相互的に参加できる形を作り上げて行く役割がある．

7.2.5　インフォームド・コンセント（説明と同意）

① 患者および対象者の請求に対し，あるいは請求が無くても必要により，患者および対象者と家族へ，状況を説明する義務がある．

② 説明においては，医師およびチームメンバー（スタッフ）と協調して連携のうえ，診療や指導の方針と説明の範囲を確認しておかなければならない．

③ 医師から判断を任されている事項については，患者および対象者に協力を求めることで責務に対する働きかけを行い，患者および対象者の同意を得なければならない．

④ 判断能力のある患者や対象者が求める範囲が説明義務となるが，患者や対象者には「知らされない権利」もあることを承知しておく．

インフォームド・コンセントとは「判断力を備えた患者が，誰からも強制されていない状況下で，十分な情報の開示を受け，それを理解した上で，医師が医学的に患者にとって最善と判断し提示した診療プランに，患者自身が同意すること」である[7]．よって理学療法士も自ら行う評価やプログラムの目的・内容について，患者（対象者）やその家族へ説明し，実施する同意を得る必要がある．例えコミュニケーション能力が低下した患者（対象者）であっても，説

明を簡略化することなく理解を促す形で丁寧に説明を行うべきである.

　しかし，患者（対象者）の病態や治療内容，予後など医学的知見についてその説明を求められた際，安易に自分の知る情報を説明するのではなく，まず医師へ報告しチームとしての対応を検討する必要がある．当然，患者（対象者）との関係性の中で，医師が説明する方がよいこと，理学療法士等が説明する方がよいことがある．そのすり合せを充分に行い，患者（対象者）や家族が理解し受け入れやすい状況をつくることが，より良いインフォームド・コンセントになる.

　また，患者（対象者）にとっての「知らされない権利」を念頭に置き，患者は何が知りたいのか，どこまで知りたいのかを可能な範囲で確認したうえで対応することも，説明を行うに当たっての倫理的配慮といえる.

7.2.6　処方箋受付義務

① 　理学療法士は，診療の補助者の一員であり，医師の指示の下に診療を行わなければならない.
② 　医療行為にあっては，医師の処方を以って患者の診療にあたる.
③ 　医師からの処方箋の交付があって，その受付によって，処方があったとみなされるものである.
④ 　診療内容の変更においても，処方箋によって，処方が変更されなければならない.
⑤ 　保健・福祉の分野にあっては，医師を含むチームメンバー（スタッフ）と連携を保ち協調をもって協力して対象者への相談と指導にあたる.

　診療（指導）契約の項でも述べたように，基本的に医療・介護共に医師の指示が記載されたリハビリテーション実施計画書もしくは指示書に対する患者（対象者）の同意をもって診療が始まる．指示された内容に従って私たち理学療法士は診療にあたるのだが，時として患者（対象者）に必要と思われるリハビリテーションの指示が出ていない場合，理学療法士はチームの一員として，

専門職として，主治医へ必要な指示を提案すべきである．多職種連携が重視される今日，適切なリハビリテーションを行うためには，職種の垣根を外したオープンな話し合いが行われることが望ましい[8]．

7.2.7　診療録への記載と保存の義務

① 診療があったときは，診療録あるいは診療補助録に診療の日時と内容などを，すみやかに記録しなければならない．

② 診療の日時と内容など，診療記録は虚偽無く記載する．

③ 診療録および診療補助録は，5年間は保存しなければならない．

　理学療法計画のために行われた評価（検査）結果やアセスメント，また診療における患者の反応や変化などは診療録に確実に残す必要がある．この重要性は，筆者が理学療法養成校の時代から教わってきた．虚偽なく的確に記載することはチームとの情報共有に有効であり，後に自らの診療の裏付けや研究等に繋げることもできる．

　時に診療中の患者（対象者）とのやり取りで，他者には知られたくないことを前提にした話題を持ち掛けられる場合がある．信頼あるが故に持ち掛けられる話題であった場合，患者（対象者）の今後に関わることであれば診療録に記載する必要があるが，患者（対象者）の心情に配慮すると本人の意としない者へも情報が共有されるのは不本意である．何が善いかはその都度変わるものだが，理学療法士としてのモラルを持ち，患者にとって不利益になるような記載は控えることも必要である．

7.2.8　診療情報の開示

① 診療情報開示の請求があったときは，施設長および担当医師の判断と指示によって，施設長あるいは医師を通じて公開する．

　診療情報の開示は，開示請求に対し理学療法士個人が判断するものではなく，

施設長及び主治医の判断と指示が必要であることは周知の事実である.

7.2.9　守るべきモラルとマナー

① 公序良俗に従い,社会人としてのマナーを守り,医療者としてのモラルを遵守することで,自己の品性を高めるように努める.

② 理学療法士としての信頼を毀損するような行いは慎む.

③ 謝礼などで誤解を生む恐れのある金品の授受については,注意を払う.

④ 自己の自律性を保つため,自己を常に点検する姿勢を持つ.

⑤ 他の理学療法士などへの,あからさまな批判や中傷は避ける.

⑥ 自己の利益のためのみを目的としての商品販売などに荷担してはならない.

⑦ 医療関連業者との個人的利害関係をもたない.

⑧ 行政処分の対象となるような行為は,あってはならない.

　このガイドラインの「まえがき」に「今日のわが国の社会情勢を鑑みると,医療分野を含めたさまざまな分野において,経済効率優先の裏面として社会モラルの低下が強く問われており,職業倫理観の不足や欠如に起因すると思われる事故や事件が表面化し,職業倫理破壊が始まったとさえいわれるようになっている」とあり,非常に厳しい現実が表現されている.

　上述されたモラルやマナーは,医療者として社会人として守られて然るべきだが,敢えてこの項を要するのであれば,理学療法士の活動の場も多方面に広がる中,先進の指導が受けづらい環境で業務に携わる若年理学療法士へ最初に伝えるべきこととして,このガイドラインが活用されるのは有効だろう.

　日下は,一般的な理学療法士の実際の臨床における行為の一部として,少なからず倫理的問題に関係するものを**表7-4**にまとめている[9].「すべての理学療法士のすべての行為には,倫理的課題を孕む可能性があることに留意しなければならない」との言葉は,経験のある理学療法士にとっても,自身の専門職としての倫理観を再度振り返る機会となることだろう.

表7-4　倫理的問題と思われる理学療法士の行為[9]

1．患者や家族への説明

1）患者のモチベーション向上，勇気づけるため誇大な嘘をついた．

2）知らない方がいいだろうと思って大切な事実を隠した．

3）患者が本当に知りたいことを言わなかった．

4）コミュニケーション能力低下を理由に説明を簡略化した．

5）意思・看護師への批判を患者の前で言ってしまった．

2．患者の意志の尊重

1）理学療法を受けたくないという患者に理学療法を強行した．

2）嫌なのではとわかっていながら，実験の同意を取った．

3）意識がない患者に対して少しだけ手を抜いた．

4）自分の治療手技のために患者を用いた．

5）忙しくて患者の訴えを真剣に聞かなかった．

3．判断基準による行為

1）指示に従わない患者（家族）を叱責した．

2）データを収集しないで説明した．

3）きわめて軽微な侵襲であれば，問題ないと思った．

4）安全性のため，患者を車椅子に拘束した．

5）同様の患者に対する理学療法を意図的に変えた．

4．業務

1）適応がないと知りながら，3単位／1日取得した．

2）カンファレンス時間を，単位取得に当てた．

3）理学療法提供順序を自分の都合で変えた．

4）意思の疎通がないことを知っていながら放置した．

5）物理療法で痛み・火傷が生じることを知っていながら行った．

5．その他

1）家族から寝たきりでよいと言われたので，歩行練習を中止した．

2）転院すれば悪化するとわかっていたが，転院に同意した．

3）「死にたい願望」が強かったので，何もしなかった．

4）一人暮らしが困難な高齢を，一人暮らしで退院させた．

5）理学療法開始前に患者の家族からお金をもらった．

7.2.10　診療や相談指導の手技と方法

① 科学的根拠に基づいた手技と方法を用いる．

② どのような場合にも，患者に同意を得る．

③ 対象者から心身の状況を聞きだすときは，ことばに注意を払う．

④ 対象者との接遇では，ことばだけでなく，行動や表情など非言語的表現にも注意を払う．

⑤ 患者に危害や苦痛を加えてはならず，診療に苦痛が伴うときは患者に充分な説明をして同意を得る．

⑥ 対象者に精神的苦痛を強いてはならない．

⑦ 診療や指導は，対象者の評価と治療を目的としたものであり，医学的に承認された手段と方法を用いる．

医療専門職の行為における倫理的義務を表したものに「医療倫理」がある．瀧本は，「医療倫理とは，医療従事者と患者，社会の間を調整するための規範」[10]とし，ビーチャムとチルドレスは，この医療倫理における行為のあり方として，「自律尊重」，「無危害」，「善行」，「正義」から成り立つ「医療倫理の四原則」[注1]を示している[11]．理学療法士に限ったことではないが，患者（対象者）へ理学療法を行うに当たって，この四原則は最低限守られるべき指標である．

7.2.11　安全性の確保

① 医療事故防止のための注意を，常に怠ってはならない．

② 医療事故があったときは直ちに主治医および施設管理者に報告しなければならない．

理学療法実施における安全性の確保には，転倒・転落の防止や感染予防，物理療法等の治療機器の保守・点検，義肢装具のメンテナンス等の様々な配慮を要す．未然に事故を防ぐことは，理学療法を行う上での倫理的配慮である．

7.2.12　セクシュアル・ハラスメントの防止

① 相手方にとって不快な性的な言動として受け止められるセクシュアル・ハ

ラスメントを，行為者本人が意図すると否とにかかわらず，行ってはならない．

② 　セクシュアル・ハラスメントとみまちがえられる紛らわしい行為を行なってはならない．

7.2.13 　アカデミック・ハラスメントの防止

① 　就学・研究・実習・課外活動・就労などの関係においてなされる権力を利用した嫌がらせであるアカデミック・ハラスメントを，嫌がらせの意図の有無にかかわらず，行ってはならない．

② 　アカデミック・ハラスメントとみまちがえられる紛らわしい行為を行なってはならない．

　近年，リハビリテーション分野でもセクシュアル・ハラスメントやアカデミック・ハラスメントが取り上げられている．理学療法士の患者（対象者）に対するハラスメント，職場上司の部下に対するハラスメント，同僚同士のハラスメントなどは，もちろん重大な倫理に反する行為となるが，ここでは主に臨床実習指導者の実習生に対するハラスメントについて述べる．

　臨床実習でいうセクシュアル・ハラスメントには，実習指導者が実習生に対し「男のくせに．女のくせに」などの性差別的発言や性的なからかい，不必要な身体への接触，食事やデートにしつこく誘うなどの行為がある．またアカデミック・ハラスメントには，実習指導者という上位の立場や権限を利用して，指導を理由に適正範囲の時間を超えて実習生を拘束する，人格を否定する発言や成績評価を引き合いに出す発言をするなど，身体的・精神的苦痛を与え実習環境を悪化させる行為があり，これらが継続して行われていることを指す．指導者としての責任感から，担当した実習生を一定水準まで到達させたい思いで厳しく指導することも当然あるだろう．しかし，実習生の価値観や習熟レベルが多様化した中で，それが実習生を追い込むハラスメントとなる可能性もある．ハラスメントの最大の問題は「加害者に自覚が無いこと」である．実習指導者

は，自らの経験で嫌だったことは実習生に対して決して行わず，理学療法士が患者の立場になって考えるように，実習生の立場にもなって考えてみてはどうだろうか．また周囲の者も傍観者になることなく，客観的に意見しハラスメントを防ぐ行為が必要である．

7.2.14　日々の研鑽

① 専門職業人としてふさわしい高い専門知識と技能および倫理を持つよう，知識・技術・態度の習得と研鑽を生涯にわたり続けなければならない．
② 患者にとって最良の診療法であるかを選択するため，日々，研鑽を積むことを心がける．
③ 研究心と，研修への関心をもち続ける．
④ （公社）日本理学療法士協会の生涯学習システムに従い，専門理学療法士になることが望ましい．

理学療法士は，心身に障害を持った患者（対象者）自身が残された能力を最大限に活用できるように支援するため，患者（対象者）及び家族のニーズを理解し，現実の障害の程度を十分に把握し，その目標に対して最大限の努力を払う必要がある．それには，常に進化する医療・社会の動向を踏まえた高度な知識と技術，更には豊かな人格・倫理観を備えなければならず，日々の研鑽を求められる．このように専門性向上のための自己研鑽が重要な職業倫理の1つとされ，専門職として社会の役に立つものである以上，当然のことである[12]．（公社）日本理学療法士協会では，自らの専門性を高めるための生涯学習システムとして認定・専門理学療法士制度がある．高い専門的臨床技能を維持し，社会・職能面における理学療法の専門性を高め，理学療法の学問的発展に寄与する研究能力を高めることも目的としており，研鑽の1つの手段としては有効である．また研鑽を重ねることは，理学療法士として病院や施設等に留まる事なく，社会の要求にも十分に答えられる理学療法の発展に繋げられると期待できる．

7.2.15　研究モラル

① 　研究にあたっては「ヘルシンキ宣言」や厚生労働省告示「臨床研究に関する倫理指針」を守る

② 　対象者がいるときは，対象者の了解を得て，その旨を論文に記載する．

③ 　対象者の人権や権利を守り，対象者が不利益を受けることの無いように配慮する．

④ 　発表においてはモラルを守り，対象者のプライバシー保護や匿名性や機密性の保護に配慮する．

　これまで，研究におけるモラル・倫理については，「ヘルシンキ宣言」や厚生労働省が制定した「臨床研究に関する倫理指針」（2003年制定，2008年改正）を基本としてきたが，2014年には文部科学省及び厚生労働省が制定した「疫学研究に関する倫理指針」（2002年制定，2007年改正）と統合され，「人を対象とする生命科学医学系研究に関する倫理指針」（以下，研究倫理指針，2021年制定，2022年改正）が新たに定められた[13]．この研究倫理指針では，人を対象とする生命科学医学系研究を「人（試料・情報を含む）を対象として，①傷病の成因（健康に関する様々な事象の頻度及び分布並びにそれらに影響を与える要因を含む）の理解②病態の理解③傷病の予防方法④医療における診断方法及び治療方法の改善又は有効性の検証を通じて，国民の健康の保持増進又は患者の傷病からの回復若しくは生活の質の向上に資する知識を得ることを目的として実施される活動」と定義している[13]．その上で研究者は，研究の信頼を確保する責務を果たすべく，対象者の身体的安全の確保や最小限の精神的負担，個人情報の保護を優先し，適切な研究方法で誠実に結果を公開することが基本となる[14]．また，対象者へ研究の趣旨を説明し，研究参加への同意を得る際においては，研究の目的や意義，方法等について対象者が納得できるよう，わかり易くかつ誠実に説明し，研究者としての意欲も伝えることが倫理的な対応である．対象者が研究に対して協力の姿勢を持つ以上は，研究者も診療・相談指導と同様に「自律尊重」，「無危害」，「善行」，「正義」といった倫理原則を守りつつ，

理学療法の発展に寄与する研究を進めることが研究のモラルである.

7.2.16 良好なチームワーク

① 理学療法士相互間, および診療や相談指導に係わる全ての専門職種との連携を保つ.

② チームにあっては, 個々のメンバーが互いに尊敬しあい, 相互の協力を図る.

③ チームで知り得た情報をすみやかに共有して, 治療の継続を目指す.

理学療法士が関わるチームの構成員には, 医師, 看護師, 作業療法士, 言語聴覚士, 義肢装具士, 医療ソーシャルワーカー, 臨床工学技士, 介護福祉士, 管理栄養士など多くの関連職種があり, 医療分野に限らず介護分野においても同様といえる. このチームで患者(対象者)に取り組む上では, チーム全体の方針と患者(対象者)のニーズが同じ方向性を持つことが重要となる. 理学療法士が専門性をもって患者(対象者)のニーズに応えるためには, 他の専門職との協力関係を構築し, 相携えていくことを念頭に置く必要がある. 仮にチームワークが良好でないとすると, 医療・介護を受ける患者(対象者)やその家族に負担を強いる可能性も発生する. 良好なチームワークは, 定期的なカンファレンスで患者(対象者)のことを話し合うことはもちろん, 常日頃からの円滑なコミュニケーション(意思疎通)を重ねて行くことから作られていくだろう.

7.2.17 後進の育成

① 理学療法士になろうとする学生や理学療法士の新人への教育は, 理学療法士としての経験を積んできた者の義務である.

② 理学療法士としての経験を積んだ者は, 理学療法士になろうとする学生や理学療法士の新人の範とならねばならない.

専門職においてその専門性を継続的に高度化していくためには, 後進の育成

はなくてはならない．筆者が学生や新人の時代も先輩理学療法士から専門職としての心構えや考え方，技術を教わることで，自分の専門性をより高めていく意欲となり，1人立ち出来るまでの道のりをサポートしてもらった．新たに生まれる理学療法士を専門職として導き，育て上げることは私たちの責務である．

　本節は（公社）日本理学療法士協会の「理学療法士の職業倫理ガイドライン」をもとに，職務上の倫理的視点についてまとめた．理学療法士として最低限遵守しなければならないこと，遵守の必要性が自明であること，また医療者として譲ってはならない旨が表記してある．しかし，この理論と臨床現場とに乖離が存在し，明らかな正解がなく，ケースによって判断が分かれることもある．その場合，私たちには臨機応変な判断・対処が求められる．倫理綱領や職業倫理ガイドラインは全ての状況に対応できる包括的なものではないため，自分のみでは対応できない事例では，周囲への助言や相談を求めることも重要となる．併せて絶対的な正解のみならず流動的な倫理的要素について認め，周知する必要性がある．これからの医学教育において，プロフェッショナリズムの教育には組織や施設の協力が不可欠で，そのためには卒前・卒後の養成課程においても一貫したプログラムの展開が必要であると述べられている[15]．今後の理学療法教育も同様に，専門職として必要な要素を討議・研究し，倫理的視点や課題に関する教育体制の確立が望まれる．

7.3 理学療法士が経験する職業倫理的問題（事例を含めて）

7.3.1 社会人基礎力

　2006年に経済産業省が「職場や地域社会で多様な人々と仕事をしていくために必要な基礎的な力」として3つの能力と12の能力要素から構成された「社会人基礎力」を発表した（図7-3）[16]。

　ここでいう3つの能力の「前に踏み出す力（Action）」は，指示待ちにならず，一人称で物事を捉え，自ら行動できるようになることであり，「考え抜く力（Thinking）」は，論理的に答えを出すこと以上に，自ら課題提起し，解決のためのシナリオを描く，自律的な思考力を指す．また「チームで働く力（Teamwork）」は，グループ内の協調性だけに留まらず，多様な人々との繋がりや協働を生み出す力が求められている．

　更に2017年には，これまで以上に長くなる個人の企業・組織・社会との関わりの中で，ライフステージの各段階で活躍し続けるために求められる力として「人生100年時代の社会人基礎力」が定義された．これは社会人基礎力の3つの能力と12の能力要素を内容としつつ，能力を発揮するに当たって，自己を認識してリフレクション（振り返り）しながら，「学び（何を学ぶか）」，「統合（どのように学ぶか）」，「目的（どう活躍するか）」という3つの視点のバランスを図ることが，自らキャリアを切り開いて上で必要と位置付けられたものである（図7-4）[16]。

　現在，医学教育，大学教育ともにコンピテンシー[注2]基盤型教育（Competency-based Education：CBE）が広がりを見せている．医師の日々の活動や役割に関わってくる基本となる能力，知識，スキル，行動の組み合わせをコア・コンピテンシー（核となる能力）と呼び，欧米各国ではこのコア・コンピテンシーを評価対象としている．米国の卒後医学教育認可委員会であるACGME（Accreditation Council for Graduate Medical Education）は，1999年に医師に必要なコンピテンシーとして，①患者ケア（Patient Care）②医学的知識（Medical Knowledge）③診療に即した学習向上（Practice-Based

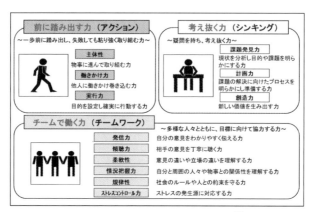

図7-3　社会人基礎力（経済産業省）[16]

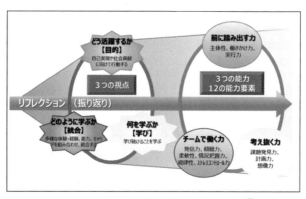

図7-4　「人生100年時代の社会人基礎力」[16]

Learning and Improvement）④対人/コミュニケーションスキル（Interpersonal and Communication Skills）⑤プロフェッショナリズム（Professionalism）⑥システムに基づいた診療（System-Based Practice）の6つの項目を挙げている．またカナダCanMEDSは，内容は類似しているものの，それらに加えて健康の唱道者（Health Advocate）や学者（Scholar）というコンピテンシーが含まれ，英国のGood Medical Practiceでは安全管理や教育などのコンピテンシーが含まれる（図7-5）[17]．

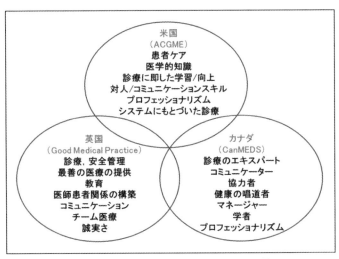

図7-5 欧米各国のコア・コンピテンシー[17)]

教育や管理職として必要なコンピテンシー
リーダーシップとマネジメントに必要なコンピテンシー
優れた理学療法士に必要なコンピテンシー

継続教育	質の向上	専門性の強化	専門性の開発能力	管理（診療報酬）consultation能力	多職種間の協働	安全危機管理	マネジメント能力	多職種連携	再評価	治療介入（教育）	評価（問題点摘出）	治療介入実践能力	法的実践	倫理的実践	説明責任	倫理的法的実践能力

臨床基礎コンピテンシー〈社会人基礎力〉 （コミュニケーション能力・要求への応答力・EQ能力・自己研鑽能力）

図7-6 理学療法士に必要なコンピテンシー[18)]

　コンピテンシーは，高い成果を上げる人の行動特性に着目しており，行動を可視化する目的では「社会人基礎力」と強い関係性をもっている．堀本は，「社会人基礎力」は，臨床基礎コンピテンシーとして臨床能力を支えていると述べ，理学療法士において必要なコンピテンシーを図7-6のように示した[18)]．

7.3.2　医療現場のコミュニケーション ─────────

　医療専門職に求められるコンピテンシーに「コミュニケーション能力」があ
る.当然ながら理学療法士も例外ではない.理学療法士にとってのコミュニケー
ション能力は,患者（対象者）や家族はもちろん,上司・同僚・後輩や実習生,
他の職種との間において重要なスキルであり,職業倫理とも大きく関わってく
る.また臨床現場や教育場面の他に,医療安全やコンフリクトマネジメント,
メンタルヘルスなど,倫理観をもったコミュニケーションは幅広く求められる.

　そもそもコミュニケーションの語源は,ラテン語のコミュニカチオ
（COMMUNICATIO）で「共有する」を意味する.対人コミュニケーション
とは,「受け手」と「送り手」がいて,そこにチャネル（視覚,聴覚,触覚,
嗅覚,味覚）を通してメッセージ（言語・非言語）を伝えたり受け取ったりす
ることである（**図7-7**）.松本は「コミュニケーションとは,相手と良好な関
係性を築くという意図をもってなされる,双方向の意思疎通のプロセスである」
と定義している[18].

　近年,医療及び介護を行う上でインフォームド・コンセントは必須となって
いる.このインフォームド・コンセントの構造（**表7-5**）[7]を理解すると,双方
向の意思疎通を前提としたコミュニケーションがあって初めて成り立つことが
わかる.医療者が患者（対象者）対して,病状や治療に関して専門的な知識を
発揮し一方的に説明を行っても,患者がその説明を理解できていなければ同意
に至ることはできない.仮に理解できないまま同意をした場合,患者が望んだ
結果にならず,事故が起こった際には,いわゆる説明義務違反と取られること
があるかもしれない.医療者が患者の理解や意思を汲み取ったコミュニケー
ションを心掛けていれば,このようなことは起こりえないのである.対患者に
限らず他の職種とも,相手と良好な関係性を築くという意図をもった共感的コ
ミュニケーションでチーム医療に取り組めば,良好な医療・リハビリテーショ
ンが提供できる.

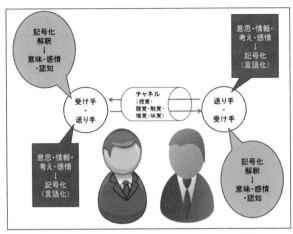

図7-7 対人コミュニケーションの基本概念[18]

表7-5 インフォームド・コンセントの構成要素[7]

誰からインフォームド・コンセントを取ることができるのか？
1）competence（判断能力）
2）voluntariness（強制されない自発性）
情報に関する因子
3）disclosure（情報開示）
4）recommendation（ベストの治療を勧める）
5）understanding（理解）
同意に関する因子
6）decision（in favor of a plan）（勧められた治療に沿った意思決定）
7）authorization（of the chosen plan）（選択されたプランに許可を与える）

7.3.3 コミュニケーションにおける倫理的課題

　例えば，理学療法を行う中で，脳卒中によって片麻痺を呈する患者から「元のようになりますか？」「いつになったら歩けるようになりますか？」と質問されることがある．大凡の回復の見込みはつくものの，患者自身に障害の受容ができておらず，予測できる予後以上に回復を望んでいる患者に対しては，「と

にかく頑張ってリハビリを行いましょう」と促すことも多い．家族や面会者も
みんな「リハビリ頑張ってね」と叱咤激励する．患者は必死に頑張るが，思う
ように回復しなければ自分の頑張りが足らないのだと焦り，苛立ち，そしてい
つの間にか落ち込み，リハビリへの意欲も低下してしまう．そのような時に更
に「頑張れ！」と言われても，なんら励ましになっていないかもしれない．場
合によっては,「どれだけ頑張れば良くなるのか？」「もっと私の頑張りも分かっ
て欲しい」などの気持ちを抱えてリハビリテーションに取り組んでいる患者も
いるだろう．

　応援したい気持ちとは言え，仕事やスポーツ，勉強の際に「頑張れ」が多用
されることは望ましい表現とは言い難い．不安な気持ちを持つ患者に対して，
表現の選択や言葉掛けのタイミングはとても重要なことであり，専門職として
の倫理観が求められる．表現やタイミングを間違えば，患者の精神的負担とな
り回復の妨げになるかもしれない．理学療法士は，心身の状態を理解した上で
患者の意思や考え，感情を真摯に受け取り，時に共感的理解を示すことで回復
の促進剤となるようなコミュニケーションを取れることが望ましい．

　井関らの研究において，臨床実習が終了した学生に対して理学療法士として
プロフェッショナルであるために必要と考える項目を調査したところ，イン
フォームド・コンセントの必要性は低い認識であることがわかった[19]．これは
実習中の学生が，臨床現場において患者（対象者）に対して治療に関する説明
が十分に行われていない，紙面上では説明したが丁寧な説明ではない等の状況
を目撃したことを意味すると述べてある．時間的制約や患者状態による必要性
の低さなどが背景にあることも考えられるが，学生が習う理論と臨床現場との
乖離に気づき，インフォームド・コンセントの重要性や必要性を低く捉えさせ
たのは，理学療法士のコミュニケーション不足によるものではないだろうか．
インフォームド・コンセントとは一度だけではなく，診療に関する意思決定の
絶え間のない情報交換のプロセスでもある．日常的話題と共に理学療法を行う
に当たっての情報を丁寧にわかり易く説明する．専門職として常に意識すべき
課題である．

7.3.4 理学療法士が経験する倫理的問題 ──────────

　理学療法士は臨床の現場で，様々な「困難事例」に出会う．その多くに大なり小なりの倫理的な葛藤（モラルジレンマ[注3]）が存在する．時には，そこにある問題が「倫理的な問題」と意識されることなく，病院の規則や法律に従って処理される，または患者や家族の思いに添いながら，あるいは周囲のアドバイスを受けながら，なんとなく収めていることも少なくない．だが，このような時に必要なのが，医療倫理の四原則などを用いて判断できる冷静な倫理的思考である．患者の心情を共感的に理解し，それに寄り添うことは医療者にとって極めて大事なことだが，医療者が自分だけの心情で判断するのは危険な行為である．この場合，多職種のチームで情報や知恵を出し合い，まずは直面している問題がどういう原則に関わる事柄なのか見極めなければならない．対立しているジレンマはいずれも大切な価値観であるため，両者が両立できる道をギリギリまで模索することが求められる．それでもジレンマが解消しない場合，何を優先すべきか決断しなければならないが，いずれかを犠牲にせざるを得ない時でも，その犠牲を最小限に留める努力と創意工夫が必要となる．

　ここで，理学療法士が遭遇する事例を倫理的に考えてみたい．

【事例①：認知症高齢者のリハビリテーション】

　Aさん82歳女性，無職，長男夫婦と3人暮らし．物忘れが多くなり自宅での転倒も増えきた．家の内外をウロウロするようになり，専門医を受診すると認知症と診断を受ける．その後，通所サービスや訪問看護を開始し，嫁Bさんの介護を受けて在宅生活を送っていた．嫁BさんはAさんの介護で疲労困憊の状態．1か月前にAさんが脳梗塞を発症して入院．右半身の麻痺があったが，入院中はリハビリで何とか車椅子を数m駆動するまでになった．退院時に，主治医Cが在宅での訪問リハビリを依頼した．自宅に退院したAさんは，日中は寝て過ごすことが多くなり，訪問リハビリもしようとされず．嫁Bさんは「もう寝たきりの方が介護しやすいから，無理にリハビリしなくてもいいです」とい

う．訪問リハビリの理学療法士Dはこの状況をみて，これで良いのかと悩んでいる．

　高齢者介護の現場で，物理的環境より重要なことは，患者が自ら動けるようになりたいという意欲と，介護者のサポートしようとする気持ちである．いかにサービスが整備されても，本人の意欲がなくては理学療法の効果を上げることは難しい．Aさんにおいては，本人が理学療法の効果を十分理解しているとは言い難く，なぜ拒否をされるかも不明確である．また，嫁Bさんも入院前の介護生活の経験から，Aさんが動けることに対する抵抗を感じているように思われる．そのため，Aさん，Bさん夫妻，主治医C，理学療法士D，ケアマネージャーなど，生活に関係するチーム全員でAさんの身体状況，認知症の症状，過去の問題点や今後必要な援助について話し合い，情報を共有することが重要となる．

　また，患者本人と家族のQOLを共に保てるよう考慮するならば，Aさんにとっては残存した能力を活かして「快適な療養生活を送る」ことが目標となるだろう．食事・排泄・更衣の介護の際に関節可動域や筋力の維持・改善に繋がる動きを理学療法として取り入れつつ，ベッド周囲の環境整備や規則正しい生活リズムの習慣をつくることは，AさんのADL維持及びQOL向上の有効な手段となる．また嫁Bさんにとっては介護への不安に関する心理的サポートや夫との介護分担，ショートステイなどの介護サービスの導入を検討することで在宅介護の継続を可能にすると考えられる．このような場合，現状を固定して考えず，チームでの情報交換を繰り返し行い，その時の状態に応じた介入を行うことがQOLの維持に直結する．

【事例②：障害受容が困難なケースの対応】

　脳血管障害で重度の片麻痺を呈した60歳代女性の患者Eさん．家族構成は，娘が遠方に嫁いでおり，夫と2人暮らし．発症前のEさんは非常に活発な性格で，スーパーでお惣菜を作るパートを行いながら，近所の高齢者のお世話など

を積極的に行っていた．突然起こった自分の障害に動揺はあるものの，持ち前
の性格で意欲的に理学療法に取り組み，発症前の生活に戻ることを目指してい
た．主治医Ｆによる予後診断では下肢機能の改善及び歩行の獲得は難しい状況
であった．予後の説明に対して夫は，妻のことを配慮し，予後についてはまだ
本人には伝えないで欲しいと主治医へ依頼した．

　担当理学療法士Ｇも，主治医と夫とのやり取りを知った上で，Ｅさんの歩行
獲得に対する意欲に合わせながら，基本動作の安定を目標に地道な起立・歩行
練習を行った．しかし一向に自力で歩けるようにならない状況にＥさんの焦り
は募っていた．ある日，Ｅさんは思い詰めた表情で，理学療法士Ｇに対して「前
みたいに歩けるようになりたくて毎日頑張っているけど，なかなか１人では歩
けない．同じ日に入院してきた人は，もう歩けるようになって…．私は，いつ
になったら歩けるようになるんですかねぇ？」と言った．理学療法士Ｇは本当
のことをいうべきか，まだ本人へ伝えない方が良いのか，Ｅさんの今の気持ち
を考えると，何を伝えることが今後に向けた最善なのかをとても迷っていた．

　この事例のような状況は，患者が回復していく段階で理学療法士がよく遭遇
するジレンマである．最近では，脳画像診断等によって脳卒中患者の身体機能
の予後予測が明確となってきたことで患者の予後に合わせた理学療法を行い，
早期から患者のQOL向上に繋げることを目指した関わりを行っている．しか
し，事例のように患者本人が自身の身体状況を理解できないまま理学療法を進
めることは，目標設定において患者と医療者に齟齬が生まれてしまう可能性が
高い．また，インフォームド・コンセントの重要性が言われる時代にあって，
患者が自身の状況を理解することは必須である．ただし，理学療法士Ｇが１人
の判断でＥさんに予後を話すことは様々なリスクを伴うため良いとは言い難
い．そのため再度，主治医を含んだ医療チームと家族（夫）で，Ｅさんへ予後
を伝えることで起こる問題は何か，その問題に対して医療者・家族がどのよう
にサポートするか，役割を明確にする必要があるだろう．本人の望む予後では
無かったとしても，Ｅさんが障害を受容し１日でも早く自分らしい生活を送れ

るようになることが最善といえる 1 つの道ではないだろうか.

　現場で起こる倫理的問題は，対応が比較的容易なものから困難なものまで多様であるが，その問題に対して臨床で十分に討議されることは，まだ少ないように感じる．そこには倫理的問題への対応に不慣れ，意識が希薄，多忙などの要因があるのかもしれない．松田は「専門職としての教育や研修,訓練の中で，道徳的感受性や，道徳的な敏感さを高めることは可能である」と述べている[20].倫理問題への不慣れ等に対しては,例えば模擬事例を用いたグループディスカッションを行い，熟慮し判断力を鍛える方法や自分自身の患者対応に関する振り返りを行うのも良いだろ．また，ロールプレーイングで患者役となり患者の受け止め方を経験するなども効果的なトレーニングである.

　職業人そして専門職として倫理観を常に意識し，自分の頭で考え，問題を乗り越えようとする姿勢は問題解決への早道となる．広い視野を持って，多くの異なる職種と共通の目標を目指した「協業」の中で切磋琢磨してこそ，他の職種にはない真の意味の理学療法士の専門性が発揮でき，チームに貢献できる役割が明確になる．これを読んで何か 1 つでも読者の意識に残ることが出来たら本望である.

注

1(a)　自律尊重の原則
　　　患者（対象者）が自分で考え自分で判断するという自律性を尊重することであり，必要であればその自己決定の過程を支援しなければならない．そのため，理学療法士は根拠に基づいた治療手技等について明確でわかり易く説明することで，患者（対象者）の意思決定を支援し，治療行為に対する同意を得て（インフォームド・コンセント），患者（対象者）の考えに沿った治療方針の決定を行う必要がある.

　(b)　無危害の原則
　　　患者（対象者）に対して危害を与えないことはもちろん，予見できる危険・リスクを取り除く行為を指す．理学療法の実施に当たって，患者（対象者）に二次的な状況も含め身体的・精神的苦痛や痛みを与えてはならないことを示している．またここには，患者（対象者）の能力を奪わないことも含まれている.

　(c)　善行の原則
　　　他人の利益や幸福のための行為であり，医療では患者の生命・健康を守り，最良の医行為に務め

る考えである．ここでは，医療者側の考える善行ではなく，患者（対象者）側が考える最善の行為をいう．理学療法においては，患者（対象者）の人権を守る対応に心がけ，実験的に患者を扱わず，仮にリスクのある理学療法を実施する際には慎重を期すことが求められる．またこの原則には，職務を忠実に果たし，患者（対象者）の信頼を得ることも含むと考える．

(d) 正義の原則

公正（fair）・平等であること，患者を平等に扱い不当な差別はしないことを示している．ここでは医療資源の公正な分配が基本となり，身分や立場は関係なく，全ての患者に質・量共に同じような理学療法が求められることを意味している．

2 コンピテンシー：一定の職務や作業において，期待される業績を安定的に上げている人材に共通して観察される行動特性．豊富な知識や高い技能，思考力のある人が必ずしも業績を上げるわけではない事実に着目し，好業績を達成している人材（ハイパフォーマー）にみられる行動，態度，思考パターン，判断基準などを特性として列挙したものを指す．

3 モラルジレンマ：背反する2つの命題において究極の選択肢を迫られる時に発生する葛藤のことをいう．例えば，医療者が行おうとする治療を患者が拒否した時に，医学的適応に沿って患者の生命・健康を守るという医療者の義務と，患者の意思を尊重しなければならないという原則が，対立・矛盾している（こちらを立てると，あちらが立たない）状態．

【引用・参考文献】

1）奈良 勲，橋元 隆，淺井 仁，他：理学療法管理学，医歯薬出版株式会社，2018.
2）（公社）日本理学療法士協会ホームページ理学療法士向けサイト：生涯学習「認定・専門理学療法士制度」（2022年9月25日閲覧）
https://www.japanpt.or.jp/pt/lifelonglearning/new/certif-specialized/
3）（公社）日本理学療法士協会ホームページ理学療法士向けサイト：理学療法士の倫理に関する取り組み（2022年9月25日閲覧）
https://www.japanpt.or.jp/pt/announcement/pt/ethics/
4）野村 英樹：理学療法学，専門職の倫理－プロフェッショナリズム　その期待と責務－，日本理学療法士協会，Vol.42, No.8, 2015.
5）田中 朋弘：職業の倫理学，丸善出版株式会社，2002.
6）厚生労働省ホームページ：医療・介護関係事業者における個人情報の適切な取扱いのためのガイダンス，2017（2022年3月改正　4月施行）（2022年9月25日閲覧）
https://www.mhlw.go.jp/content/000909511.pdf
7）福井 次矢，浅井 篤，大西 基喜：臨床倫理学入門，医学書院，2003.
8）松田 純：理学療法ジャーナル，理学療法の倫理，医学書院，Vol.51, No.1, 2017.
9）日下 隆一：理学療法ジャーナル，倫理的諸問とその解決策，医学書院，Vol.51, No.4, 2017.
10）瀧本 禎之：心身医学，臨床倫理の基礎―臨床倫理・倫理的問題とは，日本心身医学会，Vol.54, No.2, 2014.
11）トム・L・ビーチャム，ジェームス・F・チルドレス：生命医学倫理，成文堂，1997.
12）野中 由彦：職業リハビリテーション，職業リハビリテーションの現場の専門職と倫理，日本職業リハビリテーション学会，Vol.17, No.1, 2004.
13）厚生労働省ホームページ：人を対象とする生命医学・医学系研究に関する倫理指針，2021（2022年9月25日閲覧）
https://www.mhlw.go.jp/content/000909926.pdf

14）内山 靖：理学療法ジャーナル，臨床と研究の倫理，医学書院，Vol.51, No.2, 2017.

15）宮田 靖志，野村 英樹，尾藤 誠司，他：医学教育，提言　医師養成課程におけるプロフェッショナリズム教育の導入と具体化について，篠原出版新社，Vol.42, No.2, 2011.

16）経済産業省ホームページ：社会人基礎力「人生100年時代の社会人基礎力」説明資料，2018（2022年9月25日閲覧）

https://www.meti.go.jp/policy/kisoryoku/index.html

17）津川 友介，徳田 安春：日本内科学会雑誌，研修評価・研修医の評価・指導医の評価，日本内科学会，Vol.98, No.12, 2009.

18）三宅わか子，松本泉，新井和博，本田知久：理学療法コミュニケーション論，医歯薬出版株式会社，2018.

19）井関 茜，沖田 一彦，島谷 康司：理学療法科学，理学療法士のプロフェッショナリズムの分析，理学療法科学学会，Vol.29, No.4, 2014.

20）松田 純：理学療法学，理学療法士に求められる倫理とは，日本理学療法士協会，Vol.41, No.4, 2014.

第8章

作業療法士の職業倫理

8.1　作業療法士とはいかなる職業か

8.1.1　国家資格としての作業療法士

　作業療法士は1965年に施行された理学療法士及び作業療法士法を根拠とする厚生労働大臣からの作業療法士免許，すなわち国家資格をもってリハビリテーション医療の一翼を担っている専門職である．実際に，理学療法士及び作業療法士法第一条では，法の目的として「医療の普及および向上に寄与する」ことが記されている．この条文を根拠として，作業療法士は医療従事者の一員として明確に位置づけられている．

　理学療法士及び作業療法士法第二条4項において，作業療法士は医師の指示の下に業としての作業療法を行うことが規定されている．また，理学療法士及び作業療法士法第十五条2には保健師助産師看護師法第三十一条にある「療養上の世話ならびに診療の補助という業務独占の規定にかかわらず，診療の補助としての作業療法を行うことができる」ことが明記されている[注1]．この条文について，作業療法は本来看護師が業務を独占する診療の補助の1つと位置づけられているが，作業療法士は医師の指示という条件付きで診療の補助行為としての作業療法を例外的に実施することが可能であると解釈される．なお，厚生省が公表した平成元年度厚生科学研究「医療行為及び医療関係職種に関する法医学的研究報告書」では，作業療法は医師の指示の下に行われる「相対的医行為」[注2]として作業療法士に委譲されると位置づけられている[1]．そのため，理学療法士及び作業療法士法には「医師でなければ医業をなしてはならない」とする医師法第十七条や，保健師助産師看護師法第五条並びに第三十一条にあ

る免許を持たない者の業務制限に関する規定がない．つまり，作業療法士は医師や看護師と異なり，法的根拠をもって作業療法に関する業務を独占しているという訳ではない．その代わり，理学療法士法及び作業療法士法第十七条2項では「作業療法士でない者は，作業療法士という名称又は職能療法士その他作業療法士にまぎらわしい名称を使用してはならない」という形で作業療法士の名称独占が明記されている．

　なお，保険診療上における作業療法士の実践内容は，健康保険法及び高齢者の医療の確保に関する法律を基に厚生労働省令として定められた診療報酬の算定方法において定められている．最新の診療報酬の算定方法（令和4年度版）[2]を見ると，作業療法の診療報酬算定根拠となる心大血管リハビリテーション料，脳血管疾患等リハビリテーション料，廃用症候群リハビリテーション料，運動器リハビリテーション料，呼吸器リハビリテーション料，がんリハビリテーション料のいずれにおいても，「医師の指導監督の下，理学療法士，作業療法士又は言語聴覚士の監視下に行われたものについて算定する」ことが診療報酬算定の必須条件として明記されている．このことから，少なくとも保険診療の上においては，作業療法士が作業療法に関する業務を独占的に行うことが可能と解釈できる．

8.1.2　作業療法とは何か，作業とは何か

　我が国における作業療法の最初の定義づけは理学療法士法及び作業療法士法第二条2に明記された「作業療法とは，身体又は精神に障害のある者に対し，主としてその応用的動作能力又は社会的適応能力の回復を図るため，手芸，工作その他の作業を行なわせることをいう」という条文である．

　作業療法士の全国的な職能団体である社団法人日本作業療法士協会は1985年に独自の定義作成に着手した[3]．ここでは米国やその他の国における作業療法の定義を参考としながら，我が国における作業療法について「身体又は精神に障害のある者，またはそれが予測される者に対し，その主体的な生活の獲得を図るため，諸機能の回復，維持及び開発を促す作業活動を用いて，治療，指導

及び援助を行うことをいう」と定義した[2].

　この作業療法士協会による作業療法の定義は2018年5月に改定された. ここで作業療法とは「作業療法は, 人々の健康と幸福を促進するために, 医療, 保険, 福祉, 教育, 職業などの領域で行われる, 作業に焦点を当てた治療, 指導, 援助である. 作業とは, 対象となる人々にとって目的や価値を持つ生活行為を示す」と定義されている[4]. ここでは「作業」という用語が, 一般的な意味とは違う形で定義づけをされている. 作業療法士の世界ではこの作業という用語の使い方が特異的であるために, 一般の方から「作業療法士はどのような仕事をする職業なのかわかりにくい」という指摘を受ける.

　作業療法士が医療の専門職として活動を始めたのは1917年の米国が最初だと言われている. 作業療法は英語でOccupational Therapyと表記される. 現在, ほぼ全ての英和辞典並びに和英辞典において両者は対訳として示されている. 一方, 作業はOccupationの和訳であるが, この両者は対訳として示されていない. 多くの英和辞典においてOccupationは「占領（占有）の, 職業の, 職業に関係のある」と書かれている. また, 国語辞典である『広辞苑　第6版』においても作業とは「肉体や頭脳を働かせて仕事をすること」であると示されている. ただし, これでは作業療法の作業が仕事や職業という概念に限定されているように捉えられてしまう.

　用語の一般的な意味づかいという点からみると, 日本作業療法士協会が改定した定義に示された「生活」という用語を使う方が, 作業を使うよりも合っているかもしれない. ただ, 作業と生活の意味は同じではない.

　作業療法士の世界的な職能団体である世界作業療法士連盟（World Federation of Occupational Therapists：WFOT）は作業（Occupation）について「作業療法において, 作業は人々が個人として, 家族の中で, そしてコミュニティとともに, 時間を占有し, 意味をもたらし, 人生の目的とするためになされる毎日の活動である. 作業は人々がする必要のあること, したいこと, することを期待されることを含む」と定義している[5]. する必要のある作業やしたい作業, することを他の人々から期待される作業というものは, その人にとっ

て価値のあるものである．ここでいう価値あるものは十人十色である．大多数の人々にとって，価値あるものとなりうる理想的な生活モデルは確かに存在する．しかし，全ての人が皆全く同じ生活を求めるとは限らない．人々にとって価値あるものはその人の年齢や性別，その人がその時々で高い関心を持っているもの，その人が置かれている環境に根付いた家族構成や地域の文化など様々な要因によって決まってくる．作業療法士はリハビリテーション医療の中で作業に根付いた個人の価値観を大切にし，価値観によって創られる作業を支えようとする専門職なのである．

8.1.3　作業療法士の職務

　日本作業療法士協会によれば，我が国には2022年11月1日現在，108,885名の作業療法士がいる．その中で，全体の約30％が30歳以下であり，全体の約25％が臨床経験5年以下である若い専門職集団であるということが窺える[6]．

　作業療法士の職域について，日本作業療法士協会が発刊している『作業療法ガイドライン　2018年度版』を見ると，対象者との関係の位置によって職域の分類方法が異なると記されている．具体的には関わる時期によって予防期，急性期，回復期，生活期（維持期），終末期に分類されている．また，対象者と関わる領域によって医療，保健，福祉，教育，職業関連，作業療法士の事業展開に分かれる．更に，作業療法士が関わる場所としては役割や機能を行政の視点で捉えた圏域区分があり，特定機能病院や国公立病院，内部障害更生施設などの都道府県圏域，一般病院，精神病院，回復期リハビリテーション病棟などの複数市町村圏域，診療所や各種の保健・福祉・教育・職業関連施設という単一市町村圏域に区分されると示されている．

　作業療法士の就業状況では，病院や診療所といった医療関連施設において従事している作業療法全体の約70％を占めている．それ以外には居宅サービス，地域密着サービス，施設サービスなどの介護関連施設への就業が約20％，専門学校や大学などの教育機関に従事している者が約4％などとなっている．また，ごく少数ながら行政や特別支援学校などへの就業も見られる[6]．

8.1.4 臨床における作業療法の流れ ━━━━━━━━━━

　作業療法士がクライエントに対して行う作業療法の実施手順は，専門とする臨床領域や所属する施設の組織によって異なっているのが現状である．ここでは，4つの専門領域に共通の手順を意識しながら，作業療法士とクライエントとの関係について概説する．

　作業療法士とクライエントとの関係は，医師が診察をもとに作業療法の必要性を判断し，作業療法の指示を出した時点から始まる．作業療法士はクライエントの現病歴や既往歴，日常生活の様子，社会的背景などを医師や看護師から直接確認し，あるいは記録を調べながら情報収集を行う．その中で作業療法士は特に「疾病と病状の把握，疾病と関連する障害の整理，禁忌事項の確認」を行う[7]．作業療法士はここで得たクライエントに関する情報をもとに「作業療法の対応課題を抽出する」目的で初回評価を開始する[7]．一方，澤田によれば，作業療法における評価とは「作業療法の目的である主体的な生活の獲得を図るため，（中略）患者の置かれている現在の状況，または将来身を置くことになるかもしれない環境の中で，主体的に生活を送る上で必要なものは何なのか，将来直面する問題は何なのか，作業療法士が行える治療・指導・援助は何なのかを明確に認識する手段」とある[8]．

　作業療法士はまずクライエントと面接を開始する．作業療法士はクライエントとの信頼関係を築きながら，クライエントが困っていることや作業療法士に対する願望などを確認し，クライエントの臨床像を明らかにする．その上で，作業療法士はクライエントに対し，動作や姿勢を観察するとともに，必要に応じて心身機能状態の測定，日常的活動の自立度，社会参加の様子，クライエントを取り巻く人的・物的環境の現状を把握する．

　作業療法士はここまで行ってきた情報収集と評価結果を基に，作業療法を施行するための作業療法計画を立案する．作業療法計画では評価結果の解釈をもとに作業療法の必要性を改めて確認する．その上で，クライエントにとって作業療法士としての介入が必要な課題を抽出する．更に，その課題を解決するための手段を選択するとともに，介入した結果としての短期あるいは長期の「目

標」を設定する．作業療法士はこの作業療法計画に基づいて作業療法を開始する．作業療法開始後，作業療法士はクライエントの日々の身体的並びに精神面の変化や目標の達成度などを確認しながら，作業療法計画を一定期間ごとに見直し，必要に応じて修正する．

　作業療法計画における全ての目標が達成された時や，クライエントが作業療法を不要と考えるようになった時に作業療法は終了となる．その際，作業療法士は終了時期についての大まかな目安を立てるが，その最終的な判断は医師の診察によって決定することが多い（図8-1）．

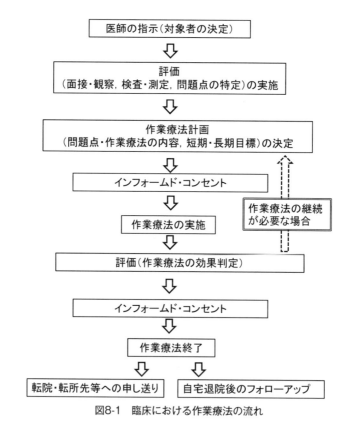

図8-1　臨床における作業療法の流れ

8.1.5　作業療法士の臨床推論 ─────────────

　Kassirerら[9]によれば，臨床推論とは医師が患者に対し診断と治療を行う上で必要不可欠な職務であり，最適の患者治療には，鋭い診断力，そして検査・測定や治療の効果とリスクとの二律背反を熟考した分析が必要である．つまり，医師にとって臨床推論の重要性は誤診を防ぎ，患者の安全と治療及びケアの質を向上させる診療上の思考や意思決定過程を説明するものである[10]．大西によれば，医師の場合の一般的な臨床推論過程は①患者の主訴を同定する[11]②患者の情報を収集及び整理しながら患者に関する問題を描写する③鑑別診断を設定（仮説の設定）する④鑑別診断を吟味する，診断を特定できない場合は②に戻り，改めて情報の収集と整理を行った上で鑑別診断を設定する⑤診断が特定されたら，治療方法や患者マネジメントを決定する，という5つの段階がある[11]．

　自ら作業療法計画を立案し，その計画に沿う形で作業療法を実践する作業療法士にとっても，この臨床推論は専門職として重視すべき過程の1つである．ただ，作業療法士が行う臨床推論は医師のそれとはその目的と方法が少し異なっている．作業療法士が対象とする患者の多くは既に診断名がついている．作業療法士が作業療法を実践するためには，先述したように対象者の作業療法における課題（問題点）を抽出し，短期及び長期目標と具体的な作業療法の内容から成る作業療法計画を立案する必要がある．作業療法士は個々の患者に対し作業療法を提供するために，いくつかの選択肢から最適の計画を選択する必要がある．作業療法士にとっての臨床推論は，個々の患者が抱えるその人特有の問題を解決するための解釈，判断，選択を行う過程である．そして，この解釈，判断，選択の結果が作業療法計画の立案になる．

　Boyt Schellによれば，作業療法士が臨床での実践を進める上で行われる臨床推論の方法には5つの種類があるとしている．その5種類とは次の通りである[12]．

・物語的推論（Narrative Reasoning）

　　物語的推論は対象者の過去，現在，未来にわたる語り（物語）とその解釈によっ
　　て対象者中心の作業療法を実現するための推論である

・現実的推論（Pragmatic Reasoning）

　　現実的推論はその時におけるスケジュールの選択，サービスでの支払，セラ
　　ピストのスキルなど医療サービスの実際の中で作業療法の可能性を適応する
　　ために用いられる

・科学的推論（Scientific Reasoning）

　　科学的推論は対象者個人への作用の理解及び対象者の関心の範疇における介
　　入方法の決定において用いられる．科学的推論は臨床上における問題の検出
　　と問題の定義に関係する診断的推論（Diagnostic Reasoning）及び作業療法士
　　が対象者の疾患や障害について考え，治療に利用しようとする介入手段を決
　　める時に用いる手続き的推論（Procedural Reasoning）によって構成される

・倫理的推論（Ethical Reasoning）

　　倫理的ジレンマの分析に向けて用いられる．他の推論が「その人のその時に
　　おける熱中した状態は何か」や「その人が置かれている状態をもっと高める
　　ためにできるものは何か」に対する解答を見出すのに対し，倫理的推論では「何
　　がなされるべきか」について推論を行う

・相互交流的推論（Interactive Reasoning）

　　作業療法士は対象者の生活世界の中に入ることや，対象者との関係の中で対
　　象者のやる気を起こすための方策をもって対象者からの信頼を得ようとする．
　　その中で，作業療法士がその人の行動上の問題を解決する過程をいかにして
　　援助するのかについて理解するための推論である

　作業療法士は，これら5種類の推論を図8-1で示した作業療法の流れの中に
論理的に取り込む形で作業療法の実践につなげていく．論理的に説明すると，
ある命題から経験に頼ることなく論理法則に従って必然的に結論を導きだす
「演繹」と，個々の具体的な事実から一般的な命題ないし法則を導き出す「帰納」
とがある[13]．

　図8-2に示すように，作業療法士は対象者や家族の訴えをもとに対象者や家族の欲求や価値あるものを見出すとともに，対象者の心身機能や活動制限，参加制約といった事実を確認する．その欲求・価値・事実から医学的，心理学的，社会的背景などを基盤とした科学的根拠に基づくガイドラインなどに依拠する形で作業療法計画を演繹的に作成する．その一方，作業療法士自身の経験則をもとに，関わった対象者の多くに対し○○の作業療法を行っていた．この対象者もこれまで経験した対象者と似ているから，同じように○○の作業療法を進めようという帰納的な作業療法計画を作成する．この場合，作業療法士の中は面接や観察，心身機能・活動・参加・環境などの測定と評価を行う過程の中で，その対象者に対し実践すべき作業療法の内容がイメージされていることも多い．

　ただし，対象者の中にはそのような演繹法的もしくは帰納的推論をもって作業療法計画を作成することがうまくできない場合も少なくない．対象者の心身機能や医学的・心理的，社会的，文化的な背景は多様であり，速やかに一定の科学的法則性をもった最適な作業療法計画を即座に立案することは多くの場合困難である．従って，作業療法士は少し時間をかけて「○○が最適な作業療法計画である」ことを考える必要がある．そのためには，「○○が最適な作業療法計画である」以前に作業療法士が考える「○○が対象者にとっての作業療法の課題である」ことを1つの仮説として捉え，他に○○と同程度に説明できる仮説があるか否かを考える必要がある．この思考は米国の論理学者であるチャールズ・パースが提唱したアブダクションの論理に基づいている．

　アブダクションでは論理式が次のように示される[14]．

　・驚くべき事実Cが観察される

　・しかし，もしAが真であるならCが観察されるのは当然のことである

　・ゆえに，Aが真であるのではないかと疑う理由がある

　ここでCを「自宅で生活できない」，Aを「自宅内に段差が多い」と言い換えると分かりやすい．車椅子での生活を余儀なくされている対象者にとって，自宅内に段差が多いということは車椅子での屋内移動ができないので，Aを問題として抽出する理由が明確になる．もちろん，Aには「自宅内に段差が多い」

以外にも考えられる事情が複数存在しうる．作業療法士はアブダクションを用いた論理的思考によって，複数のＡから対象者にとっての重要度を整理しながら，対象者に対する最適解としての作業療法計画を見出そうとしているのである．

　このように作業療法士は演繹，帰納，アブダクションの３つの論理式を用いて推論を行い，作業療法の実践に繋げている．

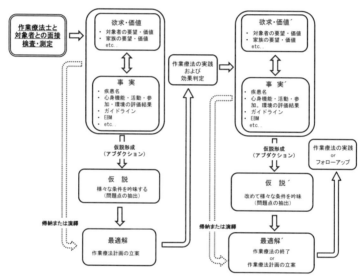

図8-2　臨床における作業療法士の臨床推論過程

8.2　作業療法士の職業倫理

8.2.1　作業療法士の倫理綱領

　作業療法士の職業規範としては，作業療法士の全国的な職能団体である一般社団法人　日本作業療法士会が1986年６月12日に開催された総会において承認された「日本作業療法士協会倫理綱領」と，2005年３月19日に開催された日本

作業療法士協会理事会において承認された「作業療法士の職業倫理指針」がある[15]. まず, ここでは日本作業療法士協会倫理綱領について概観したい.

「日本作業療法士協会倫理綱領」は, 以下の12条にて構成されている.

1. 作業療法士は, 人々の健康を守るため, 知識と良心を捧げる
2. 作業療法士は, 知識と技術に関して, つねに最高の水準を保つ
3. 作業療法士は, 個人の人権を尊重し, 思想, 信条, 社会的地位等によって個人を差別することをしない
4. 作業療法士は, 職務上知り得た個人の秘密を守る
5. 作業療法士は, 必要な報告と記録の義務を守る
6. 作業療法士は, 他の職種の人々を尊敬し, 協力しあう
7. 作業療法士は, 先人の功績を尊び, よき伝統を守る
8. 作業療法士は, 後輩の育成と教育水準の高揚に努める
9. 作業療法士は, 学術的研鑽及び人格の陶冶をめざして相互に律しあう
10. 作業療法士は, 公共の福祉に寄与する
11. 作業療法士は, 不当な報酬を求めない
12. 作業療法士は, 法と人道にそむく行為をしない

　日本作業療法士協会はこの倫理綱領が採択された経緯について, 以下のように述べている. すなわち, 作業療法士は高い倫理性を有するべきであるが, その倫理性を個人の倫理観に委ねるだけでは不十分である. 作業療法士が人々から信頼される自立した一人前の専門職として, 作業療法士からの援助を受ける人々や社会一般から容認されるために, 自分たちの基本理念や指針を掲げる責任を有しており, その責任を果たすために倫理綱領を採択したというものである[15].

8.2.2　作業療法士の倫理綱領の機能的分析

　ここでは，作業療法士の倫理綱領について，レフラーの提起した類型[16]に沿って分析を試みたい．

　レフラーは米国医師会が策定した倫理規定を基に，米国医師会倫理的・法的委員会の見解を用いることで倫理規定の機能的分類として5つの類型を示している．その類型とは，①強制力を有するルール（Enforceable Rules）②説得力を有する指針（Persuasive Guidelines）③教育上の手段（Educational Tools）④目標の表明（Aspirational Statements）⑤意義の乏しい言辞（Fluff or Meaningless Rhetoric），である．レフラーは5つの類型について，倫理規定の機能を明確に区分できるものでなく複数の類型に該当する場合もあるが，分析の出発点としての役割は果たしていると述べている．この分類は作業療法士の倫理綱領と直接関係している訳ではないが，倫理綱領の各条文にある機能を明らかにする上では有用と考える．

　筆者がこの類型に従って，作業療法士の倫理綱領を分類すると以下のようになる．

①強制力を有するルール
　4．作業療法士は，職務上知り得た個人の秘密を守る
　5．作業療法士は，必要な報告と記録の義務を守る
　11．作業療法士は，不当な報酬を求めない
　12．作業療法士は，法と人道にそむく行為をしない
②説得力を有する指針
　3．作業療法士は，個人の人権を尊重し，思想，信条，社会的地位等によって個人を差別することをしない
　6．作業療法士は，他の職種の人々を尊敬し，協力しあう
　7．作業療法士は，先人の功績を尊び，よき伝統を守る
③教育上の手段
　2．作業療法士は，知識と技術に関して，つねに最高の水準を保つ

8. 作業療法士は，後輩の育成と教育水準の高揚に努める

9. 作業療法士は，学術的研鑽及び人格の陶冶をめざして相互に律しあう

④目標の表明

1. 作業療法士は，人々の健康を守るため，知識と良心を捧げる

10. 作業療法士は，公共の福祉に寄与する

⑤意義の乏しい言辞

該当なし

この分類を概観すると，作業療法士が臨床においてとるべき規範が概ね網羅されている．①強制力を有するルールについては，理学療法士及び作業療法士法に記された守秘義務や健康保険法に基づく診療報酬とその算定方法に示された作業療法に関連した診療報酬請求に当たっての記録の必要性が示されている．②説得力を有する指針においては，患者や家族をはじめとして個人の尊厳を守ることやチーム医療の重要性，先輩が実践したことに敬意を表することの重要性が書かれている．これらは臨床現場に求められる指針に限られものではなく，教育や研究活動においても必要な規範である．これらの規範は③教育上の手段に示された3つの条文においても同じことが言える．そして④においてはやや法律の条文に近い表現であるが，おおまかに作業療法士が社会に貢献するための目標を明示している．

このように日本作業療法士協会が策定した倫理綱領は，その構成員たる作業療法士がどのような行動をとるかについて明言することで，国家資格を有する医療の専門職としての規範をはっきりと宣言したものである．

8.2.3 作業療法士の職業倫理指針

前項では作業療法士の全国的な職能団体である日本作業療法士協会が公表した倫理綱領[15]について，機能的分類を示しながら概説した．その後，日本作業療法士協会は倫理綱領を基本理念としながら，倫理綱領の項目に関連もしくは派生する形で，会員たる作業療法士の日常における具体的な行動指針としての

性格を有する作業療法士の職業倫理指針を，倫理綱領の採択から約20年後にあたる2005年に承認及び公表した．

日本作業療法士協会　作業療法士の職業倫理指針は次の16項から構成されている[15]．

第1項　自己研鑽
第2項　業務上の最善努力義務（基本姿勢）
第3項　誠実（良心）
第4項　人権尊重・差別の禁止
第5項　専門職上の責任
第6項　実践水準の維持
第7項　安全性への配慮・事故防止
第8項　守秘義務
第9項　記録の整備・保守
第10項　職能間の協調
第11項　教育（後輩育成）
第12項　報酬
第13項　研究倫理
第14項　インフォームド・コンセント
第15項　法の遵守
第16項　情報の管理

　この職業倫理指針は臨床や教育等の現場において遭遇する倫理的問題について，倫理綱領に則る形で，個々の具体的な事例に対し，作業療法士がどのように対処すればよいかに関する指針を示したものである．従って，この職業倫理指針は作業療法士の規範の具体的なモデルという意味で，生命倫理の四原則でいうところの善行の原則に則るものである．

8.2.4 作業療法士とインフォームド・コンセント ──────────

これまで見てきたように，作業療法士は自らの専門的知識と技術を活用しながら，患者に対し最善の作業療法を提供し効果を得るための実践を日々繰り返している．ただ，作業療法士が作業療法を実践するための計画を立案したとしても，患者がその計画に同意しないのであれば，その計画は意味をなさない．もし，作業療法士が患者の同意を得ないまま作業療法を実践すれば，それは患者の自律性を侵害しているどころか，患者に対する暴力である．従って，作業療法士が善行の原則に基づいて作業療法を実践しようとするのであれば，患者からインフォームド・コンセントを得ることは患者の作業療法士の職業倫理に基づく責務を果たす上で重要な行為となる．

　作業療法士の職業倫理という観点でインフォームド・コンセントを考える上では，患者から同意を得るために「どのような情報開示（説明）を行えばよいのか」ということを考えることが重要になる．そこで，ここでは「作業療法士が行うべき説明とは何か」に焦点を当てながらインフォームド・コンセントについて考えて行きたい．

(1) リハビリテーション総合実施計画書に基づいた説明

　作業療法士が臨床において患者からインフォームド・コンセントを得るためには，単に説明だけを行うのではなく，何らかの視覚的媒体を用いることが多いと思われる．作業療法の実践において患者からインフォームド・コンセントを得るために用いられる媒体として，ここでは作業療法に関する診療報酬制度において定められたリハビリテーション総合実施計画書（**図8-3**）を紹介する^{注3}．このリハビリテーション総合実施計画書は，作業療法士を含めたリハビリテーションに関わる複数の専門職種が共同して個々の患者に対するリハビリテーション計画を策定するための書式である．このリハビリテーション総合実施計画書を月1回作成し，患者にその内容を伝え，同意の署名を受けることで診療報酬としてリハビリテーション計画評価料が算定できる．この計画書は国際生活機能分類（ICF）の分類に則り，患者に対する評価結果としての心身の状態，活動や参加の程度が示される．そして，その上でリハビリテーションの

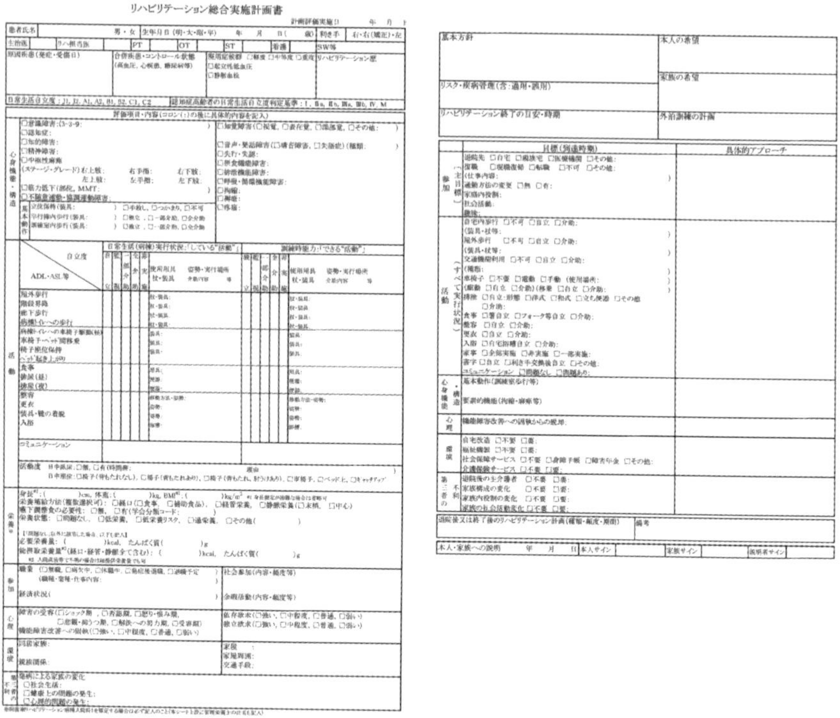

図8-3　リハビリテーション総合実施計画書

基本方針やリハビリテーション終了の目安・時期，退院後または終了後のリハビリテーション計画などが記入される．

　リハビリテーション総合実施計画書に示されている項目は，前述した作業療法実践に至るまでの作業療法士の臨床推論のために必要な内容を含んでいる．よって，このリハビリテーション総合実施計画書は作業療法士が患者からインフォームド・コンセントを得るための必要条件になる．しかし，これがインフォームド・コンセントを得るための十分条件であるとは言い難い．その理由は，患者が作業療法の実践に同意するための必要な情報がここに書かれているものだけとは限らないからである．

　我が国の裁判所はこれまでの判例から，患者からインフォームド・コンセン

トを得るにあたり，一般的に5つの事項を説明すべきとしている[17]．その5つとは，①患者の病名及び病態②予定している医療の目的，内容，必要性，有効性③当該医療の実施によって生じる可能性のある有害事象及びその発生率④代わりとして考えられる（一定の水準に達している）医療と，その医療の実施によって生じる可能性のある有害事象及びその発生率⑤何も医療を施さなかった場合に考えられる結果，である．この5つは過去における医療訴訟の事案をもとにまとめられたものであるが，リハビリテーション総合実施計画書において5つの事項を全て網羅しているとは言い難い．

作業療法を開始するに当たっては医師が診察を経た上で作業療法の指示（処方）を行うことが必要である．従って，作業療法の実践において患者からインフォームド・コンセントを得るためには，医師が患者からインフォームド・コンセントを得ることも必要となる．筆者が行った医学的リハビリテーションに携わる医師を対象とした調査において[18]，作業療法に関する患者への説明は「医師と作業療法士の両方がそれぞれ適切と思うべき項目を説明すべきである」と回答した医師が多かった．しかし，医師の中には患者への説明の際に作業療法ではなく，理学療法は言語聴覚療法をひとくくりにする形で「リハビリ」として説明する者が多くの割合を占めた．

一方，医学的リハビリテーションを通した患者の機能的予後については医師による説明が妥当であるという見解が医師と作業療法士の双方において多かった[18),19)]．作業療法士は作業療法の実践主体としてリハビリテーション総合実施計画書に書かれた内容を説明するだけでなく，自分自身が実践しようとする作業療法について，その意義を患者に理解してもらうように説明することが求められる．

(2) 患者・家族が求める説明のあり方

前項では，診療報酬制度に基づいたリハビリテーション総合実施計画書に則る形で作業療法士が行うべき説明について考察した．ただ，「作業療法士が行うべき説明とは何か」を考えるためには，患者やその家族はどのような説明を求めているかについても検討する必要がある．

　筆者は作業療法を含めた医学的リハビリテーションにおいて，患者がインフォームド・コンセントを行うに当たって質の高い情報開示とは何かをテーマとした45分間のフォーカスグループ・インタビューを実施した[20]．そこに参加したのは，ある病院のリハビリテーションに携わる作業療法士，理学療法士，看護師，社会福祉士，介護支援専門員，そして患者とその家族の計9名であった．筆者はインタビューのデータを逐語録にまとめ，内容分析を用いてデータ解析を行った．その結果，質の高い情報開示のあり方は専門職と患者及びその家族との間で大きく異なるものであることがわかった．専門職が考える質の高い情報開示とは法令に沿う形の情報開示を重視することであった（**表8-1**）．一方，患者及び家族が考える質の高い情報開示とは専門職との良好な信頼関係のもとに情報開示が行われることであった（**表8-2**）．

　ここでいう専門職との良好な信頼関係であるが，患者とその家族は疾患や障害によって日常・社会生活に支障をきたしている弱い立場である．よって，作業療法士と患者及び家族との信頼関係は，多くの場合，患者及び家族が作業療法士に対し信頼関係の深まりを求め，それに対して作業療法士が応えるという形で築かれていく．

　この「作業療法士が患者・家族に応える」形での説明を行うということは，作業療法の患者とその家族に対する応答責任という意味で重視すべきものである．ただし，ただ言葉や視覚的媒体を用いる形で説明さえすればよいという訳ではない．作業療法士と患者及び家族との良好な関係を維持しようとするのであれば，作業療法士にはその関係を維持するための性格的な良さ，すなわち人柄の良さが求められる．この「善い作業療法士」としての卓越した性格は倫理学的に「徳」と定義される．このように徳のある作業療法士になることも，作業療法士の職業倫理として重要である．

8.2.5　作業療法士が有するべき徳とは何か

　前項において作業療法士にとって「徳」が職業倫理として重要であることを指摘した．筆者は作業療法士にとって必要な徳を明らかにするため，作業療

表8-1 専門職が考える質の高い情報開示のあり方

情報開示の意義
・患者と施設との間の契約である
・患者の理解を支援する
・患者の権利を尊重する
・医師と患者との橋渡しを行う
・医師の診察内容の理解度を確認する

情報の内容
・作業療法の（経過や現状といった）実施状況を説明する
・リハビリテーションの予後については明確に説明しない
・介護と医療との連携（を考えながら説明する）
・患者の意見や要望を重視する

情報開示の方法
・定められた所定の書式を用いる
・書式の文字が小さいので（口頭での説明を中心に行う）
・患者の意欲を失わない説明を行う
・説明の場所を設定する
・患者の家族へ説明する
・説明は繰り返し行う
・（作業療法の説明を部分的に医師へ委ねる）
・他の専門職と一緒に情報提供する

（　　）内は説明的内容分析に基づいて明確化した文

表8-2 患者と家族が考える質の高い情報開示のあり方

情報開示の頻度
・聞きたい時に質問したい．その時に答えて欲しい

医療介護従事者の心構え
・（国の制度に従うだけの態度はとらないで欲しい）
・（患者や家族の要望を重視して欲しい）

専門職に対する信頼
・患者と専門職は共同体である
・専門職に（説明を求めやすい雰囲気を持ち続けて欲しい）

情報の内容
・どこまでよくなるのかを知りたい

（　　）内は説明的内容分析に基づいて明確化した文

士を対象としたフォーカスグループ・インタビューを通して調査を行った[21]. 具体的には5年以上の臨床経験を有する4名の作業療法士に対し,「作業療法士が臨床で有するべき徳とは何か」について約60分間のフォーカスグループ・インタビューを実施した. ここでのインタビューの内容を逐語録にまとめ, 質的内容分析を使って分析した. その結果,「作業療法士としてあるべき自身の姿」と「他者との関係構築と深化」という2つのカテゴリーを抽出した.「作業療法士としてあるべき自身の姿」からは「作業療法士としての将来像」と「作業療法士としての内省」という2つのサブカテゴリーが導出された. 一方,「他者との関係構築と深化」からは「共感する」,「信頼関係をつくり維持する」,「他者を理解する」という3つのサブカテゴリーが導出された.

　ここで明らかにした2つのカテゴリーと5つのサブカテゴリーは, それぞれが作業療法士とって必要な徳であることを示すものである. ただ, これら7つの徳はいずれも作業療法士の性格という枠を超え「作業療法士として〇〇すべき」という作業療法士自身の意図とその意図に基づく行為としての要素を含んでいる. 作業療法士自身がどのような意図（動機）をもって専門職としてどのように行為すべきかを考えることは, Sloteのいう「行為者を基礎におく徳倫理学」の考え方に則るものであり[22], 作業療法士が身に着けておくべき規範の1つである.

8.2.6　インフォームド・コンセントに当たっての患者, 作業療法士, 医師との関係

　インフォームド・コンセントはBeauchampとChildressが提唱した生命倫理の四原則にある[23], 自律尊重の原則を果たすための最も有効な手続きである. しかし, 近年において, 患者は自ら治療の可否について1人で決定することが難しく, 医師をはじめとした専門職とともに治療やケアのありかたを判断する共同意思決定（Shared Decision Making）の重要性が唱えられている. 作業療法を受けている患者へのアンケート結果からも, 作業療法を受けることの可否は作業療法士や医師と一緒に決めることを求め, そのための情報開示も医師と

作業療法士の双方から受けることを望んでいることが明らかである[24].

　法律によって作業療法が医師の指示をもって始まる以上，医師は診察において作業療法の開始を患者に説明し同意を得る必要がある．しかし，前項において述べたように，医師の中には患者に対し作業療法ではなくリハビリとして説明を行っている者がいる．医師が作業療法と理学療法及び言語聴覚療法との違いを認識し，その違いを患者と家族へ説明できるようになれば，患者と家族の安心感も増すものと考える．

　Bergらはインフォームド・コンセントにおいて，患者の意思決定が医師による情報の開示に伴う治療の推奨を提示した時にはじまり，患者の決定をもって終わるイベントモデルと，医療における患者の意思決定は連続したプロセスであるという前提に基づき，医師と患者との関係の成り行きを通して情報の交換がなされるべきとするプロセスモデルの2つを紹介している[25]．Bergらはイベントモデルの象徴として同意書の存在を挙げているが[25]，前述したリハビリテーション総合実施計画のような書式を同意書の1つとして捉えることが可能である．一方，作業療法の実践は感冒のような1回の受診で終わるものではなく，比較的長い期間をかけて営まれる．そのように考えると，単にリハビリテーション総合実施計画を用いながら患者に対して説明を行うことは，作業療法を通した患者の変化に基づくプロセスを十分に網羅した説明になっていない．

　加えて，インフォームド・コンセントにおける説明のあり方から見ると，イベントモデルにおいては「患者が意思決定するために専門職は何を説明すべきか」が重要になる．すなわち，一般的な患者であれば，ある状況のもとで説明する内容を重視する「合理的患者基準」に基づいた説明が重視される．それに対してプロセスモデルでは，長期間にわたる専門職と患者及び家族との関係の中で，個々の患者が求める説明の内容について継続的な対話を重視する「具体的患者基準」に基づいた説明が重視される．作業療法における作業が患者個人の有する世界観に基づくものならば，作業療法の内容に関する説明は，時間とともに変化する患者のニーズに対応できる個別性の高い内容について対話を通して互いに理解しあうものになる．

8.3　作業療法士が経験する職業倫理的問題

　本節では作業療法士の職業倫理について，2つの事例を通して解説する．筆者はこれまで卒後1年目の新人作業療法士に対し，臨床における倫理的な問題についてコンサルテーションを行う機会があった[26]．新人作業療法士がジレンマを抱えた事案は**表8-3**の通りである．この中には倫理的問題というよりも作業療法士自身の単なる知識不足や経験不足に基づくものと片付けることのできる事案が含まれるかもしれない．しかし，ベテラン作業療法士にとっては解決方法がすぐに想起されるものであっても，新人にとってはとてつもなく大きなジレンマとして認知される事案がある．作業療法士は臨床場面での倫理的問題について，個々の作業療法士の経験と価値観によって問題の大きさが変わってくることを知っておく必要がある．

表8-3　新人作業療法士が臨床における倫理的ジレンマとして取り上げた事案の一例[26]

- ・身体面と心理面へのどちらを優先して関わるか？
- ・病名告知をされていない，終末期の症例への対応は？
- ・不定愁訴の多い症例に対する関わり方
- ・作業療法士は症例へ予後を説明すべきか？
- ・症例本人と家族，どちらの要望を重視すべきか？
- ・リハを拒否し関節拘縮が増悪する症例への関わり方
- ・自宅介護に消極的な家族に対する関わり方．

8.3.1　判断能力が乏しいと思われる家族に対する説明の是非に関する事例

(1)　事例紹介

　ここでの事例は70歳代前半の女性Aさんである．診断名は関節リウマチで慢性心不全の既往があった．Aさんは80歳代の夫と40歳代の長女と同居の専業主婦であった．しかし，関節リウマチのため四肢の運動機能が低下しており，主

婦業遂行に支障をきたしていたため,リハビリテーション目的での入院となった.

　Aさんのリハビリテーションチームの編成において担当となった作業療法士は作業療法計画を作成し,Aさんからインフォームド・コンセントを得るために,Aさんが家族とともにいると思われる時間帯に病室へ向かった.しかし,その時に病室内に家族はいなかったため,作業療法士は作業療法計画について家族とともに説明を行いたい旨伝えた.しかし,Aさんは「家族には説明せず,自分にだけ説明して欲しい」と希望した.その理由として,Aさんは夫と長女と同居しているが,夫は認知症が強く長女は統合失調症にて通院中であり,作業療法に関する説明を行ったとしても理解できないためであると主張した.そこで,作業療法士はAさん本人から作業療法に関する同意を得たが,Aさんからは「これからもリハビリテーションの経過等については夫と長女に説明せず,私のみに説明するようにして欲しい」との申し出があった.そのため,約12週間の入院期間において,作業療法の経過に関する説明は全てAさんのみに行った.

　Aさんは主婦業遂行にやや時間を要していたものの,機能改善により12週間の入院生活を終えて自宅退院した.自宅では何とか1人で主婦業を遂行していたが,退院からおよそ3週間後に自宅にて急性心不全を発症し死亡した.

　その後,しばらく経過してから,Aさんの夫と長女が病院を訪れ,Aさんの死亡はリハビリテーションの実施が原因であると主張した.その理由として,両名はAさんの死後,Aさんの日記帳を見る機会があり,その中に「リハビリがつらい」と記述を見つけたためであると述べた.その記述が書かれていた日において,Aさんは熱発のために院内の作業療法を休んでいたが,同日の看護記録には「リハビリ頑張っている」と書かれていた.医師をはじめとするリハビリテーションチームは夫と長女に対し,Aさん自身が体調不良の中でも病室で自主トレを行っていたと説明したが,夫と長女は「リハビリのスタッフが嘘をついている」と反論した.夫と長女はいったん病院を相手取って提訴に踏み切った.しかしその後,別居している別の家族が夫と長女並びに病院側との話し合いの機会を持ち,最終的に提訴を取り下げる形で事態は収束した.

(2)　考察

　これら2つの焦点から考えるべき倫理的問題は，作業療法士はＡさんの意向に従うことなく，家族に説明を行うべきであったかという問題である．より具体的にいうと，Ａさんが死亡したため夫と長女は作業療法の実践過程についてほとんど知らされていなかった．そこにＡさんの日記を読んだ夫と長女がＡさんの「リハビリがつらい」という書き込みのみを捉えて作業療法士の実践に対し不信感を抱いたわけである．もし，作業療法の開始当初から夫と長女が作業療法士から説明を受け，作業療法の実践について理解をしていれば，作業療法士に対する不信感を抱くことはなかったのではないかという点である．

　本事例のように患者本人が何らかの理由によって家族への説明を拒むケースについては，最近において臨床倫理の観点から解説がなされている．例えば板井は，患者が初対面の人には本心を話さないということを前提に置いた上で，まずは患者本人だけに説明し，全てを話すもしくは話さないというall or nothingの視点に捉われないよう医療従事者としてのコミュニケーションをとることを勧めている[27]．一方，稲葉は法的視点から患者本人の意向に反して家族に本人の情報を知るないし説明を受ける権利はないことを述べている．従って，家族に説明しようとする際には予め本人の同意を得ておく必要があるが，一方で同意を得られなかった場合でも，例外的に個人情報保護法や関連ガイドラインに沿う形で家族に説明することは可能であることを解説している[27]．ただ，稲葉は本人，家族，医療従事者の間で紛争などにならないよう，医療従事者は患者本人によって負担にならない範囲で家族との間での情報共有を働きかけることの必要性を説いている[28]．

　ここで本事例については，Jonsenら[29]によって公表されている臨床倫理に関する四分割法を用いて検討する（**表8-4**）．

　本事例の問題は次の2つに焦点化される．まず，Ａさんが作業療法士に対し家族への説明を拒んだ理由として，Ａさんからは，同居している家族がそれぞれ認知症と統合失調症を有しており，作業療法士の説明を聞いてもわからない，すなわち判断能力に欠けているという指摘があったという点である．次に，作

表8-4　事例に関する四分割法での分類

医学的適応	患者の意向
1．関節リウマチ（Stage Ⅳ，Class Ⅳ）と慢性心不全 2．心身機能障害と活動制限	1．自立して主婦業を遂行したい 2．作業療法の治療計画について夫と長女には説明して欲しくない
QOL	周囲の状況
1．Aさんが夫と娘の援助を受けながら主婦としての役割を果たすこと 2．Aさんの心身機能及び活動制限の程度について家族間で理解し合うこと	1．夫と長女は判断能力を有するか？ 2．別居していた家族は症例の代理人となりうるか？

業療法士は作業療法の実践にあたり，Aさんと家族へ作業療法計画について説明しようとした．しかし，Aさんから夫と長女は判断能力に欠けているため，リハビリテーションに関する内容について説明しないで欲しいとの申し出があった点である．

　この倫理的問題を解決に導くために四分割法を用いて検討することにしたい（表8-4）．患者の意向は家庭において主婦業の役割を果たせるようになりたいことと，自身の病状について夫と娘には説明して欲しくないという2つの訴えである．Aさんの自律性を最大限尊重すれば，作業療法士は作業療法の実施過程を含めたAさん自身の病状について，夫と娘には説明しないと選択するのが妥当ということになる．一方，AさんのQOLを考慮すると，退院後の生活において自立して主婦業を継続するのが難しいと判断されれば，夫と娘に何らかの援助を求める説明も必要になる．その場合，夫と娘に援助を依頼するためにはその理由としてAさんの関節リウマチによる心身機能障害と活動制限の状況（医学的適応）について説明することが必要となる．ただ，周囲の状況を見ると夫と娘は精神障害を有していることからその判断能力に疑問視せざるを得ず，さらに代理人となりうる別の家族の存在もこの当時は不明であった．

　認知症や統合失調症など精神疾患を有する人に対する判断能力の有無については，いくつかの主張がなされている．主なものとして，GrissoとAppelbaum

269

は治療に同意する患者の判断能力を評価するために4つの概念を提唱した[30]．その4つの概念とは自分の希望を表明する「選択の表明」の能力，治療に関する情報開示において与えられた情報を「理解」する能力，理解したことを自分自身の状況に現実的に当てはめて考える「認識」能力，治療に関する情報及び自分の希望を論理的方法で処理できる「論理的思考」能力の4つである．そしてこの4つの能力は患者の精神状態が突然変化した場合，勧められた治療への患者の拒否，脳組織の多くを取り除く手術や複数の臓器移植など侵襲性の高い実験的もしくは危険な治療への患者の同意，判断能力欠損の危険因子を持っている時に評価される[30]．ただ，Kimはこれら4つの能力を有益かつ本質的な要素であるとしながらも，それら以外に直観的に重要と考えられ複数の文献などで提唱されている同意能力基準として，その人の価値観が安定していることに裏づけされることに基づく信頼性を指摘している[31]．

　また，Loは意思決定能力の臨床基準として，①患者が選択を表明すること②患者が状態との関連性，医学的状態と診断，推奨されるケアの本質，代替となるケア方法，リスクと効用，それぞれの代替ケアの効果に関する情報と有益性を理解すること③意思決定が患者の価値と目標から成るものであること④意思決定が妄想からくるものではないこと⑤患者自身が選択において根拠づけを行っていること，の5つを述べている[32]．これらは現在において，全ての人にとって判断能力の普遍的な基準として認知されている訳ではないが，個々の事例において判断能力の有無を判断する上で参考とすべき見解である．

　これらの先行研究をもとに考えると，夫と娘はAさん本人が入院中であるため，当然2人での生活を余儀なくされている．その中で2人はほぼ毎日Aさんと面会するために病院に来ており，第三者の援助を受けながら生活していたわけではなかった．このため，例え2人が認知症及び精神疾患に罹患していたとしても，全くAさん本人や周囲の状況を理解できていないとは言えない現状であったと考える．

　次に，QOLの側面から検討する．Aさんは作業療法の実践を通して主婦としての役割を取り戻したいと望んでいる．このAさんの要望を満たすことは，

Aさん自身のQOLを考える上で重要であると思われる．作業療法士はこのA
さんのQOLを考慮しながら治療計画を立案するのであるが，単にAさんの自
律性を最大限尊重することのみ考えるのであれば，作業療法士は自ら立案した
治療計画の内容について，夫と娘に説明することは許されないということにな
るだろう．しかし，作業療法士の立場から言えば，夫と長女に対し作業療法の
治療計画について一切の情報を出さないことは，Aさんの退院後の生活を考え
る上で大きな問題が生じうると予想する．その問題とは，Aさんの関節リウマ
チによる心身機能障害が，退院後の生活によって悪化する可能性があるという
点である．

　関節リウマチは多発性の関節炎を主訴とする原因不明の進行性炎症性疾患で
ある．そのため，日々の生活において局所的な関節への負担を軽減するための
関節保護が重要になる．このような関節リウマチ患者への関節保護を基軸に置
いた生活指導に関与することは，本事例に関わった当時から現在においても関
節リウマチを有する対象者に対する最も重要な作業療法の1つ[33]である．

　このような関節炎増悪に伴う関節機能の低下を予防することは，患者自身の
身体を管理する自己管理能力の確立として作業療法の重要な目標の1つであ
る．しかし，患者が強い意思をもって自己管理を徹底することは難しいため，
そこにどうしても家族の援助が必要になる．このような関節リウマチの作業療
法を考える上で，患者が家族への作業療法計画に関する情報提供を拒むことは，
患者のQOLを損なう大きな要因になりうる．

　これらをもとに，Aさんが拒んだ作業療法の内容に関する家族への説明の是
非についてまとめたい．筆者は関節リウマチという疾患を背景としたAさんの
今後の生活については家族の理解と協力がなければ成り立ちにくいと考えてい
た．しかし，Aさんが説明を拒む根拠としている夫と長女の判断能力について
は「ない」とは言えないと結論づける．

　だだし，例え夫と長女に判断能力があり，インフォームド・コンセントを得
ることができるだけの能力を持っていたとしても，Aさん本人が家族への説明
を拒んでいる状況において，それを無視する形で説明を強行することは，Aさ

271

んの自律尊重を侵害することになる．しかし，図8-3にも挙げたように家族へ
の説明がなければAさんの心身機能を共有する形で理解する機会は得られず，
結果としてAさんのQOLを低下に導きかねない．

　それでも，作業療法士はAさんにまつわる情報を家族に説明すべきではな
かったのか．筆者の見解は「例え，夫と長女の判断能力が不十分であったとし
ても，作業療法士は家族に説明することができるよう，Aさんの理解と許可を
得るべき」である．

8.3.2　カナダ実践プロセス枠組みに基づく実践に紹介された事例報告に対する倫理学的考察

(1)　カナダ実践プロセス枠組みとは何か

　ここでは，2007年にカナダにおける全国的な作業療法士の職能団体であるカ
ナダ作業療法士協会（Canadian Association of Occupational Therapists）が発
刊したEnabling Occupation II（2011年に『続・作業療法の視点』とのタイト
ルで大学教育出版より翻訳版が出版）におけるカナダ実践プロセス枠組み
（Canadian Practice Process Framework：以下，CPPF）の実践の中で紹介さ
れた事例報告について倫理学的視点から考察を加える．具体的には，Craikら
がいう「作業療法士には対象者のニーズより作業療法士自身の信念を優先させ
る権利があるか」という問いに対し，生命倫理の四原則を基とした対象者の自
律尊重と作業療法士の善行との関係という視点から答えを導き出そうとする．

　CraikらによればCPPFは，エビデンスに基づくクライエント中心の作業
が可能になること（Enabling Occupation）のプロセス枠組みであり，作業療
法士が対象者と協働するための作業療法実践ツールであるとされている[36]．
CPPFはカナダ作業療法士協会が独自に開発した作業遂行のカナダモデル
（Canadian Model of Occupational Performance and Engagement）などと適合
し，健康関連専門職が一般的に用いる他の評価，介入，成果評価とも一致する
ものとされている．

　CPPFは，社会的脈絡，実践の脈絡，理論的枠組み，8種類の行動（開始，

設定, 評価, 目的と計画の合意, 計画の実行, 経過観察・修正, 成果の評価, 終了) によって構成される. そして, CPPFの実践を通して, 対象者と作業療法士は共同で意思決定を行いながら作業の問題を解決し, 設定した成果目標に到達するものとされている.

(2) **事例紹介**

議論の対象となる事例は, Enabling Occupation II の事例9.2に挙げられているCraikらによる「ジュディとエミリの物語」である[36]. 作業療法士であるジュディは糖尿病によって両手指と両下肢を切断したエミリの作業療法処方を受けた. エミリには「煙草を吸いたい」という要望が強くあり, ジュディに対し喫煙するための自助具の制作を希望した. ただ, ジュディはエミリが喫煙することに対し強く反対していた. ジュディはエミリを評価した結果, 喫煙とは別の作業の問題を明らかにした. それに対し, エミリは再び喫煙ができるようになることだけを希望した.

ジュディは「自身の価値観に一致しない」という理由をもって, エミリに対し喫煙用自助具の制作を断った. 最終的にジュディはエミリに対する作業療法を評価のみで終了し, 別の作業療法士を紹介した. エミリは喫煙用自助具の作成に賛成の意思を示した作業療法士と協議を開始したとのことであった.

(3) **考察**

本事例について四分割法を用いてまとめると, **表8-5**のようになる. 本事例における議論の射程は生命倫理の四原則に依拠すると, 糖尿病で手指を切断したエミリが「自助具を使ってでも喫煙したい」とする自己決定を絶対的なものとする自律尊重と, 喫煙によって障害度がますます悪化することが予測されるため, 対象者の喫煙に対する支援には応じられないとするジュディの善行との対立にある.

自律尊重の原則の立場から見れば, 個人は1人の人間として尊重されるべきであり, その点だけを見れば個人が何をしようと自由であるべきである. 従って, 作業療法士がいくら対象者の病状及び障害度の悪化を危惧しようとも, 対象者にとって喫煙が意味ある作業であるならば, 対象者個人に対する作業療法

士の否定的な介入は許されないということになる．しかし，多くの作業療法士は喫煙がその後の対象者の健康に悪しき結果をもたらすのは容易に想像できる．事例の文脈から察するに，エミリに対するジュディの心境もおそらく同じようなものであっただろう．本事例の中でジュディが発した「自身の価値観」とは，エミリの喫煙をしたいとする要望に対する，そのことを善いことと考えない価値観であったと思われる．

　このような場面における作業療法士が有する専門職としての善行は，日本作業療法士協会倫理綱領に照らし合わせると，「1.作業療法士は，人々の健康を守るため，知識と良心を捧げる」に則るものであると言える．エミリに対する喫煙用自助具の制作を断るというジュディの行動は，この条文にある「良心」を具現化したものであると言える．ただ一方で，ジュディの良心に基づく行動はそのままエミリの喫煙をしたいとする自由を抑制するものであるとも言える．そうすると，作業療法士は専門職としてエミリの自由に介入することができるのか，そして許されるとすれば，それはどのような理由に基づくものかを考える必要がある．

　J.S.ミルは著書『自由論』の中で，文明社会の中で人が個人に介入することが正当化されるのは，他人に危害を及ぼす時である場合に限られることを述べている[37]．このミルの主張に沿って対象者の喫煙の他害性を考えた場合，例えば，家族の介護量や介護負担感増加の予測を根拠に作業療法士が介入することは可能であろう．しかし，家族の介護量や介護負担感については福祉用具や介護ロボットなどの活用によって軽減に至る可能性がある．また，家族の受動喫煙の可能性についても喫煙室を別に設けるなどの住環境整備を図ることで対応することは可能である．そうすると，喫煙そのものは工夫いかんによって他人に危害を及ぼすものではないから，エミリ本人の自由を抑制する根拠にはならないと主張することが可能となる．

表8-5 事例に関する四分割法での分類

医学的適応	患者の意向
１．糖尿病による手指及び下肢切断 ２．心身機能障害と活動制限 ３．喫煙による循環障害悪化の可能性	１．喫煙のための援助だけをして欲しい ２．両手指を切断して煙草を直接持てないので自助具を作成して欲しい
QOL	周囲の状況
１．エミリには喫煙とは別に取り組むべき作業の問題がある ２．喫煙をやめる方が今後の人生のためによい	１．探せばエミリの喫煙に賛同する作業療法士が存在するかもしれない

　それでは，作業療法士が対象者であるエミリの自律性に基づく喫煙という行為に対し，直接介入することは許されるのか．臨床現場では多くの場合，エミリが喫煙することにより，心身に悪影響を及ぼす可能性が高いので喫煙を止めさせるという介入がとられる．例えば，米国においては２型糖尿病患者を有する女性に対する1976年から20年間の追跡調査において喫煙者の総死亡率相対リスクは１日1-14本の喫煙では1.43，１日15-34本の喫煙では1.64，１日35本以上の喫煙では2.19であり，逆に禁煙するほど総死亡リスクは低下することが示されている[38]．また，2015年の我が国におけるシステマティック・レビューを見ると，喫煙している糖尿病の総死亡率相対リスクは1.55，心血管疾患による死亡率相対リスクは1.49であることが示されている[39]．臨床においては，喫煙をする糖尿病患者に対し，これらのような医学的エビデンスをもって禁煙を促す行為がなされる．

　中村は他者の自律への介入について，介入を受ける個人の自律の実現・補完のためにのみ正当化されると述べ，これを自律のためのパターナリズム（よきパターナリズム）と呼んでいる[34)35)]．喫煙をしたいという対象者の自律の実現よりも，喫煙をしない場合の自律の実現により大きなものがあると主張することができるのであれば，作業療法士は対象者の喫煙に対し否定的な介入をすることが許される．このことより，筆者は「作業療法士には対象者のニーズより

作業療法士自身の信念を優先させる権利はある」と結論づける．

　ただ，この医学的エビデンスは過去に糖尿病に罹患した他者，それもカナダ国外の調査データである．エミリがこのデータを見たところで他人事と判断すれば，喫煙の要求に関するエミリ自身の自己決定には何ら影響を及ぼさないであろう．最終的にジュディとエミリの価値観が平行性のまま折り合いをつけるに至らないのであれば，両者の関係性に終止符を打たざるを得ない．

　実際，Craik らはジュディがエミリとの関係維持を諦めた理由について，お互い位の価値観の衝突により両者間の良好な関係を維持できず，対象者中心の作業療法を実践することが困難になったと考察している[36]．筆者もこの見解に対し異を挟まない．ただ筆者は，ジュディが自身の価値観と合致しなかったとはいえ，明らかにエミリの健康を害すると思われる喫煙に賛同する作業療法士を探したという行為について，その適切さを疑問視する．

　確かにエミリの自己決定は大切にすべきものである．しかし，日本作業療法士協会倫理綱領に記された「1.作業療法士は，人々の健康を守るため，知識と良心を捧げる」にあるように，人々の健康を守ることを作業療法士としての規範と捉えるのであれば，作業療法士が自ら対象者の健康を損なうための手段を主体的に講じるべきではないと考える．瀧川は多義的である責任の概念を詳細に分析しているが，その中に責務責任という概念を抽出している[40]．瀧川によれば，責務責任とは人がある立場・地位・役割を担うことによって起こり，一定の裁量を行使する能力及び権力を有する務めとしての責務を意味すると述べている．この責務責任の具体例の１つとして「責任をもって行動する」ことを挙げている[40]．この「責任をもって行動する」ことは医療にかかわる専門職として患者に対する責務となる．

　この意味でいうとジュディがエミリに対して喫煙をやめることを善いと考え，煙草を持つための自助具の作成を断ったことは，エミリの健康を守るためのジュディの責務責任が果たされたものと言える．ただし，この責務は単なる「主張できる資格」としての権利を有するというものではなく，未来に向かって対象者をケアする立場としての専門職の務めと捉えるべきである．その意味

で考えると，筆者はジュディがエミリの喫煙に賛同する作業療法士を探したという行為について，エミリの自己決定を尊重するものではあるが，作業療法士としての責務責任に背くものであったと考える．

注

1　保健師助産師看護師法第三十一条には「看護師でない者は，第五条に規定する業をしてはならない（以下略）」とある．そして，ここでいう保健師助産師看護師法第五条では，「この法律において看護師とは，厚生労働大臣の免許を受けて，傷病者若しくはじよく婦に対する療養上の世話又は診療の補助を行うことを業とする者をいう」と規定されている．
2　この報告書において，医行為は絶対的医行為と相対的医行為に分けられている．絶対的医行為とは「医師が自ら行わなければならないほど高度に危険な医行為」とされている（厚生省1990,p.5），一方，相対的医行為は絶対的医行為以外の医行為と記されている（厚生省1990,p.5）．そして，絶対的医行為の例として，「診断，手術，処方箋等の交付」などが挙げられている（厚生省1990,p.6）．なお，厳密に言えば，この報告書に相対的医行為として作業療法は例示されていない．ただ，相対的医行為の例として理学療法が取り上げられていた（厚生省1990, p.8）．筆者は「理学療法士及び作業療法士法」という1つの法律で括られている以上，作業療法が理学療法と同等に扱われるのは当然であると解釈できる．
3　一部書式は異なるが，介護報酬の制度においても複数の専門職が共同して作成するリハビリテーション実施計画書が設定されている．

引用・参考文献

1）若杉長英，今井澄，宇都木伸，他：「医療行為及び医療関係職種に関する法医学的研究」報告書，厚生省　平成元年度　厚生科学研究，厚生労働省，1989.
2）厚生労働省：令和4年度診療報酬改定について，3．診療報酬の算定方法の一部改正に伴う実施上の留意事項について，別添1　医科診療報酬早見表に関する事項．
https://www.mhlw.go.jp/content/12404000/000907838.pdf（2022年3月16日アクセス）
3）日本作業療法士協会規約委員（昭和58.9年度）：60/6/13総会で採択された作業療法定義，作業療法5：69, 1986.
4）学術部定義改定班：日本作業療法士協会における作業療法の定義改定手続きと新定義の解説，作業療法38：3-17, 2019.
5）World Federation of Occupational Therapists：Definition "Occupation".
https://www.wfot.org/about/about-occupational-therapy（2022年3月16日アクセス）
6）日本作業療法士協会事務局統計情報委員会：日本作業療法士協会誌，2021年度　日本作業療法士協会会員統計資料，（127）22-37, 2022.
7）矢谷令子，福田恵美子編：作業療法実践の仕組み　改訂第2版，協同医書，p.45, 2001.
8）日本作業療法士協会監修，生田宗博編：作業療法評価学　改訂第3版，協同医書出版社，pp.3-4, 2009.
9）Kassirer J, Wong J, Kopelman R: Learning Clinical Reasoning. Lippincott William & Wilkins, p.3, 2010.

10) Cooper N, Frain J（宮田靖志監訳）：ABC of 臨床推論，羊土社，pp.12-21, 2018.

11) 林寛之，大西弘高編：イナダ（研修医）も学べばブリ（指導医）になる，南山堂，pp.5-8, 2017.

12) Boyt Schell BA: Professional Reasoning in Practice. Boyt Schell BA, Gillen G（eds.）Willard and Spackman's Occupational Therapy 13th edition. Wolters Kluwer, pp.482-497, 2019.

13) 横尾清志：日本語を鍛えるための論理思考トレーニング，ペレ出版，pp.190-197, 2007.

14) 米盛裕二：アブダクション，勁草書房，pp53-66, 2007.

15)（社）日本作業療法士協会倫理委員会編：社団法人　日本作業療法士協会　倫理綱領・倫理綱領解説　作業療法士の職業倫理指針，日本作業療法士協会，2005.

16) 樋口範夫雄，土屋裕子編：生命倫理と法Ⅱ，弘文堂，pp.99-116, 2005.

17) 赤林朗編：改訂版　入門・医療倫理Ⅰ，勁草書房，pp.151-168, 2017.

18) 山野克明：作業療法研究くまもと，作業療法のインフォームド・コンセントにおける一考察：医師を対象としたアンケート調査の結果から，4：44-18, 2015.

19) 山野克明：保健科学研究誌，作業療法の実践におけるインフォームド・コンセントの現状に関する倫理学的考察，13：91-105, 2016.

20) Yamano K：Informed Consent in the Practice of Occupational Therapy, Eubios Journal of Asian and International Bioethics, 20:69-71, 2010.

21) 山野克明：臨床倫理，専門職としての作業療法士が有するべき徳に関する探究，7：52-59, 2019.

22) Slote M: Morals from Motives,Oxford University Press, p.38, 2001.

23) Beauchamp TL, Childress JF: Principles of Biomedical Ethics, Seventh Edition. Oxford University Press, pp.124-125, 2013.

24) Yamano K: Considerations of issues concerning "Physician's prescriptions" in the practice of occupational therapy,Eubios Journal of Asian and International Bioethics, 22:82-85, 2012.

25) Berg JW, Appelbaum PS, Lidz CW, et al: Informed Consent Second Edition,Oxford University Press, pp.168-173, 2001.

26) 山野克明：作業療法研究くまもと，新人作業療法士に対する倫理コンサルテーションの意義，6：43-48, 2019.

27) 稲葉一人，板井孝壱郎，濱口恵子編集：ナースの"困った！"にこたえる　こちら臨床倫理相談室，南江堂，pp.44-47, 2017.

28) 稲葉一人，板井孝壱郎，濱口恵子編集：ナースの"困った！"にこたえる　こちら臨床倫理相談室，南江堂，pp.48-51, 2017.

29) Jonsen AR, Siegler M, Winslade WJ: Clinical Ethics: A Practical Approach to Ethical Decisions in Clinical Medicine Eighth Edition, McGraw-Hill Education, p.9, 2015.

30) トマス・グリッソ，ポール・S・アッペルボーム（北村總子，北村俊則訳）：治療に同意する能力を測定する，日本評論社，pp.64-65, 2000.

31) Scott Kim（三村將監修，成本迅監訳）：医療従事者のための同意能力評価の進め方・考え方，新興医学出版社，pp.29-30, 2015.

32) Lo B: Resolving Ethical Dilemmas Fifth Edition, Lippincott William & Wilkins, p.79, 2013.

33) 山口昇，玉垣努編：身体機能作業療法学　第3版，医学書院，pp.239-260, 2016.

34) 中山將，高橋隆雄（編）：ケア論の射程，九州大学出版会，pp89-116, 2001.

35) 中村直美：パターナリズムの研究，成文堂，pp.173-175, 2007.

36) エリザベス・タウンゼント，ヘレン・ポラタイコ（編著）（吉川ひろみ，吉野英子監訳）：続・作業療法の視点．大学教育出版，pp.287-306, 2011.

37) J.S.ミル（塩尻公明，木村健康訳）：自由論．岩波書店，東京，1971.

38）Al-Delaimy WK, Willett WC, Manson JE, Speizer FE, Hu FB：Smoking and Mortality Among Women With Type 2 Diabetes: The Nurses' Health Study cohort, Diabetes Care, 24(12): 2043-8, 2001.

39）Pan A, Wang Y, Talaei M, Hu FB：Relation of Smoking With Total Mortality and Cardiovascular Events Among Patients With Diabetes Mellitus: A Meta-Analysis and Systematic Review,Circulation, 132(19)：1795-1804, 2015.

40）瀧川裕英：責任の意味と制度, 勁草書房, pp.36-39, 2003.

第9章

保健医療介護福祉専門職における
職業倫理教育のこれから
―卒前教育に焦点を当てて―

はじめに

　本書では，これまで医師，看護師，社会福祉士，介護支援専門員，理学療法士，言語聴覚士，作業療法士という7つの専門職の職業倫理について解説してきた．専門職としての職業倫理観は一夜にして修得できるものではなく，比較的長い年月をかける形での卒前卒後教育によって培われる．「はじめに」でも述べたが，本書の目的は対象者並びに社会の期待に応えるために専門職が有する規範とは何かについて明らかにすることと，「専門職の職業倫理にそぐわない事案が発生した時に専門職はどのようにしてそれを乗り越えようとしているか」を明確に記述することの2つである．よって，専門職が専門職としての規範を有し，臨床現場における困難に対処するためには，それを乗り越えるだけの素養を高めるための教育が必要となる．

　この目的を実現するために，本章では卒前教育に焦点を当てる形で職業倫理教育のあり方について検討する．もちろん，倫理教育を行うためには義務論，帰結主義，徳倫理といった代表的な倫理原則や，人工妊娠中絶，臓器移植，人工呼吸器抜去の可否といった生命医療倫理に関する教育を行うことが前提にある．これらを踏まえた上で結論を先に言うと，筆者は卒前，とりわけ初年次における職業倫理教育についてその重要性を主張する立場である．そのための重要な教育内容として，学内外における自己調整学習に基づく知識教育と実習を通した態度教育の2つであることを主張する．

9.1 なぜ専門職には職業倫理教育が必要か

　第1章で述べたように，保健医療介護福祉の専門職は，一般の人にはない特別な責務が与えられている．そのために専門職は高度な教育を受け，国家から資格を与えられ，その後も弛まない高度なトレーニングを継続する．専門職はこれらに裏打ちされた高い職業規範をもって，対象となる人々に対し必要なサービスを提供する．そこには対象となる人々からの専門職に対する厚い信頼が寄せられている．しかし，まれにではあるが，その信頼関係の崩壊につながるような場面に遭遇することがある．このような倫理的問題に関する身近な話題としては，いわゆる医療事故がある．公益社団法人日本医療機能評価機構が行っている医療事故情報収集等事業によれば[1]，2020年において参加した報告義務対象医療機関数及び参加登録申請医療機関数（1,107機関）からの医療事故件数は4,802件（報告義務対象医療機関からの報告が4,321件，参加登録申請医療機関からの報告が481件）となっていた．また，これらの報告のうち対象者が死亡した事故は271件（6.3％），障害残存の可能性が高い事案の事故が422件（9.8％）となっていた．

　医療事故は基本的に，医療事故として扱われるアクシデントと医療事故には至らなかったが事故になりそうな事案であったインシデントに分類される．インシデントは「日常診療の場で，誤った医療行為などが患者に実施される前に発見されたもの，あるいは，誤った医療行為などが実施されたが，結果とあいて患者に影響を及ぼすに至らなかったものをいう」[2]と定義されている．多くの現場ではこのような事故を防止するための方策がとられている．専門職に対してインシデントの事案を報告するように求め，収集した報告書を分析することによって，事故防止のための具体的な対処方法を実践する．通常，インシデントの場合は当該の専門職がその報告書を提出することにより，その専門職に対する責めを問われない．そうしないと，専門職はインシデントの事実を隠そうとし，結果として重大なアクシデントにつながるからである．

　しかし，医師の職業倫理指針に示されているように，対象者が死亡もしくは

重篤な障害を被った場合はもちろんのこと，軽微なアクシデントもしくはインシデントであったとしても，保健医療介護福祉の専門職は誠意ある対応を持つ必要がある．対象者やその家族に対し，丁寧に事情に説明し，対象者への影響の有無を調べ，対象者の治療に務め，回復を支援することが大切である．

　まれなことではあるが，これまで専門職が犯罪などの理由で行政処分を受けるケースがあった．厚生労働省医療審議会医道分科会の議事を見ると[3]，2018年6月から2022年1月までの間において，医師の免許取り消しが5件，医業停止もしくは戒告の処分が119件，歯科医師の免許取り消しが1件，歯科医業停止もしくは戒告の処分が57件にのぼっていた．また，医道審議会保健師助産師看護師分科会看護倫理部会の議事によると[4]，2018年1月から2022年1月までの間に免許取り消しが16件，業務停止もしくは戒告が61件となっていた．更に，薬剤師においても2018年6月から2019年5月までの議事要旨において，免許取り消し2件と業務停止もしくは戒告が24件公表されていた[5]．

　なお，これらの行為について法的な観点と倫理的な観点としては，若干見解を異にする点に注意が必要である．先にインシデントや軽微なアクシデントについては法的には問題とされない場合があるが，職業倫理の観点からは問題視される場合が少なくない．犯罪行為は基本的に法的にも倫理的にも許されない．ただし，安楽死にまつわる事案であった場合，法的には専門職は殺人罪に問われるが，本人や家族が死を望み，医師に安楽死を懇願していたなどの背景があった場合，倫理的には許されるかもしれない．ただ，その場合には，なぜそのような見解に至ったのかを冷静に考え，周囲の人を納得させるための理由づけが必要となる．この冷静かつ論理的に考え，自らの見解を表出するための技能を身に着けるためには，職業倫理に特化した教育が必要となる．

9.2　保健医療介護福祉専門職における職業倫理教育の歴史

9.2.1　医師の育成から始まった職業倫理教育

　本節では，保健医療介護福祉専門職の職業倫理教育の歴史と現在について振

り返っていく.

　保健医療介護福祉専門職の職業倫理教育は古代より医師の育成において多くの記述がなされている. そのため, 本項は医師の職業倫理教育における歴史を中心に述べていく.

　ジョンセンによる著書『医療倫理の歴史』を概観すると[6], 古代ギリシア時代から現代に至るまで医の倫理に関する著作が世界中に存在していたことがわかる. 例えば, 第1章において述べたようにヒポクラテス全集に収めされている『誓い』は医療倫理学において批判があるものの, いまだに多くの医師にとって重要な職業規範として位置づけられている. 一方, 中国では紀元前1世紀ごろには『黄帝内経』という医学書が存在しており, 医師の義務として病気にかかった者を治療するのではなく, まだ病気でない者を治療することを主張し, 個人の健康が道徳や礼儀の法則に基づき, 誠実さや人間味, 憐みの心を表す規則正しい生活の重要性を説いている. また, インドでは紀元後のはじめごろにおいて『スシュルタ・サンヒター』という著作が発刊され, その中で医師の仕事について全ての人が目指すべき道徳的なものであり, 心身の素質を無気力から霊的な知識への到達という徳に変えることと示している. 更にイスラム社会では9世紀に医師の実践的倫理を示した学術書が発刊されているようである.

　これらの文献の存在から, 専門職としての倫理教育は古代ギリシア時代から多くの国々において, その目指すべきものは異なるものの, 何らかの形で実践されてきたものと思われる. その中で近代においては, 1803年に英国の医師トーマス・パーシウァルが"Medical Ethics"と初めて「倫理」という用語をタイトルにした著書を出版した. この著書において初めて「倫理綱領」に関する解説がなされた. 保健医療介護福祉の専門職に対する体系的な倫理教育の始まりということができる.

　一方, 我が国に目を向けると平安時代に出版されたとされる, 我が国最初の医学書『医心方』[7]において医の倫理に関する記述がある. そして, 江戸時代初期の医学者である貝原益軒による『養生訓』においては, 有名な「医は仁術なり」の内容が記されている[8]. 更に幕末から昭和初期にかけて緒方洪庵や富

土川游などの人物が医師としての心構えや使命感などを残している[9]．ただ，我が国における専門職養成課程における教育実践として倫理教育が施されたのは，1941年に大阪大学で「医学概論」を講義した澤瀉久敬が最初と言われる．澤瀉は医学概論について，医学という学問の本質を追求する医学の哲学であって医学の倫理学ではないと明言している[10]．ただ，澤瀉自身の著書である『医学概論』第三部の中で医道という言葉を使って，医師がとるべき道徳について詳述している[11]．よって，医学概論を職業倫理教育から全く切り離して考えることはできない．実際に藤野は産業医科大学において医学概論教室に所属する立場から，医学概論をプロフェッショナル倫理教育そのものであると捉え，生命倫理学，臨床倫理学を含む人間学から名知足り，医学の本質を見極める学問であると述べている[12]．

9.2.2　職業倫理教育の時期

　次に，医師以外も含めた保健医療介護福祉専門職における倫理教育が近年においていつ，どのようになされていたかを先行研究等を振り返りながら見ていこう．医師の倫理教育について，児玉らは2007年から2008年にかけて全国の医学部おける医療倫理教育の実施状況等について調査を行っている[13]．児玉らによると倫理教育の内容としてはインフォームド・コンセント，終末期医療，安楽及び尊厳死に関する講義内容が高頻度であったことを明らかにしていた．また，倫理教育を履修する学生の約6割が1年生であったと報告していた[13]．一方，児玉らは大学によってカリキュラムなど教育の実情には差が大きく，教育者自身が医療倫理教育を十分受けていないという実情についても言及していた[13]．

　看護学の倫理教育について，山本らは基礎看護教育における看護倫理教育の実態について質問紙を用いた調査を行っている[14]．山本らの調査は質問紙の回答率が12%にとどまっていたものであるが，約9割が1年次での教育であったことを報告している[14]．薬学における倫理教育について，坂本は全国の薬系大学及び薬学部のシラバスを調査し，倫理教育に相当する科目が過半数の大学で

初年次に配当されていることを明らかにしている[15]．一方，介護福祉士について，角田は介護福祉系大学のシラバスから介護福祉士養成課程における倫理教育の現状について調査を行っている[16]．この調査によれば，科目名に倫理が含まれる科目はほぼ全ての大学に配当されていた[16]．しかし，大半が低学年配当の基本的な知識を教授する選択科目であり，介護現場における具体的な倫理的問題について修得を図ることが難しい現状にあるということであった．

　保健医療介護福祉専門職の養成課程において，職業倫理教育をいつ行うことが適切であるかについてははっきりしない．ただ，ここに挙げた実践報告の内容から，専門職の卒前教育において職業倫理教育の多くは1年次を中心とした低学年において開講されていることがわかる．確かに1年次における職業倫理教育とは，保健医療介護福祉専門職を目指して大学に入学した学生が，目指そうとする専門職の職業規範を知り，自らを律するための基本的な態度を身に付けるために重要な位置づけであると思われる．ただし，その一方で初年次教育については，あくまでも入門的な内容であるべきと解釈できる．

9.3　現在の学生が有する規範意識

　保健医療介護福祉専門職の養成教育は，その多くが大学もしくは専門学校といった高等教育の場で行われる．従って，これらの専門職養成課程において専門職の職業倫理を学ぶとすれば，その学生の多くは民法上成人に該当する18歳から22歳の間である．ただ，昨今において大学生の教育の質を問い直すべき事態が起こっていることを言及した論考がみられる．具体的には，学ぶよりも単位を修得することに目的がおかれ，授業中の私語や話し合いに応じず，議論の時間に話し合いもしない学生がおり，教員が壁に向かって話をするという決心をもって授業に臨まなければならないという実態である[17]．

　2009年9月11日に文部科学省が公表した「子どもの徳育の充実に向けた在り方について（報告）」では，社会環境の変化と徳育に関する今日的課題として，次のような指摘がなされている．

　　現在の日本の若者・子どもたちには，他者への思いやりの心や迷惑をかけないという気持ち，生命尊重・人権尊重の心，正義感や遵法精神の低下や，基本的な生活習慣の乱れ，自制心や規範意識の低下，人間関係を形成する力の低下などの傾向が指摘されている．社会を震撼させるような，少年が関与する事件の報道に触れ，子どもたちの規範意識について不安を感じる人も多い．（中略）その一方で，現代の若者・子どもたちは，柔軟で豊かな感性や国際性を備えていたり，ボランティア活動への積極的な参加や社会貢献への高い意欲をもつ者も多く現れたりするなど，昔の若者にはなかったような積極性が見受けられる[18]．

　　確かにここ20〜30年程度をふり返ると，全国の成人式における傍若無人な新成人たちの行動が毎年のように報じられていた．それ以外にも携帯電話の使い方や公共交通機関の乗車マナーなどに関する論評を通して，若者世代の道徳規範に関する問題があちこちで提起されてきた．とりわけ1990年代を境に10〜20歳代の若者たちは，当時の経済状況と照らし合わせる形で「失われた10年」という形で表現されるなど，彼らが有する道徳観を否定的に扱われる傾向にある[19]．このようにメディアを通して若者たちの公衆道徳を含む社会規範について問題視する見方が多くなるにつれ，若者たちが医療介護福祉の専門職として務まるのか，不安に苛まれる人もいるかもしれない．

　　一方，若者（ここでは高校生を指している）の規範意識については一部の者に当てはまることはできるものの，一般化することはできないとの見解もある[20]．この見解をみると，むしろ若者の規範は大人，とりわけ親の社会規範と直結しており，大人が社会の柱となる新しい規範を構築することを急ぐべきであるという考察がなされている[20]．また，若者や子どもたちには柔軟で豊かな感性や国際性，社会貢献への高い意欲など昔の若者には見られなかった積極性があるとの見解もある[16]．近年においては，高校生に対する調査を通して，規範から逸脱するような意識を持つ傾向は少なく，むしろ規範への同調を強めている傾向にあるとの論考も存在する[21]．

9.4 専門職を目指す学生の規範意識と専門職養成教育

　前節において取り上げた規範意識のあり方については，保健医療福祉系大学に属する学生に対しても調査がなされている．山本らは看護師，理学療法士，作業療法士，臨床検査技師等の養成課程及び社会福祉学科に属する４年生を対象として半構造化面接を通して保健医療福祉の専門家を目指す上での規範意識とそれに影響する要因について質的に分析した[22]．その結果，学生が有している規範意識として，規範の重要視，規律の遵守，良好なコミュニケーション，対人関係の重視，適切な状況把握，自己研磨の継続，専門的な知識と技術，専門職としての姿勢という８つのカテゴリーを明らかにした[22]．

　専門職における卒前教育において，学生の気質など職業規範に関連したいくつかのネガティブな指摘はかなり前から存在する．例えば，看護師では1970年代中盤において，看護婦（当時）を目指す学生の中に追いつめられた気持ちや失望・挫折へと転じやすく，耐える力や困難を乗り越える力が不足しており，依存心の強い一面があるなどの問題について指摘がなされている[23]．また，理学療法士においても1980年代以降において，臨床実習時における学生の意識が稀薄であり，学生の勉学のために供された学用患者程度の意識しかなく，自己本位であるとの指摘がある[24]．

　これらの卒前教育における学生の職業規範に関連したネガティブな見解は近年においても散見される．看護師の卒前教育における学生の特徴として，他人に対して寛大であり優しさを維持しているが，自ら他人に対し話しかけるという社交性の低下，及び近所の人や学内の先輩後輩に対するあいさつの低下について報告がなされていた[25][26]．また，作業療法士養成課程に属する学生の特性として，意欲や主体性のなさ，臨床実習指導者や作業療法の対象者と会話ができないとともに，相手の立場で物事を推察できないなどコミュニケーション能力の問題が指摘されていた[27][28]．一方で，臨床心理士の養成においては社交性や専門職になるための意欲や主体性，コミュニケーション能力については，臨床場面において主体性を抑え，受け身的な姿勢でクライエントに臨まなければ

ならない場合もあるという見解も見受けられた[29]. また, 学生の質を学修内容の観点からみた見解も存在する. 最近において厚生労働省が設置した「医療従事者の需給に関する検討会　理学療法士・作業療法士分科会」において新卒の理学療法士及び作業療法士における質の低下が指摘され, 大学教育体制の確立を望む声が挙がっていた[30].

これらは通常専門職を目指す学生として, 卒前教育を通して身につけるべきスキルとして重視されるものである. しかし, ここまでに挙げた一連の見解を全て学生の資質の問題に還元することが適切ではない. これらの指摘に対する背景には, 学生や新人看護師の専門職になるという期待や理想と現実との間の乖離によって生じる葛藤が存在する可能性も否定できない[31)32]. また, 昨今では家族関係や社会的人間関係など多様な問題を抱えた学生が少なからず存在する. そのため卒前卒後を通した形で職業倫理に関する教育を連続的に実践することは, 保健医療介護福祉全体の質を担保する上でも重要な案件である.

9.5 卒前教育における職業倫理教育の重要性

本節では最近の我が国における専門職養成高等教育の方向性を踏まえた上で, 職業倫理教育の重要性, とりわけ初年次から職業倫理教育の実践を重視すべき点について概説する.

平成20年に中央教育審議会が公表した「学士課程教育の構築に向けて（答申）」において[31], 1年次の教育を意味する初年次教育は『「高等学校や他大学からの円滑な移行を図り, 学習及び人格的な成長に向け, 大学での学問的・社会的な諸経験を成功させるべく, 主に新入生を対象に総合的につくられた教育プログラム」あるいは「初年次学生が大学生になることを支援するプログラム」』であると明記されている.

実際に, 「初年次学生が大学生になることを支援するプログラム」の具体的な例として, 「レポート・論文などの文章技法」, 「コンピュータを用いた情報処理や通信の基礎技術」, 「プレゼンテーションやディスカッションなどの口頭

発表の技法」,「学問や大学教育全般に対する動機づけ」,「論理的思考や問題発見・解決能力の向上」,「図書館の利用・文献検索の方法」が明記されている[33].　中央教育審議会はこのような初年次教育のあり方について, 教員の学生に対する学力低下の問題視, 大学1年生が授業についていけないという現状, 学生の大学に入ってからやりたいことが見つからないという意見が多いことを考慮し, 大学生になるためのスキルを向上させるための取組みを推し進めているものと思われる[33].

　大学など高等教育における初年次での専門教育と入門的な一般(普通)教育の位置づけについては, 我が国の教育制度において曖昧な状態が残っているとの見解がみられる[34)35].　これは, 我が国の大学が戦前において専門教育機関としての位置づけをとっていたものが, 戦後は普通教育を大学に取り込むようになったものの, この切り替えが十分に進んでいないという指摘である[35)36].

　「学士課程教育の構築に向けて(答申)」[33]によれば, 米国で実践がなされている初年次教育はもともと大衆化した大学における主体性や意欲の乏しい学生への対応策であるFirst-Year Experienceとして考案されたと示されている.　これは川嶋によれば, 高校から大学への円滑な移行を促すために, 教室の中での学問的な経験だけでなく, 課外活動や寮生活も含めて教室外での包括的, 総合的な経験を大学が支援するという教育のあり方のことである[36].　これに沿って考えると, 大学初年次においては, 大学生になるためのスキルを向上させるための取組みとともに, 自らが目指そうとする専門職がいかなる職業であるかという職業哲学, そして目指そうとする専門職としての価値観を表す職業倫理観を育成するための教育実践も重要である.

9.6　職業倫理教育の内容はいかなるものであるべきか

9.6.1　専門職に対する職業倫理教育の実際(医師を例にとって)

　現在の医学教育では全ての大学において共通して取り組むべき内容, すなわち「コア」の部分を抽出し, 体系的に整理した,「医学教育モデル・コア・カ

リキュラム」に基づいた教育が行われている．これは，1990年代以降における我が国の高齢化社会や社会のグローバル化，そして生命科学の著しい進歩などにより医学教育のあり方を見直す必要が生じてきたことによる[37]．2001年に文部省（当時）は医学・歯学教育のあり方に関する調査研究協力者会議を立ち上げ，様々な議論を経た上で報告書である「21世紀における医学・歯学教育の改善方策について　－学部教育の再構築のために－」を公表した[38]．そして，医学生及び歯学生が卒業までに学んでおくべき態度，技能，知識に関する教育内容を網羅したモデル・コア・カリキュラム－教育内容ガイドライン－を策定した．

「医学教育モデル・コア・カリキュラム」は文部科学省のモデル・コア・カリキュラム改訂に関する連絡調整委員会による平成28年度改訂のものが最新版である[40]．ここでは，医師として求められる基本的な資質・能力（プロフェッショナリズム）として真っ先に「医の倫理と生命倫理」が挙げられている．なお，歯科医師についても，期を同じくして策定及び改訂された歯学教育モデル・コア・カリキュラムにおいて同じ構成となっている．

この医学教育モデル・コア・カリキュラムとの直接的な関係はないものの，日本医学教育学会では臨床倫理実践の重視及び臨床倫理教育の機会が増加していることを鑑みた上で，臨床倫理教育パッケージという名づけられた資料を作成している．この臨床倫理教育パッケージは卒前卒後の区別なく，臨床倫理に関する初学者を対象として，臨床倫理の重要事項や考え方とアプローチ法，主要項目を修得でき，明日からの現場で臨床倫理を実践できることを目指している．また，同じく日本医学教育学会は，全国の医療関連学生及び医療専門職に対する生命医療倫理教育の促進を目的とした『ユネスコ生命倫理ケースブック』の翻訳を行い，医学教育学会ホームページにて無料で公開している[39]．

医師と歯科医師以外にも，薬剤師のモデル・コア・カリキュラムは平成25年度改訂版が公表されている[40]．また看護師の場合は「看護学教育モデル・コア・カリキュラム」が文部科学省のホームページにおいて公表されている[41]．それら以外にも，理学療法士，作業療法士，言語聴覚士，管理栄養士と栄養士については，専門職の職能団体もしくは専門職に特化した学会において策定がなさ

れている．いずれの専門職においても職業倫理に関する教育については，基本事項もしくはプロフェッショナリズムの項目においてその必要性が明示されている（**表9-1**）．なお，理学療法士と作業療法士については，2020年4月に改正された厚生労働省令である「理学療法士作業療法士学校養成施設指定規則」において教育内容として新設された「理学療法管理学」及び「作業療法管理学」の中で，職業倫理に関する教授がなされるよう備考が付されている．

一方，臨床検査技師，診療放射線技師，社会福祉士，精神保健福祉士についてはモデル・コア・カリキュラムの策定がなされていない．それでも文部科学省が設置した検討会等において，職業倫理に関する教育の位置づけが科目や教育目標等によって明記されている（**表9-2**）．

9.6.2 保健医療介護福祉専門職を目指す学生に向けた初年次からの職業倫理教育

専門職における倫理教育について，初年次教育においては知識教育と態度教育とのどちらも充実させる形で実践すべきである．その理由は，初年次から倫理教育を行う意義として，専門職を目指す学生から初年次から専門職として振る舞うための徳性を身に付け，専門職として考え判断するための倫理原則を知り，専門職として行為するための規範を有することが可能となるからである．そして，ここでの鍵を握るのが，初年次から実践する知識教育としての概論教育と態度教育としての学校外における施設等での実習である．

専門職教育において，概論教育は「○○概論」という科目名で主に初年次に開講している場合が多い．我が国の医学教育では，先述した澤瀉によって開講された医学概論が概論教育のルーツであるが[10]，ここでいう概論とは，単なる入門講義ではなく，いわば○○という専門職とは何か，あるいは専門職について学ぶための○○学とは何かを追究する学問である．筆者がこの概論教育を重視する理由は，専門職を目指す学生が入学間もない時期から将来就こうとする専門職の理解を深め，専門職になるための自覚を高め，学生自ら専門職になろう，そのために勉強しようという意志を内在する内発的な動機付け[42]につなげ

表9-1 医療専門職のモデル・コア・カリキュラムにおける職業倫理教育

職種	モデル・コア・カリキュラム名	作成主体	初版公表年	最新版公表年	職業倫理教育の位置づけ
医師	医学教育モデル・コア・カリキュラム	文部省（当時）医学・歯学教育のあり方に関する調査研究協力者会議	2001	2016	A-1 プロフェッショナリズム A-1-1) 医の倫理と生命倫理
歯科医師	歯学教育モデル・コア・カリキュラム	文部省（当時）医学・歯学教育のあり方に関する調査研究協力者会議	2001	2016	A-1 プロフェッショナリズム A-1-1) 医の倫理と生命倫理
薬剤師	薬学教育モデル・コア・カリキュラム	文部科学省 薬学系人材養成の在り方に関する検討会	2002	2013	A 基本事項 A （2）薬剤師に求められる倫理観
看護師	看護学教育モデル・コア・カリキュラム	文部科学省 大学における看護系人材養成の在り方に関する検討会	2017	2017	A-1 プロフェッショナリズム A-1-3) 看護倫理
理学療法士	理学療法学教育モデル・コア・カリキュラム	(公社) 日本理学療法士協会	2019	2019	A 理学療法士として求められる基本的な資質・能力 A-1-2) 医療倫理と理学療法倫理
作業療法士	作業療法士養成教育モデル・コア・カリキュラム	(一社) 日本作業療法士協会	2019	2019	A 作業療法士として求められる基本的な資質・能力 A-1-3) 倫理原則
言語聴覚士	言語聴覚指導養成教育モデル・コア・カリキュラム	(一社) 日本言語聴覚士協会	2018	2018	A 言語聴覚障害の基礎 2 人体のしくみ・疾病と治療 6) 共通 ア.医療と人間
管理栄養士	管理栄養士養成のための栄養学教育モデル・コア・カリキュラム	特定非営利活動法人 日本栄養改善学会	2019	2019	A-1 プロフェッショナリズム ② 栄養の専門職としての職業倫理を説明できる

表9-2　医療福祉専門職の養成教育における職業倫理教育の位置づけ

職種	カリキュラムに関する文書名	公表年	職業倫理教育の位置づけ
臨床検査技師	臨床検査技師学校養成所カリキュラム等改善検討会報告書	2020	指定科目：臨床検査総合管理学教育の目標：医療機関等における臨床検査の意義を理解し，臨床検査の精度管理・品質保証，及び人材・業務・機器・情報・運営・安全に関する管理法を習得するとともに，職業倫理を高める
診療放射線技師	診療放射線技師学校養成施設カリキュラム等改善検討会報告書	2019	教育内容：科学的思考の基盤　人間と生活教育の目標：生命倫理及び人の尊厳を幅広く理解する
社会福祉士	社会福祉士養成課程のカリキュラム（令和元年度改正）	2020	6　ソーシャルワークの基盤と専門職ねらい（目標）：③ソーシャルワークの価値規範と倫理について理解する
精神保健福祉士	精神保健福祉士養成課程のカリキュラム（令和元年度改正）	2020	13　ソーシャルワークの基盤と専門職ねらい（目標）：③ソーシャルワークの価値規範と倫理について理解する

るための重要な科目と位置付けられるからである．

　もちろん，先述したFirst-Year Experienceにおいて示されているように，初年次には主体性や意欲の乏しい学生が少なからずいる．また，学生の中には医療福祉専門職養成課程への入学を果たしながら，入学してから履修内容に否定的な違和感を持つという，いわゆるリアリティショックの状態に陥る学生もいる[43]．本来であれば概論教育は医学概論を端とする専門職の哲学教育であるべきものであるはずだが，これらの学生に対して安易に学生の気持ちを惹きつけるだけの授業をするだけでは，専門職が単に楽しい仕事であるというオープンキャンパスの延長のようなものとなり，学修後に何も残らない危険性を孕んでいる．一方で，専門職の哲学教育というイメージを前面に出した授業を展開したとしても，今度は座学講義が主体となってしまう．学生は着席したまま教

員の講義を聞くしかないという形になり，十分な学修につながらない結果に陥る可能性が高い．

　本書では初年次に焦点を当てた職業倫理教育のあり方について検討しているが，この職業倫理教育は2年次以上を含む養成課程全体を通して実践するのはもちろん，大学院，職能団体，専門職に関連する学会，そして個々の医療介護福祉施設においても卒後教育の一環として実践されるべきである．ただ宮坂が言うように，倫理教育には知識教育と態度教育とのどちらであるのかという根本的な問題が常につきまとう[44]．臨床場面においては場面ごとに降りかかる倫理的問題に対し，解決に向かうための適切な態様をとることが望ましい．しかし，適切な態様をとるためには，その適切さを判断するための基準が予め知識として必要となる．その基準とは多くの場合，倫理原則や倫理綱領や職業倫理指針などの職業規範に関する内容となる．そうであれば，初年次における倫理教育が知識偏重になるのは止むを得ないという側面もある．

　しかし，例えば教師が学生に生命倫理の四原則や職能団体が公表した倫理綱領の条文について授業をしたところで，学生がそれを充分に理解するとは限らない．ここでいう理解とは言葉の意味を分かるようになることや，倫理綱領の条文を暗唱できるようになることだけではない．レヴィンは人の行動とその発達について，人の状態とその環境とに依存することができ，これらが相互依存している諸要因の布置であると述べている[45]．この主張から言えることとして[45]，職業倫理教育ではこれらの原則や倫理綱領を知識としてとどめておきながら，学生が専門職を目指す者として行動変容に至ることを目指すための計画と実践が必要である．そして，この計画と実践を果たすためには，学生の専門職を目指す動機と専門職としての倫理観を身に着けるための学習環境との相互作用に力点を置くことが求められる．これらから，学問の水準を維持した状態で学生に職業倫理としての知識を深めさせ，学生の態様の変容につなげていくための教育のあり方を考えて行く必要がある．

　筆者は，知識教育としての職業倫理教育を概論授業の段階から実践することと，初年次の段階から学校外における施設等での実習との連結的な学習環境の

整備が必要であると考える．そして，職業倫理教育の中核をなすと考えられるのが，規範とプロフェッショナリズムに関する教育内容である．

9.6.3　規範に関する職業倫理教育

卒前教育における職業倫理教育では，学生が将来現場［もしくは学校外における施設等での実習］の中で自らの（あるいは専門職として）職業倫理にそぐわない事態をどのような形で乗り越えればよいか，考え実行する力を身に付けることが大きな目的の１つとなる．そのためには，学生が「考え実行する力」を育成する基礎となる規範を身に付けるための教育内容が必要である．

規範に関する教育については，一般的な規範倫理学しての義務論，帰結主義，徳倫理学，医療倫理の四原則（自律尊重，善行，無危害，公正）などの倫理原則に関する講義がある．また，脳死，臓器移植などに関する生命倫理学の講義を通して，そもそも倫理的問題とは何かということや，倫理的問題に対して合理的に考えることを学ぶことから始めていくことが求められる．そこから専門職に関する専門科目の履修を進めながら，モデル・コア・カリキュラムなどに基づく職業倫理教育や臨床倫理的問題に触れることにより，徐々に専門職の倫理観に関する内発的動機づけにつなげていくことが重要である．

大半の専門職は倫理学に関する体系的な教育を受けていないとしても，専門職として「こうあるべき」という価値観をもって，臨床に従事している．それに対して，学生の場合は臨床の場に身を置いた経験がわずかであることから，専門職としての倫理的な振舞いについてイメージしにくい場合が少なからずあるだろう．既出したように医療専門職の倫理教育はその多くが初年生次からなされているが，いきなり倫理原則論に触れても学生は用語の意味を暗唱するだけに終わってしまう．従って，可能な限り初年次でも理解できる程度の事例を用いて，まず学生に（個人もしくはグループワークを通して）どうすればよいか考えさせ，一定の意見が出た段階で教員がコメントを行い，そのコメントの中で学生の思考のどの部分がどの倫理原則に当てはまるのかを解説するのが，学生の理解を促進する上で望ましい．

9.6.4 徳に関する職業倫理教育

　保健医療介護福祉の専門職はある一定の時間において，患者やその家族と密接に関わる機会が多い．そのため専門職は「善い人」という意味での「善き専門職」として，患者やその家族との良好な人間関係を構築し維持していく態様が常に求められる．この態様とは患者や家族との人間関係を保つための内面に備わった性格に基づくところが大きいが，その善き専門職としての卓越した性格が徳である．このことから，個々の専門職が有する徳は，その専門職の行為として表出され，患者や家族といった他者に認識及び感化され，他者からその善悪を判断される．大きく言えば徳も規範の1つに含まれるのであるが，ここでは徳の教育を職業倫理教育に重要な要素として扱うため，敢えて独立した形で項を設ける．

　徳というものが何であるかの定義については，古代ギリシア時代から存在している．例えば，プラトンが唱えた古代ギリシアの四元徳（知恵・勇気・節制・正義）[46]やアリストテレスが掲げた知慮（思慮）や中庸と言った習慣的な行動の中で表れる性格として人間が備えるべき徳[47][48]が代表的である．近年においてもレイチェルズは慈善，公正，慎重，丁寧など24にわたる徳のリストを示している[49]．

　専門職として必要とされる徳について目を向けると，主だったものとしてPellegrinoとThomasmaは医療実践において必要な徳として，真実に忠実であること，思いやり，実践知（フロネーシス），正義，堅忍，節制，整合性，自己効力感という8つを挙げている[50]．また，DohertyとPurtiloは医療専門職の徳は，私たちが互いに信頼し合うための土台となる特性や気質，態度を表すために使われると述べ，徳の例として，思いやり，勇気，正直さ，誠実さ，敬意をはらうこと，人間らしさの6つを挙げている[51]．更にBeauchampとChildressは保健医療専門職にとっての徳を重要なものと見なし，思いやり，優れた判断力，信頼されること，高潔さ，誠実さの5つを主要な徳として示している[52]．

　職業倫理は専門職としての規範に基づいて，善行としての行為として示され

297

ているものであるから，まずは専門職自身がいかなる徳を有するべきかと考え，教育を通して，または日常あるいは臨床での経験を通してより有徳な人を目指すことが基本的に重要である．

　ただし，専門職としての徳を考える上では注意すべきことが2つある．1つ目は，これまで徳とは何かを議論してきた人たちが示してきた徳について，具体的にどうすれば示された徳に値するのか明確化しにくいという点である．このことは，専門職としての徳を教員が学生に対しどのように教えればいいのか，そして教育効果として示すための基準をどのように示せばよいのかわかりにくいという点である．

　2つ目は，専門職自身が有徳であることを自覚しているとしても，その専門職を徳ある人であるか否かを判断するのは，他の専門職や患者及び家族という他者となるという点である．例えば，レイチェルズは友好を徳のリストの1つとして挙げている[49]．しかし，友好的な振舞いが他者からすれば「胡散臭いもの」として捉えられる可能性がある．また，「親切」も徳の1つと思われるが，「小さな親切大きなお世話」という言葉があるように，他者にとっては不要なものとして捉えられる可能性がある．徳がいかなるものであるかは，教育を通して学ぶことができる．しかし，臨床場面においていかなる振舞いをするかについては，机上の教育だけで賄いきれない部分もある．その意味で，専門職が徳ある人としての行為をできているか否かについては，患者やその家族との対話を繰り返しながら，相手の気持ちを慮る姿勢を保つことが必要である．

　専門職の行為には，正しさが求められる．この正しさは，基本的には倫理原則に則るものである．よって，正しい行為が何であるかについて，全ての人が共通した認識を持っているのであれば，専門職としての正しい行為に関するマニュアルを作成し，それに忠実に従って行為することで倫理的問題の発生を抑制できると言うことができる．しかし，それだけで済む問題ではない．ある行為が全ての人に共通して正しいと認識されるとは限らず，専門職による1つの行為に対して，その正しさの評価は他者によって異なる場合が少なくない．セイルは既にこの点について言及しており，正しい行為を定める規準について正

しい行為に共通する点は何かという点や行為を正しいものにするのは何かに対する答えが，その規準の中にすべて含まれるわけではないと指摘している[53]．その上で，正しい行為に共通する点は何かという実質的説明ではなく，行為の正しさは何に存するのかという解明的説明の重要性を説いている[53]．つまり，行為の正しさは徳を有しその徳に基づくという動機をもって行為を行うことで評価される[53]．このことから，行為と行為する動機としての徳はともにあると考えることが望ましい．

　それでは，専門職が有するべき徳とは具体的にはどのようなものであろうか．代表的な徳としてはケアリングがある．ケアリングは日本看護協会が公表した『看護にかかわる主要な用語の解説』によれば，次のように定義される[54]．

　　対象者との相互的な関係性，関わり合い，対象者の尊厳を守り大切にしようとする看護職の理想・理念・倫理的態度，気づかいや配慮，が看護職の援助行動に示され，対象者に伝わり，それが対象者にとって何らかの意味（安らかさ，癒し，内省の促し，成長発達，危険の回避，健康状態の改善等）をもつという意味合いを含む．

　ここでいうケアリングは一般的な倫理原則とは異なり，自分自身と他者との相互関係性に焦点をあてるケアの倫理に基づいた行為といえる．ケアの倫理とは何が良い行為であるか，何か正しいのかを追い求めるのではなく，他者の求め（デマンド・ニーズ）に対して，どのように応答すべきであるかという点に力点が置かれる倫理規範である．臨床現場において専門職が患者の求めに応じる過程においては，個々の患者により具体的な方策は異なるものの信頼関係を深める，誠実に患者と向き合う，丁寧に患者の話を聞くといった徳に基づく行為が求められる．

　浅井は医師の立場から医療現場で自己決定を実現するために必要な10の徳（慎重さ，思いやり，節度，勇気，責任感，想像力，合理的である，寛容さ，謙虚さ，善意）について論述している[55]．ここで示されている徳はそれぞれ医療従事者だけでなく，患者とその親族，自己決定を行う者及び関係者に宛てら

れている．これらの徳をもった有徳な存在になるために，強制や誘導，命令，情報操作をすることなく学習者からの主体的な対話を求め，心の一番深いところ，心の琴線に触れ，自然に大切なことが身に付く教育の構築が必要であると説いている[55]．また，教育を行う者がまず有徳になるべきであり，常に自己反省を行い，悪徳を排する努力を行うことで思慮深い教育ができるようになることの必要性を主張している[55]．

　筆者は作業療法士の立場で，専門職たる作業療法士が持つべき徳について，臨床現場に従事する作業療法士からのインタビューを通して質的に整理した（**表9-3**）[56]．その結果，2つのカテゴリーと5つのサブカテゴリーに分類することができた．筆者の研究成果として，作業療法士以外の専門職が持つべき徳とは何かについて明らかにするところまではまだ進んでいない．一方で，ここに示した徳の一覧はその重要度に差こそあれ，作業療法士以外の専門職であったとしても大きく異なることはない．これらの徳はいずれもケアの倫理に基づいた行為として現れる徳といえるし，専門職の職業規範としての徳の一例として示すことができる．

表9-3　作業療法士が有するべき徳

カテゴリー	サブカテゴリー	主要コード
作業療法士としてあるべき自身の姿	作業療法士としての将来像	理想を持つ
	作業療法士としての内省	人から指摘されたことを素直に受けとめる
		失敗したことを振り返る
		自分を客観的に見る
他者との関係構築と深化	共感する	その人の気持ちをわかる
		相手が発するサインを受けとめる
	信頼関係をつくり維持する	相手から自分が「楽しい」と思われる
		「あなたに関わっている」ということを伝える
		自分自身の存在を相手に認識してもらえる
		相手を支援する体制をつくる
	他者を理解する	相手と一緒に考える
		相手の背景を知る
		聞き役にまわる
		相手が話しやすい雰囲気をつくる

文献56）を一部改変

9.6.5 医療プロフェッショナリズムに関する職業倫理教育 ─────

　我が国では医学教育におけるプロフェッショナリズム教育について，日本医学教育学会が2011年にカリキュラム及びプログラムを明示する必要性について提言している[57]．ここではプロフェッショナリズム教育の目的を医療や医師に対する社会からの信頼度の向上を図り，国民全体でよい医療を創っていくこととしている[57]．またプロフェッショナリズムの修得を医学教育の目標及びアウトカムとして明示するとともに，プロフェッショナルの概念把握についてそれが求められる理由などを明確にしながら，学習目標につなげることの必要性を指摘している[57]．そして，医師としてのプロフェッショナリズムを患者や社会から信頼を得るために最善の努力をし続ける考え方や姿勢であることと記している[57]．

　まずプロフェッショナルが何であるかの定義づけについて概観する．米国内科学会と欧州内科学会は合同で医師のプロフェッションとしての医師憲章を制定している[58]．この医師憲章では，基本的原則として，患者の福利優性，患者の自律性，公正性（Social Justice）という３つを掲げている．そして，プロフェッショナルとしての一連の責務として，プロフェッショナルとしての能力，正直（誠実）であること，守秘義務，患者との適切な関係性，医療の質向上，医療へのアクセス向上，有限である医療資源の適正配置，科学的根拠に基づいた医療の実践，利害の衝突に対する適切な対処と信頼の維持，専門職としての責任を果たすという10の責務を明示している．

　また，よく知られた定義としては，ArnoldとSternによる古代ギリシアの神殿を模して図式化したものがある[59]．医師のプロフェッショナリズムを臨床能力（医学的知識），コミュニケーション技術，倫理的及び法的理解を土台に置く形で，卓越性，人間性（ヒューマニズム），説明責任，利他主義という４本の柱によって成り立つと定義している[59]．

　我が国におけるプロフェッショナリズム教育は，文部科学省が公表している医学教育モデル・コア・カリキュラム（平成28年度版）の中で言及されている[37]．ここでは，医師として求められる基本的な資質・能力としてプロフェッ

ショナリズムが挙げられており，そこでは「人の命に深く関わり健康を守るという医師の職責を十分に自覚し，患者中心の医療を実践しながら，医師としての道を究めていく」ことと記されている．このプロフェッショナリズムでは医の倫理と生命倫理，患者中心の視点，医師のとしての責務と裁量権の3つが挙げられている．医療が一般の人々に理解しにくいものであり，医療情報において患者側が劣位となる非対称性を解消することが簡単ではない現状において，患者や社会からの信頼を得るために医師が知っておくべきこととして，この3つはいずれも重要な内容である．

　プロフェッショナリズム教育の方法として，日本医学教育学会はシミュレーション教育や臨床現場での経験を通した省察の促進，ロールモデル，地域社会のニーズに対する体験知などを提案した[57]．実際に，我が国における医学教育の中では，看護師や薬剤師を目指す学生とともに行う多職種（専門職）連携教育を含めて複数の年次にわたるワークショップや臨床実習などを通した実践がなされてきた[60)61)]．

　ただこれまで医療プロフェッショナリズム教育については，多くの場合，正式にカリキュラムの中で言及されてきたわけではなく，ロールモデルの中で自然に身についていくものとしての認識が主流であった[62]．もちろん，専門職としてのアイデンティティを深めていくきっかけとして，ロールモデルは重要な倫理教育の方法である．しかし，ロールモデルは時にその過程の中で，指導する側である教育者が意図していない内容を学生は自身の学びとして取り込んでいく．この学びが専門職の職業規範として肯定的な学びにつながれば問題ないのであるが，時に職業規範と矛盾する行動規範として許容される学びに結び付く可能性もある．このような教育者が意図しない学習内容を隠れたカリキュラム（Hidden Curriculum）と呼び，職業倫理教育を考える上で重要な概念となる．

9.7　職業倫理教育における隠れたカリキュラム

　前項において示した隠れたカリキュラムについて，小学校教育における研究として1968年に初版が発刊された『*Life in Classrooms*』の中で最初にこの言葉を使ったJacksonによれば，子どもに対し期待される学業上の成功や学校生活での道徳的規範のことを指すものであった[63]．現在における隠れたカリキュラムの定義としては，「意図されない学習内容」[64]として暗黙的に身につける教育内容と捉えられているようである．

　医学教育における隠れたカリキュラムについて，松浦によれば，シラバスなどに示された正規の授業内容（顕在的カリキュラム）以外において，学生が体験したものを学んでしまうもの（潜在的カリキュラム）を言うのが一般的である[65]．具体的には学生が教師から罵倒されるような教わり方をすることや，教室内で教員や他の学生が口にする冗談や個人的な話といった，その養成教育課程における学修環境や文化によって学生の性格形成が影響されるということである[66]．Haffertyはカリキュラムについて，「明言され，意図され，公式に提案され承認されたカリキュラム」である我々が行うカリキュラム，「教員陣と学生との間で起こる，自然な，主にはその場限りの，教えることと学ぶことという高度な人間関係の構築」である非公式のカリキュラム，「組織的な構造や文化の水準において機能する一連の影響力」である隠れたカリキュラムの3つに区別して定義している[67]．

　松浦やHaffertyとFranksが述べている隠れたカリキュラムの定義を概観する限りにおいて，保健医療介護福祉専門職の職業倫理教育において，隠れたカリキュラムの存在は学生が専門職としての学びを深める上で大きな影響を及ぼす可能性のある[65][66]．学生が専門職になるためのプロセスにおいて，様々な臨床場面において思考と判断を求められることは往々にしてある．学生は授業以外でも，教員と時間を共有する機会が少なからずある．その中で，学生は教える側である教員から得る知識や技術だけでなく何気ない言動や表情，振舞いを自らのコミュニケーション能力向上の手がかりとし，プロフェッショナリズム

として理解し，専門職としての職業規範として身に付ける機会がある．

　ここで取り上げた隠れたカリキュラムは生徒が教師の意思に関係なく，学生が何を学ぶかに焦点を置いたものである．学生にとっての隠れたカリキュラムは，養成校内の教育だけでなく学校外における施設等での実習の場においても数多く存在しうる．とりわけ，学生が専門職として成長していく過程において，臨床現場における専門職の立ち振舞いは，学生の手本として大きな影響を受けやすい．このように考えると，教える側の人間も専門職としての職業倫理を理解し，職業倫理に適う行動を意図的にとる必要がある．学生は授業中以外の時間帯においても，目の前に教員の言動や立ち振舞いを常に学んでいるからである．

　この隠れたカリキュラムが，専門職を目指す学びの中で障害をきたすとすれば，これは職業倫理教育として是正しなければならない．それでは，学生にはどのような学びをしてもらうことが大切だろうか．

　HaffertyとFranksは隠れたカリキュラムを解決に導くために４つのヒントを試案している[66]．

1．学生を教える人たち（教員，他の専門職，学力のより優れた学生たちを含む）は初学者の感じ方を，とくに養成教育や体験実習のもっとも早い段階において，より意識する必要がある．個々の学生たちは，体験実習の中での当然と思っている「現実」に対し，素人のような感じ方や反応を示す．これらが隠れたカリキュラムの存在と内容の視標の役割を果たす

2．隠れたカリキュラムの内容と起こりうる影響は，教員，学生，（社会科学者のような）専門外の観察者との共同体によって特定され，対処されるのが最善である

3．（たんに臨床の教員や倫理学に特化した教員にのみならず）学生と接しているすべての教員は，研究室及びベッドサイドのいずれにおいても，教員自身が遭遇する倫理的問題について，それらの経験と知識を学生に伝えるために，進んで特定し，また特定できなければならない．教員は統合された倫理諸原

則を科学と医学双方の日常業務において言葉のみならず行動で示すべきである．倫理的問題の認識を共有することにより重要となることは，これらの倫理的問題に対する判断を導くための論理的思考である．教員は学生に対し医療における倫理の重要な役割関する双方向の有益な対話に引き込んでいるだろう

4．学生は組織的なレベルで医学倫理を正しく認識するため実際の生活（real-life）の機会を与えられる必要がある．医学校，病院，診療所のような組織は，倫理的実在についてめったに考えない．倫理的問題はほとんどの場合組織的なレベルではなく，個人のレベルで構成される

　ただ，その一方で教師による意図的な戦略としての隠れたカリキュラムが存在するという指摘がある．氏原によれば，隠れたカリキュラムとは教師が学生に習得することを期待する能力，あるいは規範であると定義される[64]．これらの能力や規範は初等及び中等教育の段階から，子どもが１人の人間として生きていくために経験及び蓄積される日常の知や教育を通して培った教育知や，学校の外も含め様々な経験を通して得る実践知を背景とするものである．

　ただし，これらの知の中には，社会一般的に受け入れられないものもある．また，一個人としての日常生活では問題視されなくとも，専門職を目指す学生としての振舞いとしては問題であると認知される行為がある．教員は公式のカリキュラムを進めていくにせよ，この時における専門職を取りまく医療介護福祉の環境や学習するその年の学生の性格や集団的力動などを考慮し，学生が習得すべき能力あるいは規範に結びつけるための道筋を意図的に作っていく必要がある．

9.8　職業倫理教育と自己調整学習

　前項までに筆者は保健医療介護福祉専門職の職業倫理教育のあり方として，初年次における概論授業と学校外における施設等での実習との連結的な学修環境の整備が必要であることを主張した．

　学生が単に若者という立場ではなく，専門職を目指す目的をもって行動するために有するべき規範は，それまで培ってきたもの以外にも多くのものがある．その中には，言葉遣いや他者との距離，他者の身体への触れ方など，それまでは正しいと思ってきた態度の変容を求められることもある．学生はこれまでに理解した知識をもとに振る舞おうとするが，専門職は患者などの多くの他者から様々な問題点を指摘される．学生の中には，戸惑いを隠せない者もいるだろう．その時，職業倫理教育では学生に対し「なぜ，問題だと言われるのだろう」と考える環境（場，時間）を与えることが重要である．この「なぜ」を学生なりに考え，理解し，行動変容の必要性を内発的に動機づけ，次からの行動を修正できれば，問題の指摘からその時にとった行動や言動に対する省察（内省：Reflection）を経て，学生の言動や行動が，少しずつかもしれないが専門職らしく変容するであろう．日常の中で自ら意識することはないが，行為を行いながら，その行為という一連の流れの中で暗黙的に自らを振り返り，それらの積み重ねをもって熟練した振舞いにつなげていくという一連のプロセスはショーンが「行為の中の省察（Reflection-in-Action）として示している[68]．専門職が行為の中にある価値判断を，この行為の中での省察を通した知識の蓄積の結果として蓄積されていくとすれば，この過程は職業倫理教育の内容として重視されるべきである．

　ここで示した内省を伴いながら，自ら学習する方法論としてはジマーマンとシャンクが提唱した自己調整学習（Self-regulated Learning）を挙げておきたい[69]．この自己調整学習とは学生が自らの学習目標を達成するために，そこに至るまでの学習過程を学生自身でコントロールできるようになるためのものである[69)70)]．学習過程におけるコントロールとは，教えられた経験という受動的な内

面的事象ではなく，学生が独力で積極的に取り組む学習活動過程のことである．

またZimmermanは自己調整学習の要素について学生のメタ認知，動機付け，行動の3つを挙げている[71]．メタ認知とは，自ら既に認知していることを認知（自覚）しているという認知のことや，自ら振り返って考えるという省察と同じ意味を指す[72]．この挙げた3つの要素を具体的に示すと，学生はメタ認知として学習の過程におけるいくつかの段階において，学習を計画し，整理し，自ら学習し，自ら学習を管理し，自ら評価する．次に，学生は動機付けとして，能力，自己効力，自律性を自ら認知する．最後の行動として，学生は最適な学習環境を選択し，構築し，創造する．

自己調整学習ではここから更に，学生の学習方略，自己効力の知覚，学習上における目標への関与が重視される[73]．学習方略には自己評価，目標設定と計画，情報の探索などが示されているが[73]，設定した目標に到達するために学習方略を活用することにより，徐々に自己効力を自覚することができ，このことが動機づけとなって更なる目標に向けて学習方略を活用しようとする[74]．

この自己調整学習については，我が国におけるこれからの学校教育の場においても活用されようとしている．中央教育審議会が2021年1月26日に答申した「『令和の日本型学校教育』の構築を目指して　～全ての子供たちの可能性を引き出す，個別最適な学びと，協働的な学びの実現～」では[75]，教育課程のあり方における学力の確実な定着等の資質・能力の育成に向けた方策として，次のように示されている．

学びに向かう力の育成は幼児期から成人までかけて徐々に進んでいくものであるが，初期の試行錯誤段階を経て，様々な学びに進め方や思考ツールなどを知り，経験していくことが重要である．とりわけ小学校中学校以降，学習の目標や教材について理解し，計画を立て，見通しをもって学習し，その過程や達成状況を評価して次につなげるなど，学習の進め方を自ら調整していくことができるよう，発達の段階に配慮しながら指導することが大切である．また，中学校以降において，多様な学習の進め方を実践できる環境を整えることも重要である．

　ここで示された内容には学習の目標に対する理解，学習過程や達成状況の評価，学習の進め方を自ら調整するなど，自己調整学習の原理的な側面が明らかに表出されている．この答申は我が国における初等中等教育のあり方について検討された結果の1つであるため，ここでの対象は小学校の児童もしくは中学校及び高等学校の生徒である．しかし，このような学びを経験した子どもたちが，そのまま専門職を目指すということになれば，専門職育成のための高等教育においても，ここで示された育成の方策における連結的な実践を無視することはできないと考える．

　なお，ここまで検討してきた自己調整学習については，近年医師の養成教育において議論されている．松山は医学部での医師養成教育の中で筆者が倫理教育の一要素として後述するプロフェッショナリズム教育の重要性を取り上げている[77]．松山は医学生がプロフェッショナリズムを獲得するためには，医師としての価値観や規範を医学生の中に内在化させるために，教師が学生を教育するという観念から逸脱することが必須であると説いている[76]．そして，プロフェッショナリズムの獲得には医学生に対する医師としての専門職アイデンティティの形成を図ることが重要であると述べているが，これら一連の過程において，医学生に自己調整学習力の育成が必要であることを強調している[76]．

9.9 実習における職業倫理教育

　保健医療介護福祉専門職を目指す学生に対する職業倫理教育と，また養成校内での講義や演習等を通して学んだ規範意識等については，実際の場面で実践と内省を繰り返しながら，学生自らの学びにつなげられる学習環境の整備が求められる．それを実現するために注目すべきことは，学校外における施設等での実習を通した倫理教育のあり方について考えることである．本節では，これまでの主張に基づき，初年次における実習を通した倫理教育のあり方について検討する．

　保健医療介護福祉専門職を養成するカリキュラムにおいては，卒業までに学

校以外に所在する施設等での実習が必修科目として配当されている．それぞれ
の専門職養成課程における実習科目については，看護師や臨床検査技師の場合
は臨地実習，医師，理学療法士，作業療法士，言語聴覚士においては臨床実習，
薬剤師では実務実習，社会福祉士においてはソーシャルワーク実習，介護福祉
士では介護実習といったように法令に基づく名称が定められている．

　実習の目的については，それぞれの専門職における実習に関するガイドライ
ンの中で明記されている．例えば，2019年に厚生労働省が公表した「看護基礎
教育検討会報告書」では，保健師及び助産師に求められる能力として「倫理的
課題に対応する」ことが掲げられた[77]．また，看護師及び准看護師に求められ
る実践能力として「倫理的な看護実践」として看護職としての倫理観を持つこ
とが卒業時の到達目標として明記された．このことに伴い，看護師養成課程に
おける基礎看護学においては，臨床判断能力以外に倫理的判断・行動に必要な
基礎的能力の養成が必須化した．これらを踏まえ，看護師養成における臨地実
習[注]の目的は2020年に公表された「看護学実習ガイドライン」において，次の
ように明記されている[78]．

　臨地実習は，学生が学士課程で学修した教養科目，専門基礎科目の知識を基盤とし，
　専門科目としての看護の知識・技術・態度の統合を図りつつ，実践へ適用する能
　力を育成することを目的とする．病院，施設，在宅，地域等の多様な場において，
　多様な人を対象として援助することを通して，学生が知識・技術・態度の統合を
　図ると共に，対象者との関係形成やチーム医療において必要な対人関係形成能力
　を養い，看護専門職としての批判的・創造的思考力と問題解決能力の醸成，高い
　倫理観と自己の在り方を省察する能力を身に付けることを目指す

　また，2021年に公表された社会福祉士養成教育における『ソーシャルワーク
実習指導・実習のための教育ガイドライン』においては[79]，ソーシャルワーク
実習の狙いとして文部科学省及び厚生労働省から発出された指針を一部引用す
る形で，次のように記されている[80]．

① ソーシャルワーク実習の意義について理解する

② 社会福祉士として求められる役割を理解し，価値と倫理に基づく専門職としての姿勢を養う

③ ソーシャルワークに係る知識と技術について具体的かつ実践的に理解し，ソーシャルワーク機能を発揮するための基礎的な能力を習得する

④ 実習を振り返り，実習で得た具体的な体験や援助活動を，専門的援助技術として概念化し理論化し体系立てていくことができる総合的な能力を涵養する

　これら以外の専門職においても，養成校以外の施設等で実習を行う目的の1つに「倫理観」という文言が示されている場合がほとんどである．すなわち，専門職を目指す学生にとって，職業倫理に関する意識づけを深める上で実習は重要な意義を持っている．先述したように，実際に看護師養成において初年次に開講される基礎看護実習においては，十分とは言えないものの実習前後での倫理教育が施されている[12]．また，介護福祉士の養成教育においても選択科目であるため学生全員が履修するとは限らないものの，実習を含めた倫理教育の実践がなされているとの報告も見受けられた[14]．

　どの専門職においても初年次から専門技術に関する講義や演習が行われている訳ではないため，実習は基本的に見学が主体となるであろう．ただ，実習の目標にある倫理観をもった専門職としての態様を身に付けるためには，見学とはいえ許される範囲で対象者とのコミュニケーションをとる機会や対象者の個人情報に触れる機会もある．そのため実習の時期によっては，入学後早い時期から専門職としての職業倫理について講義や演習を通して実習に耐えうるだけの職業倫理観を学生に身に着けさせる授業を実践する必要がある．

　初年次の実習における職業倫理教育において大切なことの1つは，専門職を目指す学生に対して技術的な成果ばかりを求めるのではなく，専門職としての態様を身に付けることの必要性を自覚させ，専門職としてどのように振る舞えばよいかを考えることが重要であるという動機づけを深めることにある．

　実習における職業倫理教育の課題は，養成校の教員並びに実習において指導

にあたる施設等の指導者が学としての職業倫理を教授できるのか，という点である．もちろん，教員並びに指導者は相応の実務経験を有しているため，経験則に基づいた自らの職業倫理観を学生に伝えることが可能である．このこと自体は重要な教育内容になり得るのであるが，経験則に基づく職業倫理観は教える側個人にとって差が大きいため，ある指導者が大切にしている職業倫理観を，別の指導者が否定してしまうという事態が起こりうる．また，学生によっては，例え初年次であったとしても，それまでの学修や実習を通して得た体験を通して少なからずでも身に付けた職業倫理観が指導者にとってのそれとは異なる場合もあるだろう．この場合，実習を通して学生自身に内在された倫理的ジレンマに指導者が対応できず，十分な振返りを得られないまま実習を終えてしまうケースもあり得る．

　実習は，技能的にも倫理的にも専門職としての適性を磨くための貴重な機会である．実習を通した倫理教育の充実したものにするためには，これまで述べてきた倫理法則，徳，プロフェッショナリズムなどを基盤とした学としての職業倫理を一定のレベルで教員並びに実習指導にあたる専門職が身につける必要がある．その上で，学生が実習中に抱いた倫理的ジレンマに気づき，適切な助言を行い，学生の態様の変容に向けて内省を促し，自ら職業倫理観の深化に結びつけるための教育体系が求められる．

■ おわりに（職業倫理教育の課題）

　本章では卒前教育，とりわけ初年次に焦点を当てながら職業倫理教育のあり方について検討してきた．専門職を目指す学生に対する卒前の倫理教育を充実させるためには，結局，教員及び実習の指導者たる経験豊富な指導者が学としての職業倫理，すなわち職業倫理学について改めて知識や態様を身につけ，倫理的課題に気づき，振り返る習慣づけを継続する必要がある．とりわけ専門職としての専門的な知識や技術が乏しい初年次の学生に対しては，何が問題なのか，どうすればよいかについて学生に理解できる言葉を使って時間をかけて丁

311

寧に説明する必要がある.

　その意味で考えると職業倫理教育を適正に実践するためには, 教える側たる専門職が隠れたカリキュラムを学生にとって有益なものになるよう, 倫理的な振舞いを日常的に行うことが求められる. また, 専門職が自ら職業倫理教育ための教授法についても学ぶ必要があると考える. このことを実現するために卒後の職業倫理教育も更なる充実を図ることは必須と思われる. 実際には, このような専門職を対象とした卒後の職業倫理教育も十分に実践されているとは言えない現状であるのだが, 紙面の関係上, この点については稿を改めて論じたい.

注

　看護師養成教育における実習は, 保健師助産師看護師学校養成所指定規則においてもともと「臨床実習」として位置づけられていた. それが1996年（平成8年）の第三次改正によって「臨地実習」に変更となった. この変更の理由については, 文部省（当時）及び厚生省（当時）より「病院に限らず, 看護が行われるあらゆる場で直接患者, 家族等に接する実習を推進するため」[81)]と説明されている.

引用・参考文献

1）公益社団法人日本医療機能評価機構：医療事故情報収集等事業　集計表　2019年1月－12月.
　https://www.med-safe.jp/contents/report/html/nennzi/2020/index.html（2022年3月19日アクセス）
2）厚生労働省　医療安全対策会議：医療安全推進総合対策.
　https://www.mhlw.go.jp/shingi/2005/03/dl/s0324-15d2.pdf（2021年4月3日アクセス）
3）厚生労働省：医道審議会（医道分科会）
　https://www.mhlw.go.jp/stf/shingi/shingi-idou_127786.html（2022年3月18日アクセス）
4）厚生労働省：医道審議会（保健師助産師看護師分科会）
　https://www.mhlw.go.jp/stf/shingi/shingi-idou_127797.html（2022年3月18日アクセス）
5）厚生労働省：医道審議会（薬剤師分科会薬剤師倫理部会）
　https://www.mhlw.go.jp/stf/shingi/shingi-idou_127806.html（2022年3月18日アクセス）
6）ジョンセン.RA（藤野昭宏, 前田義郎訳）：医療倫理の歴史, ナカニシヤ出版, 京都, pp.7-70, 2009.
7）槇佐知子：『医心方』事始, 藤原書店, pp.11-27, 2017.
8）貝原益軒（石川謙校訂）：養生訓・和俗童子訓, 岩波書店, pp.124-125, 1961.
9）伴信太郎, 藤野明宏責任編集：医療倫理教育, 丸善, pp.1-23, 2012.
10）澤瀉久敬：医の倫理：医学講演集, 誠信書房, pp.185-206, 1971.
11）澤瀉久敬：医学概論　第三部：医学について, 誠信書房, pp.286-305, 1960.
12）藤野昭宏：産業医科大学雑誌, 医学概論とは何か－その歴史的意義と使命－, 37：273-291, 2015.
13）児玉知子, 浅井篤, 板井孝壱郎：医学教育, 医学部における医療倫理教育の現状について, 40：

9-17, 2009.

14）山本真弓，鷲尾昌一，入部久子：日本看護倫理学会誌，看護基礎教育における倫理教育の実態調査，
　　7：77-85, 2015.

15）坂本尚志：京都薬科大学紀要，薬学教育においてどのような哲学・倫理教育が必要か？，1：119-
　　125, 2020.

16）角田ますみ：生命倫理，シラバスからみる大学における介護福祉士養成課程の倫理教育，26:35-
　　45，2016.

17）位田隆一，片井修，水谷雅彦，他編：倫理への問いと大学の使命，京都大学学術出版会，pp.71-
　　86, 2010.

18）文部科学省：子どもの徳育に関する懇談会　子どもの徳育の充実に向けた在り方について（報告）
　　２．現代の子どもの成長と徳育をめぐる今日的課題.
　　https://www.mext.go.jp/b_menu/shingi/chousa/shotou/053/gaiyou/attach/1286155.htm（2021年4
　　月4日アクセス）

19）浅野智彦編：検証・若者の変貌，勁草書房，pp.1-36, 2006.

20）友枝敏雄，鈴木譲（編著）：現代高校生の規範意識，九州大学出版会，pp.37-68, 2003.

21）友枝敏雄編：リスク社会を生きる若者たち，大阪大学出版会，pp13-32, 2015.

22）山本英子，平野裕子，井上和久，新井恵：埼玉県立大学保健医療福祉科学学会，保健医療福祉系
　　大学学生における規範意識とそれに影響する要因，5:31-38, 2015.

23）立山正子，佐藤洋子，宮越不二子，鎌田孝子：看護教育，生活意識調査　看護学生の抱えている
　　問題を探る，16:586-594, 1975.

24）石橋朝子：理学療法と作業療法，養成校における教育に関する要望　－臨床実習におけるスーパー
　　バイザーの立場よりー，医学書院，14:247-248, 1980.

25）柳川育子，矢吹明子：京都市立看護短期大学紀要，現代の看護学生の生活及び気質の特徴（第1報），
　　（35）197-211, 2010.

26）柳川育子，矢吹明子：京都市立看護短期大学紀要，現代看護学生の生活及び気質の特徴 第2報（次
　　元別解析），（36）61-68, 2011.

27）高木邦子：作業療法ジャーナル，現代の学生気質とその対応，三輪書店，45:320-325, 2011.

28）工藤亮：作業療法ジャーナル，臨床実習再考，三輪書店，45:332-337, 2011.

29）今田雄三：鳴門教育大学研究紀要，セラピスト養成における現代的な問題とその対応，28:307-
　　320, 2013.

30）厚生労働省：医療従事者の需給に関する検討会　理学療法士・作業療法士分科会（第3回），資料
　　２ 理学療法士・作業療法士の需給推計を踏まえた今後の方向性について，2019.28
　　https://www.mhlw.go.jp/content/10801000/000499148.pdf（2021年5月3日アクセス）

31）山口美和：PT・OTのための これで安心 コミュニケーション実践ガイド　第2版，医学書院，
　　pp.2-4, 2016.

32）厚生労働省 新人看護職員の臨床実践能力の向上に関する検討会起草委員会：「新人看護職員の臨
　　床実践能力の向上に関する検討会」報告，2004.
　　https://www.mhlw.go.jp/shingi/2004/03/s0310-6.html（2021年5月2日アクセス）

33）中央教育審議会：学士課程教育の構築に向けて（答申），2008.
　　https://www.mext.go.jp/component/b_menu/shingi/toushin/__icsFiles/afieldfi
　　le/2008/12/26/1217067_001.pdf　（2021年6月24日アクセス）

34）舘昭：大学教育，大学と一般教育，8:8-15, 1991.

35）初年次教育学会編：初年次教育の現状と未来，世界思想社，pp.29-41, 2013.

36）濱名篤，川嶋太津夫（編著）：初年次教育－歴史・理論・実践と世界の動向，丸善出版，pp.1-12，2006.

37）文部科学省：医学教育モデル・コア・カリキュラム（平成28年度改訂版），歯学教育モデル・コア・カリキュラム（平成28年度改訂版）の公表について.

https://www.mext.go.jp/b_menu/shingi/chousa/koutou/033-2/toushin/1383962.htm　（2021年11月5日アクセス）

38）医学・歯学教育のあり方に関する調査研究協力者会議：21世紀における医学・歯学教育の改善方策について　－学部教育の再構築のために－．日本医学教育学会編　医学教育白書2002年版．pp151-160, 2002.

http://jsme.umin.ac.jp/book/pdf/wpmej-2002-151.pdf（2021年5月15日アクセス）

39）日本医学教育学会倫理・プロフェッショナリズム委員会：「ユネスコ生命倫理ケースブック」翻訳版.

http://jsme.umin.ac.jp/com/pro/report_unesco.html（2022年1月31日アクセス）

40）文部科学省：薬学教育モデル・コアカリキュラム.

https://www.mext.go.jp/a_menu/01_d/08091815.htm　（2022年1月31日アクセス）

41）文部科学省大学における看護系人材育成の在り方に関する検討会：看護学教育モデル・コア・カリキュラム.

https://www.mext.go.jp/b_menu/shingi/chousa/koutou/078/gaiyou/__icsFiles/afieldfile/2017/10/31/1397885_1.pdf（2022年1月31日アクセス）

42）E・L・デシ，リチャード・フラスト（桜井茂男監訳）：人を伸ばす力，新曜社，pp.21-38, 1999.

43）森本陽子，金子祐大，齋藤すが代，他：山口県立大学学術情報，医療福祉系大学の学業に対するリアリティショックとその対処の現状，（12）：115-122, 2019.

44）伴信太郎，藤野昭宏責任編集：医療倫理教育，丸善出版，pp.44-62, 2012.

45）クルト・レヴィン（猪股佐登留訳）：社会科学における場の理論，ちとせプレス，pp.237-295, 2017.

46）プラトン（藤沢令夫訳）：国家（上）改版，岩波書店，pp.314-374, 2009.

47）アリストテレス：ニコマコス倫理学（上），岩波書店，pp.58-60, 1971.

48）アリストテレス：ニコマコス倫理学（上），岩波書店，pp.223-231, 1971.

49）ジェームス・レイチェルズ，スチュアート・レイチェルズ（次田憲和訳）：新版　現実をみつめる道徳哲学，晃洋書房，pp.160-161, 2018.

50）Pellegrino ED, Thomasma DC: The Virtue in Medical Practice. Oxford University Press, pp.65-161, 1993.

51）Doherty RF, Purtilo RB: Ethical Dimensions in The Health Professions Six Edition, Elsevier., p.8, 2016.

52）Beauchamp TL, Childress JF: Principles of Biomedical Ethics Eighth Edition. Oxford University Press, pp.38-45, 2019.

53）ラッセル・ダニエル・C（編）（立花浩司監訳）：徳倫理学，春秋社，pp.267-304, 2015.

54）社団法人日本看護協会：看護にかかわる主要な用語の解説.

https://www.nurse.or.jp/home/publication/pdf/guideline/yougokaisetu.pdf（2022年1月30日アクセス）

55）髙橋隆雄，八幡英幸（編）：自己決定論のゆくえ－哲学・法学・医学の現場から－，九州大学出版会，pp.179-193, 2008.

56）山野克明：臨床倫理，専門職としての作業療法士が有するべき徳に関する研究，7:52-59, 2019.

57）第16期日本医学教育学会倫理・プロフェッショナリズム委員会：医学教育，提言　医師養成課程におけるプロフェッショナリズム教育の導入と具体化について，42：123-126, 2011.

58）ABIM Foundation; ACP-ASIM Foundation; European Federation of Internal Medicine: Medical Professionalism in the New Millennium: A Physician Charter. Ann Intern Med 136: 243-246,2002.

59）Stern DV ed.：Measuring Medical Professionalism. Oxford University Press, pp.15-37,2005.

60）朝比奈真由美：医学教育，6．プロフェッショナリズム教育の実践　－千葉大学のプロフェッショナリズム教育－，46:142-147, 2015.

61）門川俊明：医学教育，7．プロフェッショナリズム教育の実践　－慶應義塾大学の例－，46:148-151, 2015.

62）伴信太郎，藤野昭宏責任編集：医療倫理教育，丸善出版，pp.129-156, 2012.

63）Jackson PW: Life in Classrooms Reissued with a New Introduction,Teachers College Press, pp.33-35, 1990.

64）氏原陽子：名古屋女子大学紀要，意図的な隠れたカリキュラム，59:149-159, 2013.

65）松浦明宏：臨床倫理学（3），医学教育における「隠れたカリキュラム」，90-100, 2004.

66）Hafferty FW, Franks R: The Hidden Curriculum, Ethics, Teaching, and the Structure of Medical Education, Academic Medicine, 69:861-871, 1994.

67）Hafferty FW: Beyond Curriculum Reform: Confronting Medicine's Hidden Curriculum, Academic Medicine, 73:403-407, 1998.

68）ドナルド・A・ショーン（柳沢昌一, 三輪建二訳）：省察的実践とは何か，鳳書房，pp.21-82, 2007.

69）バリー・J・ジマーマン，ディル・H・シャンク（塚野州一編訳）：自己調整学習の理論，北大路書房，pp.1-36, 2006.

70）バリー・J・ジマーマン，ディル・H・シャンク（塚野州一，伊藤崇達監訳）：自己調整学習ハンドブック，北大路書房，pp.1-10, 2014.

71）Zimmerman BJ: Becoming a Self-Regulated Learner: Which Are the Key Subprocesses?, Contemporary Educational Psychology, 11:307-313, 1986.

72）三宮真智子：誤解の心理学，ナカニシヤ出版，pp.141-176, 2017.

73）Zimmerman BJ: A Social Cognitive View of Self-Regulated Academic Learning, Journal of Educational Psychology, 81:329-339, 1989.

74）伊達崇達：名古屋大學教育學部紀要　心理学，小学生における学習方略，動機づけ，メタ認知，学業達成の関連，44:135-143, 1997.

75）中央教育審議会：「令和の日本型学校教育」の構築を目指して　～全ての子供たちの可能性を引き出す，個別最適な学びと，協働的な学びの実現～（答申）.
https://www.mext.go.jp/content/20210126-mxt_syoto02-000012321_2-4.pdf（2022年1月30日アクセス）

76）松山泰：医学部教育における自己調整学習力の育成，福村出版，pp.119-150, 2021.

77）厚生労働省：看護基礎教育検討会報告書．厚生労働省
https://www.mhlw.go.jp/content/10805000/000557411.pdf（2022年2月13日アクセス）

78）日本看護系大学協議会看護学教育向上委員会：看護学実習ガイドライン．文部科学省
https://www.mext.go.jp/content/20200114-mxt_igaku-00126_1.pdf（2022年2月13日アクセス）

79）一般社団法人日本ソーシャルワーク教育学校連盟：ソーシャルワーク実習指導・実習のための教育ガイドライン（2021年8月改訂版）.
http://jaswe.jp/doc/202108_jisshu_guideline.pdf（2022年2月13日アクセス）

80）文部科学省高等教育局長，厚生労働省社会・援護局長：（別添）「大学等において開講する社会福祉士に関する科目の確認に係る指針について」の一部改正．厚生労働省
https://www.mhlw.go.jp/content/000604913.pdf （2022年2月13日アクセス）

81）雨宮忠，草原克豪，辻村哲夫，谷修一：看護教育，保健婦助産婦看護婦学校養成所指定規則の一部を改正する省令の公布について，37:786-788, 1996.

おわりに

　本書の企画がもちあがったのは平成29年5月のことであった．分担で執筆させて頂いた『工学倫理』の改訂版に関する打ち合わせの中で，医療倫理に関する書籍の必要性について話題となり，そこから発展して「職業倫理」を主体に企画を進める方向で進んでいった．

　医療倫理に関する書籍そのものは数多く公刊されているものの，医師と看護師，そして倫理学者の手によるものが圧倒的であった．また，一般的な倫理原則については詳述されているが，それを専門職が臨床場面でどのように活用してのかについての解説はあまり見られなかった．本書は，医師と看護師以外の保健医療介護福祉に携われる専門職が臨床場面において遭遇する倫理的問題について専門職としてどのようなすればよいか，その対応に向けた専門職としての臨床思考過程をなるべく具体的に表現することを基本軸において進めていった．そのため，本書のテーマは医療倫理よりも職業倫理の方がふさわしいということになり，その方向で進めることとなった．

　倫理的に振る舞うことのできる専門職になるためには自らが体得した経験則も大切であるが，学としての職業倫理（職業倫理学）をいかに実際の場面に活かすかということも重要である．本書は患者（対象者・利用者）のことを第一に考えるために専門職としてどうすればよいか，経験則を伝えるとしてもどのように伝えればよいか，その取り掛かりとなる手引きとして活用して頂ければと思い編集した．

　企画当初には予定していなかったのであるが，最終章に職業倫理教育に関する論考を追加した．編集を進めながら，多くの専門職や学生などと意見交換をする中で，あらためて倫理教育を深化させる必要性を痛感し，執筆に至ったものである．職業倫理学という学問体系は確立されていないのであるが，これからの社会において専門職としての役割を明確にするために発展すべき領域であると考える．本書は学部及び大学院における教科書とすることを念頭において

編集したものであるが，臨床で活躍されている専門職，そして指導的立場に立っている方にも手にとって頂きたいと思う．専門職が専門職として振る舞うにはどうすればよいか，本書を踏み台にして，もっと良い見解を出して頂ければと思う．

　本書では私を含め7名の専門職に分担をお願いした．いずれも学部や大学院で倫理学に関するコースで学び，臨床及び教育の現場において指導的な立場に立っている方々である．保健医療介護福祉の現場で抱負な臨床経験を有するとともに学問としての医療倫理にも精通された方ばかりである．ただ，私の編集上の不手際やコロナ禍が重なって公刊時期が大幅に遅れることとなり，執筆者の皆さまにご迷惑をおかけすることとなった．それでも，この6年間で専門職としての職業倫理の源となる倫理綱領の改訂が多くの職種であり，最新の情報に基づいた内容で読者の皆様の講評を得ることができる形となったことは不幸中の幸いであった．

　本書を世に出すにあたり，倫理学について指導を受けた髙橋隆雄先生に心からお礼を申し上げたい．一介の作業療法士に過ぎなかった私が曲がりなりにも倫理学に関する書籍を編集できるのは，先生のご指導があったからである．先生に直接お礼を言うことができなくなってしまったのが，本当に残念でならない．また，理工図書の谷内宏之様には企画の段階から大変お世話になった．計画の大幅な遅れにも関わらず，辛抱強く丁寧に対応頂いた．本書の編集には，それ以外の多くの皆さまにもご助言や応援を頂いた．心より感謝申し上げます．

令和4年師走
やわらかな陽の光に包まれた西里の学舎より
山野　克明

索引

編著

山野　克明（やまの　かつあき）
　熊本保健科学大学　保健科学部
　リハビリテーション学科教授

著者

大塚　　文（おおつか　あや）
　広島文化学園大学　人間健康学部
　スポーツ健康福祉学科教授

大橋　妙子（おおはし　たえこ）
　熊本機能病院
　総合リハビリテーション部課長補佐

坂本　淑江（さかもと　よしえ）
　熊本保健科学大学　保健科学部
　看護学科講師

佐々木　千穂（ささき　ちほ）
　熊本保健科学大学　保健科学部
　リハビリテーション学科教授

藤井　　可（ふじい　たか）
　熊本市　総務局　行政管理部
　労務厚生課医療参事

益永　佳予子（ますなが　かよこ）
　株式会社ファーマダイワ
　介護事業部部長

職業倫理を考える

2023年4月12日　初版第1刷発行

編　　著	山野	克明
著　　者	大塚	文
	大橋	妙子
	坂本	淑江
	佐々木	千穂
	藤井	可
	益永	佳予子
発 行 者	柴山	斐呂子

発 行 所　理工図書株式会社

〒102-0082　東京都千代田区一番町27-2
電話03（3230）0221（代表）
ＦＡＸ03（3262）8247
振替口座　00180-3-36087番
http://www.rikohtosho.co.jp